TRAITÉ COMPLET

DE L'ANATOMIE

DES

ANIMAUX DOMESTIQUES.

Paris, impr. de F. Locquin,
rue N.-D. des Victoires

TRAITÉ COMPLET

DE

L'ANATOMIE

DES

ANIMAUX DOMESTIQUES

Par RIGOT,

PROFESSEUR D'ANATOMIE ET DE PHYSIOLOGIE A L'ÉCOLE ROYALE
VÉTÉRINAIRE D'ALFORT,

Membre honoraire des Sociétés vétérinaires de Londres,
du Finistère et du Calvados.

PREMIÈRE PARTIE.

OSTÉOLOGIE,

OU

DESCRIPTION DES OS.

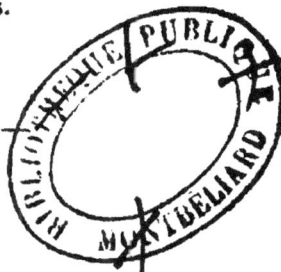

PARIS

BÉCHET JEUNE ET LABÉ,

LIBRAIRES DE LA FACULTÉ DE MÉDECINE,
Place de l'École de médecine, 4.

—

SEPTEMBRE 1841.

ANATOMIE.

CONSIDÉRATIONS GÉNÉRALES.

L'anatomie [1], que l'on considère à juste titre comme la base fondamentale des sciences médicales, a pour but la connaissance des diverses parties qui entrent dans la structure des *corps organisés*.

On nomme *corps* tout ce qui obéit à cette force universelle et permanente nommée *attraction*, et qui, dans la généralité des cas, frappe nos sens par quelques propriétés.

Tous les corps connus jusqu'à ce jour ont été partagés en deux grandes classes.

Dans la première classe sont rangés les *corps inorganiques*, et dans la seconde les *corps organisés*.

Ces derniers, les seuls qui doivent faire l'objet des études anatomiques, ont pour caractère essentiel d'être doués d'une existence individuelle limitée, sous l'influence d'un principe spécial, la *vie*, dont l'entretien est le résultat d'une série d'actions exécutées par des

---

[1] Du grec ανα à travers, et τεμνω je coupe.

1

instruments spéciaux qui ont reçu le nom générique d'*organes*.

Si donc, comme on est convenu de le faire, on donne le nom d'*organisation* à l'ensemble de ces instruments propres aux êtres organisés, n'est-il pas évident que l'anatomie peut encore être définie la science de l'*organisation*, tout aussi bien que la physiologie, qui traite de l'action de ces mêmes instruments organiques, peut être définie la science de l'*organisme*, puisque cette dernière expression s'entend de l'*organisation* mise en jeu.

Les *corps* organisés comprennent les *végétaux*, et les *animaux*.

Puisque c'est la même science, c'est à dire l'*anatomie*, qui traite de la structure des uns et des autres de ces êtres, il existe donc réellement deux sortes d'anatomie, l'une *végétale*, encore nommée *phytotomie* [1], et l'autre *animale*, encore appelée *zootomie* [2].

Quand l'anatomie a pour objet l'étude d'une seule espèce d'animal, elle prend le nom d'*anatomie spéciale*. Exemple, l'anatomie du cheval, du bœuf, que l'on a encore appelée la première *hippotomie* [3], et la seconde *bootomie* [4].

Si au contraire l'anatomie embrasse dans son étude le règne animal tout entier, en examinant comparativement les mêmes parties organiques dans les diverses classes, tribus, familles, et espèces, elle prend alors le nom d'*anatomie comparée*, ou *zoologique* [5]; et celui d'*anatomie*

[1] Du grec φυτον plante, et τεμνω je coupe, je dissèque.
[2] De Ζωον animal, et τεμνω je coupe.
[3] De ἱππος cheval, et τεμνω je dissèque.
[4] De βοῦς βοος, bœuf, et τεμνω.
[5] De Ζωον animal, et λογος discours.

vétérinaire, si cette étude organique comparative se borne aux animaux domestiques.

L'anatomie est dite *physiologique*, quand elle étudie les organes dans l'état de santé ; et *pathologique*, quand elle les étudie dans l'état de maladie.

L'anatomie *physiologique*, la seule qui doive trouver place dans cet ouvrage, se divise en *générale*, et en *descriptive.*

Enoncer les propriétés physiques des organes tels que la nature les présente à notre observation, ou en d'autres termes plus explicites, faire connaître la situation de ces instruments, leur direction, leur forme, leur couleur, leur consistance, et le mode d'arrangement des tissus élémentaires qui les composent, tel est l'objet de l'*anatomie descriptive.*

Bien différente de celle-ci, sinon par son but au moins par son objet, l'*anatomie générale* pénètre dans la profondeur des organes, elle les décompose, en isole les divers éléments constitutifs qu'elle étudie ensuite un à un, sous le triple rapport de leur structure intime, ou moléculaire, de leur composition chimique, et de leurs propriétés vitales, en faisant toujours abstraction de l'organe que ces éléments concourent à former.

Enfin, il est encore une autre espèce d'anatomie toute d'application, c'est celle que l'on nomme *anatomie topographique* [1], *chirurgicale*, ou encore *anatomie des régions*, et qui, faisant connaître pour une circonscription déterminée du corps, le nombre, et la position relative des différents organes, abstraction faite de l'appareil dont ils font partie, devient le principal guide du chirurgien dans le manuel des opérations, comme aussi celui du

[1] De τοπος lieu, place, et γραφω je décris.

médecin dans le diagnostic des maladies dont une région quelconque peut être le siège.

IDÉE GÉNÉRALE DE LA COMPOSITION DU CORPS ANIMAL.

Le corps animal est formé de fluides et de solides, à l'association desquels doivent être rapportées les diverses propriétés dont jouissent les parties organiques qui le constituent.

Les solides contiennent les fluides, et s'en laissent pénétrer : ils sont composés de filaments, et ceux-ci de globules microscopiques. Tous les filaments, ou les lamelles organiques de même nature, associés ou combinés d'une manière identique, invariable, et déterminée, composent les *solides organiques*, ou les *tissus élémentaires*, qui, réunis à leur tour en plus ou moins grand nombre, forment les instruments appelés *organes*. Enfin, de l'assemblage ou de la réunion d'un plus ou moins grand nombre d'organes concourant tous à l'exécution d'une même fonction, résulte ce que l'on appelle un *appareil*.

Parmi les divers appareils organiques, les uns ont pour but la conservation de l'*individu*, et les autres la conservation de l'*espèce*.

Les premiers se divisent en appareils de *relation*, et en appareils de *nutrition*.

Par appareils de *relation*, nous entendons tous ceux qui ont pour *fonction* ou pour fin déterminée de mettre les animaux en rapport avec le monde extérieur; tels sont les appareils *locomoteur* et *sensoriaux*.

Par appareils de *nutrition*, nous comprenons tous ceux qui travaillent à la réparation des pertes incessantes des organes.

Tels sont les appareils *digestif, respiratoire, circula-toire, urinaire*, etc.

Faire connaître d'une manière tout à la fois compara-tive et physiologique l'organisation des diverses espèces d'animaux domestiques, ou, en d'autres termes, l'ana-tomie comparée de ces intelligentes machines vivantes que l'homme a asservies à sa domination, et qu'il élève pour satisfaire ses besoins ou ses plaisirs : tel est le but que nous nous proposons.

Parmi les animaux soumis à l'état de domesticité, les plus utiles, dès lors les plus généralement répandus, et ceux qui feront conséquemment l'objet spécial de nos études, sont : le *cheval*, l'*âne*, le *mulet*, le *bœuf*, le *mou-ton*, la *chèvre*, le *porc*, le *chien*, et le *chat*.

Parmi ces animaux, qui tous sont *quadrupèdes* et *mammifères*, les uns se nourrissant exclusivement d'herbes, ou de produits végétaux, sont appelés *herbi-vores* : tels sont le *cheval*, l'*âne*, le *mulet*, le *bœuf*, le *mouton*, et la *chèvre;* ces trois derniers animaux jouis-sant en outre de la faculté assez remarquable de faire re-venir dans leur bouche les substances alimentaires qui ont déjà été une première fois soumises à la mastication, et dégluties, sont encore désignés sous le nom générique de *ruminants*.

D'autres, tels que le *chien* et le *chat*, qui se nourris-sent habituellement de chair, sont dits *carnivores*, ou *carnassiers;* tandis que le *porc*, qui se nourrit à la fois de produits végétaux et de débris animaux, est rangé parmi les *omnivores*.

Par rapport au mode de terminaison de chacun de leurs

membres, les animaux domestiques ont encore été distingués en *monodactyles*, *didactyles*, et *tétradactyles*.

On comprend sous le nom de *monodactyles*[1], ou de *solipèdes*[2], tous les animaux dont chacun des membres se termine par un seul doigt; exemple, le *cheval*, l'*âne*, et le *mulet*.

On nomme *didactyles*[3], ou *bisulques*[4], tous les animaux dont les membres se terminent par deux doigts; tels sont le *bœuf*, le *mouton*, et la *chèvre*.

Enfin, l'expression de *tétradactyles*[5] s'applique à tous les animaux qui, comme le porc, le chien, et le chat, ont les membres terminés par quatre, ou cinq doigts. Ils sont dits *tétradactyles réguliers*, lorsque chacun de leurs membres ne porte que quatre doigts : exemple, le *porc;* et *tétradactyles irréguliers*, lorsque deux de leurs membres, les antérieurs, ou les postérieurs, se terminent par cinq doigts, tandis que les deux autres membres n'en présentent que quatre : exemple, le *chien*, et le *chat*.

Adoptant, à l'exemple des anatomistes de nos jours, la classification très naturelle des fonctions en celles de *relation*, de *nutrition*, et de *reproduction*, nous décrirons successivement les organes suivant cet ordre physiologique, c'est à dire en rapprochant et groupant ensemble dans un appareil commun tous ceux qui concourent à l'exécution d'une même fonction.

---

[1] De μονος seul, et δακτυλον doigt.
[2] Du latin *solus* seul, et *pes, pedis*, pied.
[3] Du grec δις deux, et δακτυλον doigt.
[4] Du latin *bis* deux, et *unguis* ongle.
[5] Du grec τετρα quatre, et δακτυλον doigt.

C'est au cheval considéré comme type, et parvenu à l'apogée de son développement, c'est à dire à l'âge de cinq ans environ, que s'appliqueront exclusivement tous les détails auxquels donnera lieu la description des divers organes. A ce type, que nous supposons doué des plus heureuses proportions, se rattacheront les particularités que présente l'organisation considérée dans le jeune âge, ou à son éveil, et dans la vieillesse, ou à son déclin. Quant à l'étude anatomique des autres espèces d'animaux domestiques, passant sous silence toutes les similitudes, nous nous bornerons le plus ordinairement à un simple énoncé des différences que présente leur organisation comparée à celle du cheval.

Nous commencerons par l'appareil de la locomotion, non parce qu'il est le plus important, mais parce qu'il sert en quelque sorte de base et de support à tous les autres, et que la plupart des dénominations variées et des rapports changeants des diverses parties des autres appareils sont déduits des noms invariables et des rapports constants des organes locomoteurs.

APPAREIL DE LA LOCOMOTION.

La locomotion est une fonction en vertu de laquelle les animaux jouissent de la faculté de changer de place, de mouvoir isolément leurs différentes parties, de prendre certaines attitudes, et de les conserver malgré l'action des diverses forces qui tendent d'une manière plus ou moins incessante à contrarier ces attitudes, à les faire cesser, ou à les empêcher complétement.

L'appareil préposé à l'exercice de cette grande et importante fonction, se compose de deux principaux genres d'organes, qui sont les *os* et les *muscles*.

Les *os*, véritables leviers, dont l'action est purement mécanique dans l'accomplissement de tous les actes dont se compose la fonction, constituent, avec leurs annexes, ce que l'on a encore appelé les organes *passifs* de la locomotion ; tandis que les *muscles*, véritables puissances à l'action desquelles doivent être rapportés tous les mouvements, comme toutes les attitudes, composent avec leurs dépendances les organes *actifs* de la fonction.

OSTÉOLOGIE.

CONSIDÉRATIONS GÉNÉRALES.

L'ostéologie a pour objet la description des os ; tandis que l'étude de ces mêmes organes, considérés dans leurs rapports naturels, leur assemblage, et leurs connexions réciproques, est désignée sous le nom plus physiologique de *squelettologie*.

Les os sont de tous les organes les plus denses ; ils forment la charpente du corps animal, en déterminent la forme générale, la stature, ainsi que les divisions principales, supportent, contiennent, ou protègent les parties molles au milieu desquelles ils se trouvent toujours situés dans les animaux vertébrés, donnent attache aux liens organiques qui les maintiennent dans leurs rapports mutuels, ainsi qu'aux muscles auxquels ils servent d'éléments d'action, et concourent d'une manière passive à l'exercice des mouvements.

Les os dans leur état sec sont d'une dureté pierreuse, légèrement élastiques, et leur couleur est d'un blanc terne nuancé de jaune ou de rouge, suivant qu'ils proviennent d'un animal maigre ou gras, jeune ou vieux.

Bien que très denses, les os n'en constituent pas moins des parties organisées et vivantes, composées d'une trame cellulo-vasculaire dans les aréoles microscopiques de laquelle sont déposés des sels calcaires qui donnent à ces organes leur densité caractéristique ; ajoutons à cela

que les os sont encore entourés de tous côtés par des
membranes très vivantes, qui ont avec eux les rapports
anatomiques et fonctionnels les plus intimes.

La démonstration de la composition élémentaire des
os, telle que nous venons de l'indiquer, peut être ren-
due évidente en soumettant ces organes à l'action de *Acide
chlorÿdriц*
certains agents qui, ayant la propriété de détruire l'un
ou l'autre de leurs éléments constitutifs, permettent
d'apprécier la nature de l'élément resté intact.

NOMENCLATURE DES OS.

Rien de moins méthodique en anatomie que la nomenclature ostéologique; en effet, tandis que les noms
de certains os, tels que le frontal, le temporal, l'humérus, le calcanéum, et l'olécrâne, sont empruntés à
celui de la région dont ces os forment la base, quelques uns de ces organes tirent leur nom de leur figure :
exemple, les os plats, les os irréguliers, les péronés ; de
leur ressemblance ordinairement très grossière avec certains objets généralement connus : exemple, le sphénoïde,
l'ethmoïde, la rotule, le tibia, le vomer ; ou bien de leur
position : exemple, les côtes, le sternum ; enfin, pour
d'autres os, les dénominations ont été déduites de leurs
usages : exemple, le pariétal, les vertèbres.

Une nomenclature semblable, qui repose sur des bases
aussi différentes, est sans doute très défectueuse ; mais
par cela même qu'elle a reçu la sanction de l'usage,
et que les dénominations d'un grand nombre de parties ont été déduites de celles des os, la nomenclature
ostéologique ne peut manquer de subsister longtemps
encore dans la science, malgré tous les caractères d'im-
perfection que nous lui reconnaissons.

DIRECTION DES OS.

La direction qu'affectent les os, est *absolue* ou *relative*.

Dire qu'un os est rectiligne, curviligne, infléchi, ou tordu sur lui-même, c'est exprimer la *direction absolue* de cet os, et rien de plus, ou en d'autres termes, les conditions dans lesquelles se trouvent quelques unes de ses parties, eu égard à son grand axe, en faisant abstraction de la position que cet os occupe dans le squelette. A ce titre il existe fort peu d'os qui soient rectilignes; la plupart présentent au contraire des incurvations, ou des torsions qui augmentent indubitablement leur force de résistance, ainsi que l'étendue de leur surface.

Par *direction relative* des os, nous entendons celle qui est déterminée, soit par rapport à l'un des six *plans*, *supérieur*, *inférieur*, *antérieur*, *postérieur*, et *latéraux*, dans lesquels on suppose que le corps tout entier est encadré, ou bien encore par rapport à un septième *plan* nommé *médian*, qui le divise en deux moitiés latérales parfaitement semblables ou symétriques : c'est donc seulement en la considérant sous l'un ou l'autre de ces différents points de vue, que l'on dira de la direction des os qu'elle est *verticale*, *horizontale*, ou *oblique*.

Enfin, c'est encore en ayant égard aux rapports qui peuvent exister entre les *plans* précédemment indiqués et les diverses régions d'un même os, que l'on dit de celles-ci qu'elles sont *antérieures*, *postérieures*, et *latérales*, *externe*, ou *interne*, suivant que l'une des deux se trouve plus rapprochée que l'autre du *plan médian*.

DIVISION DES OS.

Les os affectent dans le squelette deux grandes dispositions sur lesquelles a été fondée leur division en os *pairs* et *impairs*.

1° Les os *impairs*, placés dans le plan médian du corps, sont uniques, et formés de deux moitiés latérales exactement semblables, d'où le nom d'*os symétriques* sous lequel sont encore désignés ces os, qui constituent en quelque sorte la clef de la charpente animale.

2° Les os *pairs*, toujours disposés régulièrement, et en double sur les côtés de la ligne médiane du corps, affectent des formes telles, qu'ils ne peuvent être divisés ni dans un sens ni dans l'autre, en deux moitiés exactement semblables; aussi les appelle-t-on encore os *asymétriques*.

Eu égard au rapport dans lequel se présentent leurs trois dimensions, la longueur, la largeur et l'épaisseur, les os, ont été divisés en *longs*, *larges*, et *courts*.

A. Les os *longs* sont ceux dans lesquels l'une des dimensions l'emporte de beaucoup sur les deux autres. Nous en distinguerons deux variétés.

La première comprendra tous ceux qui sont creusés longitudinalement à leur partie centrale d'une cavité nommée *canal médullaire* ; tels sont en général les os des membres, et en particulier ceux du bras, de l'avant-bras, de la cuisse, et de la jambe.

La seconde variété embrassera tous ceux de ces os qui sont dépourvus de canal central ; exemple, les *côtes*, les *péronés* du *canon*.

On pourrait encore, pour plus de concision peut-être, désigner les premiers sous le nom d'os *longs proprement dits*, et les seconds sous celui d'*os allongés*. Ces derniers correspondraient alors assez bien à ceux qu'on désigne dans les anatomies de l'homme sous le nom d'*os mixtes*.

B. On est convenu d'appeler os *larges*, ou *aplatis*, tous ceux dans lesquels deux des dimensions l'emportent de beaucoup sur la troisième. La plupart des os du crâne et de la face, l'omoplate et le coxal, appartiennent à cette catégorie.

C. Les os *courts* sont tous ceux dans lesquels la longueur, la largeur et l'épaisseur sont à peu près égales, ou n'offrent entre elles que de légères différences ; exemple, les vertèbres, les os du carpe, et ceux du tarse.

NOMBRE DES OS.

Rien n'est sans doute plus facile que de déterminer le nombre d'os qui entrent dans la composition du squelette des divers animaux, puisqu'il est, à quelques rares exceptions près, invariablement le même dans tous les individus de la même espèce. Seulement, pour bien s'entendre sur ce point, il importe que le dénombrement de ces organes soit fait à l'époque de l'âge adulte, c'est à dire à cette période de la vie à laquelle les os, comme toutes les autres parties de l'économie animale, ayant acquis leur entier développement, sont parfaitement distincts, et même jusqu'à un certain point susceptibles de pouvoir être séparés les uns des autres.

C'est donc conformément à ce principe, que nous comptons dans les *monodactyles* 191 os, répartis ainsi qu'il suit :

Rachis, y compris le sacrum, et le coccyx formé en moyenne de 14 os, total .... 46 os

Crâne 7

Face 20

$\overline{}$

73 os

Report...... 73 os

Hyoïde composé de cinq pièces que l'on pourrait
à la rigueur considérer comme autant de petits os distincts......................... 1

Thorax.................................. 37

Membre antérieur 19; pour les deux........... 38

Membre postérieur, y compris le coxal 21 ; pour
les deux 42

Total...... 191 os

Dont 55 impairs, et 136 pairs, abstraction faite des
huit osselets de l'ouïe, et des dents dont le nombre varie
de 36 à 44 dans les diverses espèces du genre cheval.

Le squelette des *didactyles* se compose de 196 os, répartis de la manière suivante :

Rachis, y compris le sacrum, et le coccyx formé en
moyenne de 18 os, total.................. 45 os

Crâne................................... 7

Face 20

Hyoïde, composé de 7 petites pièces osseuses.... 1

Thorax 27

Membre antérieur 24; pour les deux........... 48

Membre postérieur, le coxal compris, 24 ; pour
les deux 48

Total........ 196 os

dont 54 impairs et 142 pairs.

Dans ce nombre ne sont point compris, les 8 osselets de
l'ouïe, dont quatre pour chaque oreille ; non plus que
les deux os du cœur, et les dents dont le nombre varie
de 32 à 36.

Dans le *porc*, on compte 251 os environ, répartis de la manière suivante ;

Savoir :

Rachis, y compris le sacrum, et le coccyx formé en moyenne de 14 pièces................... 43 os

Crâne.................................... 7

Face..................................... 21

Hyoïde................................... 1

Thorax................................... 29

Membre antérieur 37 ; pour les deux.......... 74

Membre postérieur, coxal compris, 38 ; pour les deux.................................. 76

Total........ 251 os

dont 53 impairs, et 198 pairs.

Non compris les osselets de l'ouïe, et les dents au nombre de 44.

Dans le *chien* et le *chat*, que nous supposons pourvus de cinq doigts aux membres antérieurs, et de quatre seulement aux membres postérieurs, on compte 247 os ; savoir :

Rachis, y compris le sacrum, et le coccyx formé en moyenne de 12 pièces................... 40 os

Crâne.................................... 7

Face..................................... 20

Hyoïde, composé de plusieurs pièces.......... 1

Thorax................................... 27

Membre antérieur 40; pour les deux.......... 80

Membre postérieur, coxal compris, 36 ; pour les deux.................................. 72

Total.......... 247 os

dont 49 impairs et 198 pairs.

Non compris les huit osselets de l'ouïe, l'os de la verge dans le chien, quelques petits noyaux sésamoïdiens dont l'existence n'est pas constante, et les dents au nombre de 42.

CONFORMATION EXTÉRIEURE DES OS.

Les os ont leur surface extérieure hérissée d'éminences, et creusée de cavités : toutes ces parties sont appropriées à différents besoins de l'organisme.

ÉMINENCES DES OS. On en distingue deux variétés. 1° Les *apophyses* [1], qui ne semblent être que de simples exubérances, ou des prolongements plus ou moins saillants du tissu de l'os auquel elles appartiennent, 2° les *épiphyses* [2] qui, formées d'abord par un noyau osseux particulier, restent plus ou moins longtemps séparées du reste de l'os par une couche cartilagineuse intermédiaire. Mais comme, d'une part, cette couche cartilagineuse s'ossifie toujours avec l'âge et qu'on ne retrouve déjà plus dans l'animal adulte, c'est à dire à l'époque du développement complet des os, que des apophyses ; que, d'autre part, il est bien constant aujourd'hui que presque toutes les apophyses ne sont primitivement elles-mêmes que des épiphyses, qu'en outre il existe dans le squelette un grand nombre de cavités, celles des vertèbres par exemple, qui se présentent à l'état épiphysaire dans le jeune âge ; par tous ces motifs, nous ne croyons pas que cette distinction des éminences osseuses en *apophyses* et en *épiphyses* puisse mériter toute l'importance qu'on y a attachée, puisque, comme on le voit, elle n'a absolument rien de rigoureux et d'exact dans sa généralité.

[1] Απο de, et φυω je nais.
[2] Επι sur, et φυω je nais.

On divise avec beaucoup plus de raison les éminences des os en *articulaires*, et en *non articulaires*.

1° **Les éminences articulaires**, c'est à dire celles qui servent à l'agencement des os entre eux, ont été divisées en *diarthrodiales*, et en *synarthrodiales*.

A. *Eminences diarthrodiales* [1]. Destinées à la formation des jointures qui permettent les mouvements les plus étendus et les plus variés, ces éminences ont pour caractères communs d'être revêtus d'une couche de cartilage, dont une des surfaces est sans cesse lubrifiée par un liquide oléiforme nommé *synovie* [2].

On appelle *têtes* celles qui décrivent un segment de sphère ; l'éminence par laquelle le fémur répond au coxal, et celle par laquelle l'humérus s'articule avec le scapulum, peuvent être considérées comme les deux types de cette forme.

On les nomme *condyles* [3] lorsqu'elles représentent un segment d'ovoïde, ou, en d'autres termes, qu'elles offrent une convexité suivant deux diamètres qui se croisent à angle droit, et dont l'un est toujours plus grand que l'autre : telles sont les éminences articulaires de l'extrémité inférieure du fémur, et celles qui servent à l'articulation du maxillaire inférieur avec le crâne.

B. *Eminences synarthrodiales* [4]. Destinées à former des jointures dont le jeu est des plus restreint, ces éminences sont revêtues d'une couche cartilagineuse temporaire au moyen de laquelle elles sont étroitement unies aux parties qui leur correspondent.

---

[1] De Δια qui exprime ici une séparation, et αρθρωσις articulation.

[2] De συν avec, et ωον œuf.

[3] De κονδυλος condyle.

[4] De συν avec, qui exprime ici l'union, et αρθρωσις articulation.

Ces éminences se rencontrent spécialement sur les bords des os larges, où elles constituent tantôt de grandes lames amincies en forme de *tenons*, d'autres fois, et le plus communément, des saillies anguleuses et inégales, auxquelles on a donné le nom de *dents* ou de *dentelures*, en raison de leur ressemblance grossière avec les dents d'une scie.

2° **Éminences non articulaires.** Presque uniquement destinées à l'implantation des diverses parties musculaires, aponévrotiques, et ligamenteuses qui environnent les os, ces éminences sont en général d'autant plus prononcées qu'elles sont le centre de mouvements plus énergiques et plus souvent répétés, ou, en d'autres termes, que les organes auxquels elles donnent attache sont doués d'une plus grande activité et d'une force plus considérable.

Si donc, sous le rapport de leur développement, les éminences osseuses sont, ainsi que toutes les autres parties de l'organisme, soumises à cette grande loi en vertu de laquelle tout organe fréquemment et fortement exercé augmente nécessairement de volume, il ne doit point paraître étonnant que le grand développement de ces éminences soit toujours le cachet d'une constitution athlétique.

Les éminences non articulaires ou d'*implantation* ont reçu diverses dénominations : les unes tirent leur nom de leur *forme absolue*, et les autres de leur *forme relative*, ou, en d'autres termes, de leur ressemblance avec des objets connus.

A. Eu égard à leur forme absolue, elles ont été désignées ainsi qu'il suit :

Tubérosités, celles qui sont arrondies, rugueuses à leur

surface, et bien circonscrites à leur base : exemple, l'é-
minence externe du corps du fémur.

Protubérances, les éminences arrondies et inégales à
leur surface comme les tubérosités, mais plus volumineuses et moins bien circonscrites à leur base : exemple,
l'éminence transverse de la surface externe de l'occipital.

Bosses, des éminences régulièrement arrondies et
lisses à leur surface : telles sont les éminences que présente le frontal du bœuf sur les côtés de sa face externe.

Tubercules, celles qui, avec un moindre volume, offrent tous les caractères des tubérosités, dont elles ne sont
conséquemment que des diminutifs : exemple, l'éminence
que porte la surface externe du lacrymal dans les monodactyles.

Crêtes, des éminences allongées, étroites, et rugueuses :
exemple, l'éminence qui surmonte la cavité cotyloïde du
coxal.

Lignes, celles qui présentent, avec une élévation
beaucoup moindre, les mêmes caractères que les crêtes ;
elles peuvent être *droites*, *courbes*, ou *flexueuses* :
exemple, l'éminence de chacune des branches du maxillaire inférieur appelée ligne *myléenne* [1].

Empreintes, une réunion de petites éminences qui
rendent la surface des os comme chagrinée ; et suivant
qu'elles donnent attache à des muscles, des tendons, des
aponévroses, ou des ligaments, on les appelle empreintes
musculaires, *tendineuses*, *aponévrotiques*, ou *ligamenteuses*.

Enfin, le nom générique d'*apophyse* a été réservé à
certaines éminences qui, étant très saillantes, semblent
former un petit os surajouté à celui sur lequel on les

---

[1] De μυλος, dent molaire.

observe : telle est l'éminence dite apophyse coracoïde que présente le scapulum à son angle inférieur.

B. Eu égard à leur *forme relative*, les éminences ont été nommées *styloïdes*, *mastoïdes*, *ptérygoïdes*, *odontoïdes*, *coracoïdes*, *coronoïdes*, *épineuses*, *zygomatiques*, suivant la ressemblable qu'on leur a trouvée soit avec un stylet, un mamelon, une aile, une dent d'homme, un bec de corbeau, une dent de couronne, une épine, ou un jong.

C. D'après leur *direction* relative au plan médian du corps, les unes sont dites *transverses*, et les autres *obliques*.

D. D'après leur *position relative*, les unes ont été nommées *épitrochlées* [1], les autres *épicondyles* [2].

E. *Trochanter*, *trochantin*, *trochiter*, et *trochin* [3], eu égard à l'usage des parties auxquelles ces éminences servent d'implantation.

F. Enfin, *orbitaire*, *calcanéum*, *olécrâne*, d'après le nom de la région dont ces éminences forment la base.

S'il est vrai de dire que parmi les éminences osseuses dont nous venons de parcourir rapidement la bizarre nomenclature, un très grand nombre se développent par un noyau particulier d'ossification, il n'est pas moins exact de dire aussi que beaucoup d'autres ne semblent dues qu'à une simple extension du tissu de l'os sur lequel on les remarque.

Quoi qu'il en soit d'ailleurs de la manière dont elles se développent, les éminences sont proportionnellement bien moins prononcées sur les os du jeune animal que

---

[1] Du grec επι sur, et τροχλεα trochlée.
[2] De επι sur, et χονδυλος condyle.
[3] De τροχαω je tourne.

[Handwritten margin notes:]
Tubérosité à l'extrémité supérieure du fémur
2 Petit trochanter
3 Grosse tubérosité à l'extrémité scapulaire de l'huméris
4 Petite tubérosité id. id. id.

sur ceux de l'animal adulte. Chez les vieux sujets, en même temps que les os diminuent de volume, on voit fréquemment leurs éminences augmenter de saillie : ce qui dépend évidemment non d'un surcroît de nutrition, mais bien de l'ossification sénile de quelques unes des parties auxquelles ces éminences servent d'attache.

Pendant longtemps on a attribué la formation des éminences aux tractions incessantes et fortes qu'exercent les muscles ou autres organes à la surface des os ; mais aujourd'hui il est bien démontré que cette manière de voir est erronée ; puisque, d'une part, certaines éminences existent lors même que les organes actifs du mouvement n'ont encore opéré aucune traction sur les os, et que, d'autre part, on voit un bon nombre de cavités servir d'implantation à des muscles.

La disposition des éminences et des cavités d'insertion nous paraît donc avoir pour but spécial, mais non pas unique sans doute, d'augmenter l'étendue de la surface sur laquelle une partie quelconque doit s'implanter, puisqu'une surface courbe, soit en creux, soit en relief, est nécessairement plus étendue qu'une surface droite.

CAVITÉS EXTÉRIEURES DES OS. Les cavités qui se présentent sur la surface extérieure des os ont été divisées, comme les éminences, en *articulaires*, et en non *articulaires*.

1º **Cavités articulaires.** Divisées en *diarthrodiales* et en *synarthrodiales*, elles offrent les unes et les autres les mêmes caractères, et sont appropriées aux mêmes usages que les éminences du même genre auxquelles elles correspondent dans les diverses articulations qu'elles concourent à former.

A. *Cavités diarthrodiales.* Ces cavités affectent des formes variées qui peuvent cependant être rapportées aux quatre types suivants.

Ainsi on nomme *cotyles*, ou *cotyloïdes*, celles qui sont en forme d'écuelle, ou, en d'autres termes, profondes et régulièrement circulaires dans toute leur étendue : exemple, la cavité par laquelle le coxal s'articule avec le fémur.

On les appelle *glènes*, ou *glénoïdes*, lorsqu'elles sont ovalaires, et peu profondes : exemple, la cavité articulaire du scapulum.

Les cavités diarthrodiales prennent le nom de *trochlées*, ou de *poulies*, lorsqu'elles représentent une gorge circonscrite par deux bords : telle est celle par laquelle l'astragale répond au tibia ; telle est encore celle par laquelle le fémur répond à la rotule.

Enfin, on réserve le nom générique de *facettes* à toutes les surfaces diarthrodiales qui sont légèrement ondulées, ou presque planes : exemple, les plans par lesquels les os carpiens se correspondent entre eux.

B. *Cavités synarthrodiales.* Les unes, nommées *engrenures*, représentent des angles rentrants, ou des espèces de mortaises irrégulières ; les autres, nommées *alvéoles*, sont uniquement destinées à l'implantation des dents.

2° **Cavités non articulaires.** Elles sont beaucoup plus variées dans leur forme que les précédentes.

On les appelle *fosses*, lorsqu'elles vont en diminuant graduellement de largeur de leur entrée à leur fond.

Les *impressions* dites digitales de la face interne du crâne, et les *fossettes*, offrent, mais avec des dimensions beaucoup moindres, les mêmes caractères que les fosses.

On nomme *sinus* des espèces de cavernes dont l'ouverture d'entrée est très étroite,

Cellules, des espèces de petites loges intérieures communiquant entre elles.

Les *rainures* sont des excavations allongées, étroites, et à surface inégale.

On donne le nom de *trou*, ou *foramen*, à toute cavité qui perce un os d'outre en outre.

Les *fentes* ne diffèrent des trous que par leur étroitesse.

Si la perforation parcourt un certain trajet dans l'épaisseur de l'os, ou entre deux os, elle prend le nom de *canal*, ou de *conduit*.

Les *pores*, ou *porosités*, ne sont que des trous et des conduits excessivement petits.

On donne le nom de *scissures*, ou de *sillons*, à des cavités allongées et étroites, daus lesquelles passent des vaisseaux, ou des nerfs.

Les *échancrures* sont des cavités pratiquées sur le bord des os.

Les *gouttières* sont, ainsi que le nom l'indique, des demi-canaux qui sont appropriés à différents usages.

Les *hiatus* sont de larges ouvertures livrant passage à des groupes de vaisseaux et de nerfs.

Les cavités non articulaires reçoivent le nom de *coulisses*, quand elles donnent passage à un corps qui glisse : ces cavités font l'office de poulies immobiles à l'égard des tendons qu'elles détournent ordinairement de leur direction première.

Dans le nombre des cavités osseuses dont nous venons de faire connaître les noms et les caractères particuliers, il en est quelques unes, telles que les *sinus* et les *cellules*, qui se développent et acquièrent de l'ampleur avec l'âge, tandis que d'autres, sous l'influence de la même cause, ont une tendance continuelle à se retrécir et à s'effacer : telles sont les *alvéoles*, que l'on voit même disparaître complètement après la chute ou l'évulsion des dents;

tels sont encore la plupart des trous et des conduits, dont le rétrécissement ou l'effacement complet suivent toujours de très près l'oblitération des vaisseaux, ou l'atrophie des nerfs auxquels ils livrent passage.

Quelques anatomistes modernes ayant égard aux usages des cavités non articulaires des os , ont proposé de les diviser en cavités de *réception*, d'*insertion*, de *transmission* , d'*impression* , d'*accroissement* des surfaces, de *glissement* et de *nutrition*.

Suivant M. Serres, auquel la science est redevable de nombreux et intéressants travaux sur l'ostéogénie, toute cavité, quels que soient d'ailleurs sa forme et ses usages, serait constamment formée par la réunion de deux pièces au moins d'ossification. Cette assertion, vraie pour un assez grand nombre de trous et de conduits, et même pour certaines cavités articulaires diarthrodiales, pour celle du coxal par exemple, manque certainement d'exactitude pour un nombre encore plus grand de cavités destinées à former des articulations, ou appropriées à tout autre usage. Il ne nous semble point exact non plus de poser en thèse générale, que la formation de certaines cavités soit toujours le résultat d'une pression exercée à la surface des os par certains organes qui leur sont contigus ; il nous paraît plus vraisemblable d'admettre que ce sont les os qui, en prenant de l'accroissement, se moulent sur les organes, et que conséquemment ce n'est encore ici , comme on le voit, qu'un rapport de dépendance, semblable à celui qui existe entre toutes les parties de l'organisme.

COMPOSITION ÉLÉMENTAIRE DES OS.

Les os sont essentiellement constitués par deux substances ; l'une organisée , de nature animale, à laquelle ils doivent toute leur vitalité et le peu d'élasticité dont ils sont doués ; l'autre inorganique, salino-terreuse, ou calcaire, à laquelle ces organes doivent leur dureté pierreuse , ainsi que la propriété qu'ils ont de résister beaucoup plus longtemps que les autres parties de l'économie animale, à l'action destructive continue de tous les agents physiques.

Pour rendre évidente cette composition élémentaire des os, deux moyens sont mis en usage.

Ainsi, en soumettant un os quelconque à l'action d'un acide affaibli, soit de l'acide nitrique, ou de l'acide hydrochlorique, par exemple, au bout d'un temps plus ou moins long suivant la concentration de l'acide, on reconnaîtra que tous les sels calcaires auront été dissous, que l'os qui en aura ainsi été dépouillé , sera devenu mou, flexible, très élastique, et que bien qu'il ait encore conservé sa forme et son volume, il aura néanmoins perdu une assez grande partie de son poids.

Cette substance qui , restée intacte dans le véhicule acide, se présente avec tous les caractères des cartilages, est la trame organique de l'os; on peut la diviser en lamelles, en filaments, et la réduire complètement en gélatine par l'action de l'eau bouillante.

Si l'on soumet un os à l'action du feu, toute la partie organique ne tardera pas à être brûlée, et il ne restera plus après son entière combustion qu'un corps de même forme et de même volume que l'os, mais excessivement léger, très poreux, et tellement friable, qu'il se réduira en poussière sous la moindre pression. L'os ainsi réduit à sa partie calcaire sera parfaitement blanc, si sa calcination a eu lieu à l'air libre, tandis qu'il sera d'un noir brillant, si cette opération ayant été effectuée à vase clos , la matière animale qui a été réduite en charbon est restée mélangée à la substance calcaire. Celle-ci obtenue dans son plus grand état de pureté fournit, à l'analyse chimique, du phosphate, et du carbonate de chaux, un peu de phosphate de magnésie et quelques traces d'oxyde de fer.

Indépendamment de ces deux substances élémentaires, dont la proportion n'est la même ni aux diverses époques de la vie, ni dans les différentes espèces d'animaux, ni dans tous les os d'un même animal, ni dans toutes les parties d'une même pièce osseuse, il entre encore dans la structure de tous les os, des vaisseaux, des nerfs, des substances graisseuses, et deux membranes, une externe nommée *périoste*, l'autre interne nommée membrane *médullaire*.

LE PÉRIOSTE est une membrane fibro-vasculaire qui environne les os de toutes parts.

Continue avec les ligaments et les tendons à leurs points d'attache, cette membrane contracte une adhérence des plus intime avec les os au moyen d'une multitude de petits prolongements cellulo-fibreux, et de ramifications vasculaires, qui pénètrent ces organes par les nombreuses porosités dont est criblée leur surface extérieure.

Les usages que l'on attribue généralement au périoste, dont la vascularité devient si grande à l'époque de l'ossification, sont de conserver aux os une forme constante, d'en borner le volume, de soutenir les vaisseaux qui les pénètrent, de réunir dans le jeune âge les épiphyses aux noyaux d'ossification primitifs, de servir à l'insertion des diverses parties musculaires, ligamenteuses et tendineuses, enfin de concourir à la nutrition des os et à leur accroissement en épaisseur.

La membrane médullaire, ou périoste interne, est une expansion cellulo-vasculaire excessivement ténue, qui tapisse les cavités intérieures des os, et sert de réservoir aux sucs graisseux dont ces organes sont pénétrés.

La graisse que contiennent les os prend le nom de *moelle*, dans le canal dont les os longs sont creusés à leur centre, et de *suc médullaire*, ou *huileux*, dans les aréoles des tissus spongieux et compacte des os.

CONFORMATION INTÉRIEURE, OU STRUCTURE DES OS.

Les os, avec la composition élémentaire que nous leur connaissons, et qui est exactement la même partout, sont, comme la plupart des autres organes, formés de fibres qui, eu égard à quelques différences dans leur arrangement, donnent naissance à trois modes de texture, que l'on a désignés sous les noms de *substance compacte*, *substance spongieuse*, et *substance réticulée*.

A. La *substance compacte* est beaucoup plus dense que les deux autres qu'elle enveloppe toujours, et autour desquelles on la voit former une couche d'autant plus épaisse que la portion de l'os à laquelle elle appartient, offre un volume moins considérable. Bien que d'une dureté pierreuse, cette substance est évidemment composée de lames superposées, formées elles-même de fibres qui circonscrivent des aréoles allongées, aplaties, et excessivement petites, que traversent des vaisseaux capillaires. Parallèles au grand axe dans les os longs, ces fibres sont rayonnantes dans les os larges, et affectent différentes directions dans les os courts. C'est en étudiant la substance compacte sur un os de jeune sujet, et mieux encore sur un os ramolli par un acide, que cette texture à la fois lamellaire, fibreuse et aréolaire, apparaît dans tout son jour.

B. La *substance spongieuse*, ainsi nommée en raison de sa disposition aréolaire, est composée d'une innombrable quantité de petites lames et de filaments ténus, qui se contournent sur eux-mêmes, et s'entrecroisent de mille manières, en formant de larges aréoles, de figure et de capacité variables, communiquant toutes entre elles, et contenant soit du sang, soit une graisse très fluide à laquelle on a donné le nom de suc médullaire.

MM. Bourgery et Jacob, qui ont fait une étude toute spéciale de cette substance osseuse, en reconnaissent plusieurs variétés, dont nous dirons quelques mots en traitant de la conformation intérieure des os longs.

C. *Substance réticulée.* C'est seulement au centre du canal dont les os longs sont creusés à leur partie moyenne, que se rencontre cette troisième variété de substance osseuse qui, de même que la précédente, dont elle ne diffère que par une plus grande raréfaction, est encore constituée par une multitude de lamelles et de filaments excessivement déliés, qui par leur entrecroisement forment un réseau à larges mailles dans lequel se déploie la membrane médullaire.

FORMATION ET DÉVELOPPEMENT DES OS EN GÉNÉRAL.

D'abord *muqueux*, puis *cartilagineux*, les os ne tardent pas à acquérir cette dureté pierreuse qui les distingue si essentiellement de toutes les autres parties de l'organisme, et ils sont alors à l'état d'os parfait. C'est à cette série de transformations successives qu'éprouvent les os dans leur développement, qu'on a donné le nom d'*ostéogénie*.

1° A l'état que l'on est convenu d'appeler *muqueux*, ou *celluleux*, les os sont fluides, ou demi-fluides, incolores, transparents, et conséquemment invisibles, comme le sont d'ailleurs à cette même période de la vie embryonnaire, toutes les autres parties de l'organisme, avec lesquelles ces organes ne forment qu'une masse homogène, au milieu de laquelle il n'apparaît encore aucune trace d'organisation.

2° A cette première phase de développement dont la durée est toujours très courte, succède l'*état cartilagineux*, dans lequel tous les os prenant simultanément une teinte blanche, et une consistance supérieure à celle des autres parties de l'organisme, commencent à se montrer avec la forme qu'ils devront conserver.

Déjà même à cette période on peut assez facilement constater que tous les os dont les rapports s'établiront plus tard par contiguité, sont distincts et séparés; que tous ceux au contraire qui devront être unis par continuité pendant toute la durée de la vie, et se souder avec l'âge, sont confondus en une seule pièce cartilagineuse.

3° A cette seconde période de développement, pendant laquelle les os croissent en tous sens, succède l'*état pierreux*, ou, en d'autres termes, la transformation progressive du cartilage en os.

Voici en peu de mots quels sont les principaux phénomènes qui accompagnent cette transformation, dont la cause est, comme celle de toute formation organique, complètement inconnue dans son essence.

Le cartilage, qui tient depuis plus ou moins longtemps la place de l'os, de blanc qu'il était devient jaunâtre; il augmente de densité, et se creuse à son centre de cavités irrégulières qui se réunissent bientôt de manière à constituer une multitude de canaux dont l'ensemble forme un petit appareil vasculaire, au milieu duquel on ne tarde pas à voir apparaître un point osseux, spongieux, et pénétré de sang, autour duquel l'ossification s'étend ensuite progressivement, toujours précédée des phénomènes déjà indiqués, c'est à dire d'un changement de couleur, d'une augmentation de densité du cartilage, et du développement d'un appareil vasculaire sanguin dans son épaisseur.

CARACTÈRES GÉNÉRAUX DES OS LONGS.

Tous les os longs appartiennent aux membres au centre desquels ils forment des leviers superposés obliquement bout à bout, dont la longueur est toujours exactement en rapport avec l'étendue des mouvements qu'exécutent les diverses parties dont ils forment la charpente.

On distingue dans tous les os longs trois régions; un *corps*, ou partie *moyenne*, encore nommée *diaphyse*, et deux *extrémités*, encore appelées *épiphyses*; cette division, très propre à faciliter l'étude de ces os, n'est point arbitraire, ainsi que certaines autres établies dans le même but, puisqu'elle existe primitivement dans la plupart des os longs, et que chacune de ces régions répond exactement à l'un des trois principaux noyaux d'ossification par lesquels se développent généralement ces organes.

A. Le *corps* des os longs, toujours beaucoup moins volumineux que les deux autres régions, n'affecte presque jamais une forme régulièrement cylindrique; le plus ordinairement, au contraire, il est prismatique, ou en d'autres termes, taillé à pans : disposition qui, avec une économie évidente de poids et de volume, offre, à n'en pas douter, l'avantage d'une égale solidité, puisque l'on prouve en physique qu'à quantité de matière égale, un prisme triangulaire ou quadrangulaire inscrit dans un cylindre, offre la même solidité que ce cylindre lui-même.

C'est sur ces différents *plans*, ou *pans*, encore désignés sous le nom de *faces*, ainsi que sur les *arêtes*, les *bords*, ou les *angles plans* plus ou moins saillants qui séparent ces faces les unes des autres, que se remarquent les éminences et les cavités de toute espèce, sur lesquelles s'implantent les diverses parties musculaires, tendineuses et ligamenteuses qui environnent les os longs. Comme aussi c'est toujours sur l'interne, ou sur le postérieur de ces plans, et jamais ailleurs, que l'on rencontre le trou par lequel pénètre le principal vaisseau nourricier de ces os.

Le corps des os longs est rarement rectiligne ; le plus ordinairement il présente au contraire diverses inflexions, ou courbures. De ces dispositions, il doit nécessairement résulter une décomposition dans le mouvement des forces qui agissent sur ces os, soit dans un sens, soit dans l'autre.

Tous les os longs sont creusés longitudinalement à leur centre d'une cavité nommée *canal médullaire*, dans laquelle aboutissent différents conduits vasculaires, et que remplit, dans l'os encore frais, la substance grasse connue sous le nom de *moelle*.

Ce canal, dont le diamètre va toujours en diminuant graduellement du milieu du corps de l'os vers ses extrémités, et dont la forme très rarement cylindrique ne se trouve jamais exactement représentée par celle de ses parois extérieures, est traversé çà et là, et dans mille directions différentes, par des filaments et des lamelles de substance réticulée sur lesquels se déploie la membrane cellulo-vasculaire dans laquelle la moelle est contenue.

Donner plus de volume et de solidité aux os sans augmenter leur poids d'un atôme, tels sont incontestablement les principaux avantages du canal médullaire; puisque l'on prouve en physique que de deux colonnes formées d'une égale quantité en poids de la même substance, celle qui est creuse, et dont conséquemment le diamètre est le plus considérable, offre une plus grande force de résistance que celle qui est pleine.

On admettait autrefois que la substance adipeuse qui remplit le canal médullaire, était tout simplement destinée à augmenter la souplesse du tissu de l'os en le pénétrant à la manière des huiles grasses ; mais aujourd'hui cette manière de voir ne compte plus guère de partisans ; on admet généralement, et avec beaucoup plus de raison, que la moelle a tout à la fois pour usage de remplir le grand vide intérieur des os longs, et d'en nourrir les couches les plus internes, au moyen de la membrane toute vasculaire qui lui sert d'enveloppe.

Le canal médullaire a ses parois constituées par une couche circulaire de substance compacte, dont l'épaisseur progressivement décroissante de son centre vers ses extrémités, se trouve conséquemment être portée à son maximum dans le point précis, où l'os affaibli par le rétrécissement qu'il y présente toujours, devait par cela même offrir quelque condition spéciale de structure qui en assurât la solidité. On se demande maintenant si, composée comme elle est de lames curvilignes superposées qui vont en augmentant de longueur de dedans en dehors, et de nombre, des extrémités de l'os vers son centre, la substance compacte ne pourrait pas être comparée, quant à son mode d'action, à ces espèces de grands ressorts formés de feuilles métalliques juxtaposées dont

le nombre est toujours proportionné à la quantité de
poids que ces ressorts sont destinés à supporter.

B. Les *extrémités* des os longs, toujours beaucoup plus
volumineuses et plus variées dans leur forme que le
corps, sont plus spécialement affectées aux articulations, à des insertions, et au glissement des tendons;
aussi ces régions semblent-elles parfaitement appropriées
à ces différents usages, en raison de leur volume qui a
bien évidemment pour principaux avantages :

1° D'augmenter la largeur des surfaces articulaires,
de multiplier conséquemment les points de contact des
os, et partant d'assurer leurs rapports.

2° D'augmenter d'une manière non moins évidente
l'étendue des surfaces d'implantation, comme aussi de
donner aux bras de levier qu'elles représentent une
longueur qui devient la mesure de l'intensité d'action des
puissances.

3° Enfin, de changer d'une manière non moins favorable la direction de ces mêmes puissances au moyen de
poulies de renvoi, dont la saillie est toujours proportionnelle au volume de ces extrémités osseuses.

Mais, par cela même que l'os a dû être plus volumineux à ses extrémités que partout ailleurs, il a dû aussi
être proportionnellement plus léger; aussi est-ce à n'en
pas douter, à cet effet surtout, que ces régions sont
essentiellement constituées par du tissu spongieux, autour duquel la substance compacte progressivement
amincie ne forme plus qu'une faible enveloppe.

Certes, à toute époque, on a su parfaitement que la
substance spongieuse des os était composée d'une innombrable quantité de filaments, et d'une infinité de lames qui
s'entrecroisent dans tous les sens, en circonscrivant des
cellules de forme, et de grandeur variées; l'on n'ignorait

3

pas non plus que cette substance osseuse ainsi raréfiée était éminemment propre à diminuer le poids des os qui auraient été beaucoup trop lourds s'ils eussent été entièrement formés de substance compacte ; mais c'est seulement dans ces derniers temps que deux hommes d'un grand mérite, MM. *Bourgery* et *Jacob*, ont très ingénieusement précisé non seulement pour chaque os, mais encore pour chacune de ses régions, le mode d'arrangement de la substance spongieuse, sur lequel on ne possédait que des données extrêmement vagues. Ces auteurs sont parvenus à démontrer jusqu'à l'évidence que cette substance tout entière constituait une charpente intérieure des plus admirablement disposée, tant pour résister aux pressions diverses dont les os sont le siège, que pour disséminer ces mêmes pressions, et les transmettre sur les différents points où les os présentent le plus de solidité, et où semblent conséquemment se concentrer tous les efforts.

Ainsi, pour remplir le premier de ces deux principaux usages, on voit, d'après les deux auteurs précités, les filaments et les lames de la substance spongieuse former, par leur rapprochement et leur condensation, des noyaux compactes dans tous les points où les pressions que les os ont à supporter, s'exercent le plus directement, les surfaces articulaires par exemple ; tandis que de ces mêmes points, comme d'autant de centres, partent dans une multitude de directions, des lames osseuses plus ou moins allongées, reliées entre elles par d'autres lames, représentant des espèces de contreforts qui vont aboutir, et s'appuyer sur la substance compacte à laquelle elles transmettent sinon la totalité, au moins une grande partie des pressions que les os ont à supporter.

Si évidentes que m'aient paru ces dispositions de la

substance spongieuse dans les os de l'homme, je dois cependant à la vérité de dire qu'elles sont bien loin d'être aussi nettement dessinées dans les animaux, et que, de l'aveu même de MM. *Bourgery* et *Jacob*, qui se sont fait un plaisir de me rendre témoin du résultat de leurs travaux, et auxquels j'ai communiqué les miens, c'est souvent en vain qu'on cherche dans les os des animaux quadrupèdes, l'admirable structure que présentent à leur intérieur les os de l'homme.

Développement des os longs. Les os longs ont encore ceci de commun, qu'ils se développent généralement par trois principaux noyaux d'ossification, dont l'un, toujours plus précoce dans son apparition et dans son accroissement, répond au corps, tandis que les deux autres, toujours plus tardifs dans leur évolution, et auxquels s'ajoutent assez ordinairement de petits noyaux d'ossification complémentaires, répondent aux extrémités de ces os.

Accroissement des os longs. Depuis le moment de leur apparition jusqu'à l'époque de leur développement complet, les os longs croissent dans tous les sens à la fois.

Leur accroissement en longueur dépend non seulement, ainsi que l'a expérimentalement prouvé *Duhamel Dumonceau*, d'une élongation du tissu osseux déjà formé; mais encore et surtout, ainsi que l'a démontré *Haller*, d'un travail particulier qui a son siège dans la couche de cartilage intermédiaire à la diaphyse et aux épiphyses de ces os, et qui cesse tout aussitôt que l'ossification a complètement envahi cette couche cartilagineuse.

C'est encore à *Duhamel* qu'il appartient d'avoir démontré, par une série d'expériences, que dans les os longs, comme du reste dans tous les autres os, l'ac-

croissement en épaisseur dépend, et d'un travail inter-
stitiel dont l'essence est tout à fait inconnue, et de la
juxtaposition successive de lames osseuses qui semblent
prendre naissance dans la membrane fibro-vasculaire,
nommée *périoste*, dont les os sont enveloppés de toutes
parts.

Vaisseaux et nerfs des os longs. Parmi les artères des
os longs, l'une, la plus considérable, pénètre dans la
grande cavité intérieure de ces os par le trou nourricier
de leur corps, et se partage presque aussitôt en deux
ou plusieurs branches desquelles naissent une innombrable quantité de ramifications de plus en plus ténues,
dont l'ensemble forme, avec une trame celluleuse, cette
fine expansion qui enveloppe la moelle, et que l'on désigne sous le nom de *membrane médullaire.*

D'autres *vaisseaux artériels*, spécialement destinés
pour le tissu spongieux, pénètrent les os longs par quelques unes des nombreuses perforations qu'ils présentent
à leurs extrémités, et vont s'anastomoser à différentes
profondeurs avec les divisions de l'artère nourricière.

Enfin, des *artères* d'un *troisième ordre*, beaucoup plus
multipliées, mais aussi plus ténues que celles dont il
vient d'être fait mention, proviennent du périoste, et pénètrent les os longs par les nombreuses porosités dont
est criblée leur surface extérieure. Ces artérioles, qui
pour la plupart s'oblitèrent avec l'âge, semblent principalement destinées pour les couches les plus extérieures
de la substance compacte.

Les *veines* suivent le trajet des artères, et accompagnent
plus spécialement ceux de ces vaisseaux qui pénètrent
les os longs par leurs extrémités.

Bien que les *lymphatiques* n'aient jamais été aperçus

dans les os, la plupart des anatomistes modernes y admettent cependant l'existence de ces vaisseaux.

Dans les os longs, les *nerfs* suivent ainsi que les veines le trajet des principaux troncs artériels.

CARACTÈRES GÉNÉRAUX DES OS LARGES.

Les os larges, que nous voyons toujours se réunir plusieurs ensemble pour former les parois de cavités qui contiennent et protègent des appareils organiques d'un ordre plus ou moins relevé, mais toujours d'une grande importance, sont tous aplatis, généralement incurvés en voûte, et plus épais à leur circonférence qu'à leur centre, où il n'est pas rare de rencontrer des espèces de contreforts qui ont incontestablement pour effet d'augmenter la force de résistance de ces os.

Pour faciliter l'étude des os larges, on distingue en eux généralement à tous, deux *surfaces*, des *bords* et des *angles* en nombre variable; l'ensemble de ces bords et de ces angles constitue ce que l'on a encore appelé la *circonférence* de ces os.

1° Les *deux surfaces* des os larges, ordinairement distinguées en *externe* et en *interne*, décrivent généralement des courbes irrégulières; elles ne se correspondent jamais exactement, ni par l'étendue qu'elles présentent, ni par la forme qu'elles affectent, et elles sont le plus ordinairement parsemées l'une et l'autre d'éminences et de cavités appropriées à tout autre usage qu'à celui de concourir aux articulations.

Ainsi que nous l'avons dit plus haut, les os larges vont généralement en augmentant d'épaisseur du centre à la circonférence.

2° Les *bords* et les *angles* des os larges sont-ils unique-

ment destinés à des insertions, alors ces régions présentent un épaississement pur et simple, dont l'usage évident
est d'augmenter leur étendue. Ces mêmes régions sont-
elles, comme cela s'observe le plus ordinairement encore, destinées à former des articulations, toujours
alors elles présentent, indépendamment d'un épaississement dans leur masse, des sinuosités, des biseaux, des
incisures, et des dentelures, dont les principaux avantages sont très certainement de donner plus d'étendue
aux surfaces articulaires, et de multiplier les points de
contact entre des os qui se correspondent par des régions
aussi étroites que le sont des bords et des angles.

C'est à leur incurvation que les os larges doivent de
pouvoir résister à la manière des voûtes; et c'est en
raison de leur réunion en plus ou moins grand nombre,
que ces os donnent aux parois des cavités qu'ils forment
une force de résistance beaucoup plus grande, que si ces
parois eussent été composées d'une seule pièce, puisque
l'effort exercé sur l'un de ces os doit nécessairement se
répartir sur tous à la fois, et conséquemment se perdre
en partie dans leurs nombreuses articulations.

Structure des os larges. Tous les os larges sont formés
de deux lames de substance compacte : l'une externe,
épaisse et résistante; l'autre interne, mince et fragile. De
ces deux lames, ou *tables* osseuses, que tient à distance
une couche de substance spongieuse dont l'épaisseur va
généralement en augmentant du centre à la circonférence, l'externe, toujours affectée à des insertions, pourrait encore être appelée *musculaire*, tandis que l'autre,
moulée sur les organes d'un ordre assez relevé avec lesquels elle est ordinairement en rapport, pourrait être
nommée *viscérale.*

Cette substance spongieuse intermédiaire, traversée en

tous sens par de nombreux canaux veineux, a reçu le nom de *diploé*[1] dans les os du crâne.

Dans tous les points où les os larges supportent habituellement les plus grands efforts, de même que dans ceux où ils sont le plus directement exposés aux violences extérieures, on rencontre assez souvent au milieu de leur tissu spongieux des noyaux de substance compacte, véritables contreforts intérieurs qui augmentent, à n'en pas douter, la force de résistance de ces os.

Développement des os larges. Les os larges se développent par un ou plusieurs noyaux d'ossification principaux, auxquels s'ajoutent plus tard, et seulement dans quelques uns de ces os, d'autres noyaux complémentaires, qui constituent autant d'épiphyses, que l'on a appelées *marginales*[2], en raison de la place où elles apparaissent, et qui sous une infinité de rapports rappellent assez bien les épiphyses que les os longs présentent à leurs extrémités. De ces noyaux osseux principaux, comme d'autant de centres, on voit ensuite l'ossification se propager sous forme de stries ou traînées linéaires, s'étendant en rayonnant vers la limite que l'os atteindra plus tard, et y former une espèce de feston qui devient l'origine des angles alternativement rentrants et sortants, par lesquels les os larges s'affrontent et se pénètrent mutuellement.

L'accroissement en largeur de ces os dépend donc tout à la fois et de la formation des épiphyses marginales, et d'une sorte d'élongation qu'éprouve à son extrémité la plus excentrique, la fibre qui entre dans la constitution des noyaux osseux primitifs. Quant à l'ac-

[1] De διπλοος, double.
[2] De *margo*, bord.

croissement en épaisseur des os larges, il dépend non seulement du double travail dont il a été fait mention à l'article des os longs, mais il résulte encore d'une augmentation de masse qu'éprouve bien évidemment la substance spongieuse à partir de la naissance, époque à laquelle cette substance commence seulement à se dessiner, jusqu'à l'âge adulte, période de la vie à laquelle elle a acquis son plus grand développement; puis, à dater de cette dernière époque, les os larges deviennent de plus en plus minces, et fragiles.

CARACTÈRES GÉNÉRAUX DES OS COURTS.

Ces os, que l'on rencontre constamment réunis plusieurs ensemble dans les divers points de l'économie, où il doit exister à la fois beaucoup de solidité, et une mobilité très restreinte, affectent en général une forme irrégulièrement polyédrique; c'est à dire qu'ils sont communément taillés à facettes, dont les unes, planes, ou légèrement ondulées, servent aux articulations, tandis que les autres, hérissées d'éminences, ou creusées de cavités, et percées d'une multitude de trous veineux, sont plus spécialement destinées à des insertions.

Eu égard à la multiplicité, à l'étendue, et à la forme des surfaces articulaires, ainsi qu'au nombre, à la brièveté, et à l'extrême solidité de leurs moyens d'union, il est bien évident que ces os ne peuvent exécuter les uns sur les autres que des mouvements très bornés.

Structure des os courts. Les os courts sont essentiellement formés de tissu spongieux, qu'enveloppe à l'extérieur une couche de substance compacte, toujours plus épaisse dans les points où se concentrent les plus grands efforts que ces os aient à supporter; les os courts ont donc, sous le double rapport de leur structure et de leur légèreté, la plus grande analogie avec les extrémités des os longs.

Développement des os courts. Ces os, dont l'évolution est généralement plus tardive que celle des autres, se développent par un nombre variable de noyaux d'ossification principaux, auxquels il n'est pas rare non plus de voir s'ajouter d'autres petits noyaux complémentaires qui constituent autant d'épiphyses.

Du reste, sous le triple rapport de leur accroissement, de la disposition de leur appareil vasculaire, et des changements qu'ils éprouvent pendant tout le cours de la vie, les os courts ressemblent encore parfaitement aux extrémités des os longs.

CHANGEMENTS QU'ÉPROUVENT LES OS AVEC L'AGE.

Après le terme de leur accroissement, les *os longs* éprouvent différents changements dont les principaux consistent dans l'augmentation de capacité de leurs cavités médullaires, et dans l'amincissement très marqué des parois qui circonscrivent ces cavités.

La diminution d'épaisseur qu'éprouvent progressivement les os larges depuis l'époque de leur entier développement jusque dans l'âge le plus avancé, dépend tout à la fois et de l'amincissement des deux lames de substance compacte qui les forme, et du rapprochement de ces deux lames résultant d'une sorte d'atrophie ou de résorption lente du tissu spongieux qui leur est intermédiaire.

Quant aux changements qu'éprouvent les *os courts* ultérieurement à leur accroissement, ils sont identiques en tous points à ceux qui surviennent dans les mêmes circonstances aux extrémités des os longs.

DENSITÉ DES OS.

Les os sont incontestablement les plus denses de tous les organes, c'est à dire qu'à volume égal, ils contiennent le plus de molécules matérielles.

Si remarquable que soit d'ailleurs cette grande densité, dont la cause principale réside bien certainement dans la forte proportion de substance calcaire que contiennent les os, il est bien constant qu'elle n'est la même, ni dans tous ces organes indistinctement, ni dans ceux d'une même classe, ni dans les diverses régions d'un même os. Ainsi, les os longs sont les plus denses de tous; la densité des os larges est généralement plus considérable que celle des os courts; parmi les os longs, ceux des membres postérieurs sont sensiblement plus denses que ceux des membres antérieurs; parmi les os larges, ceux du crâne l'emportent, sous ce même rapport de densité, sur ceux de la mâchoire supérieure, et du bassin; enfin c'est à leur partie moyenne que les os longs présentent constamment le poids spécifique le plus considérable, tandis que dans les os larges c'est la table interne qui présente toujours la plus grande densité.

L'âge influe aussi sur la densité des os : ainsi, il est constant que, dans les jeunes, et les vieux animaux, les os sont beaucoup moins denses que dans les sujets adultes. Le poids spécifique moindre, que présentent ces organes dans le jeune âge, est incontestablement dû à la prédominance de la trame organique sur la substance calcaire, tandis que dans la vieillesse la densité moindre des os résulte d'une diminution dans leur masse, ou en d'autres termes, d'une sorte d'atrophie sénile, à laquelle

participent du reste toutes les parties de l'économie animale, et qui est accusée dans les os par une augmentation
de capacité de leurs cavités intérieures, et par un amincissement très notable des parois de ces mêmes cavités.
Aussi est-ce, à n'en pas douter, à cette diminution dans
la masse, ainsi qu'à la prédominance de la substance calcaire sur la trame organique, que doit être rapportée la
fragilité des os, et la fréquence de leurs fractures dans
les vieux sujets.

La densité des os n'est point non plus exactement la
même dans les diverses espèces d'animaux domestiques.
Ainsi, les os des animaux didactyles sont généralement
plus denses que ceux des monodactyles et des tétradactyles. Quelques uns prétendent même, ce que je n'oserais
affirmer, que, par le croisement de certaines races, on
est parvenu à former de nouveaux types dans lesquels le
système osseux tout entier avait éprouvé une diminution
très notable dans sa masse et sa densité.

RÉGIONS DES OS.

Autant pour faciliter l'étude des os en particulier,
que pour préciser les rapports des diverses parties qui
les environnent, on a de tout temps senti la nécessité de
partager la surface de chacun de ces organes, qu'elle
qu'en soit d'ailleurs la configuration, en un nombre
déterminé de sections, auxquelles on a donné le nom
générique de *régions*, et que dans l'espèce on désigne
par les dénominations particulières de *faces*, *bords*,
angles, *corps*, et *extrémités*.

Tous les os analogues tant par leur conformation que
par leur structure, et faisant conséquemment partie de
la même classe, présentent le même nombre de régions;

mais ces divisions, que la nature semble avoir établies elle-même dans certains os, sont généralement artificielles, et dès lors le plus souvent arbitraires dans un grand nombre d'autres.

PRÉPARATION DES OS.

Préparer les os, c'est les dépouiller de toutes les parties molles qui les environnent, et les priver de tous les sucs graisseux qui les imprègnent, et qui en hâteraient indubitablement la destruction. Les moyens que l'on met le plus ordinairement en usage pour obtenir ce résultat, sont la *rugination*, l'*ébullition*, la *macération*, et comme complément la *dessiccation*.

La *rugination*, opération qui consiste à dépouiller l'os complètement de toutes les parties qui l'enveloppent, soit avec le scalpel, soit avec un instrument nommé rugine, est bien, sans contredit, le moyen le plus expéditif, mais non pas le plus convenable; car par ce procédé on ne prive point les os des sucs qu'il contiennent à l'intérieur; ces sucs ne tardent pas à se décomposer, et à transsuder par les porosités dont les os sont criblés, de là la fétidité, la malpropreté, ainsi que l'inévitable et prochaine destruction des préparations osseuses faites par ce procédé.

L'*ébullition*, c'est à dire l'opération qui consiste à soumettre les os à l'action de l'eau bouillante jusqu'à ce que toutes les parties molles s'en détachent d'elles-mêmes, est aussi un moyen assez expéditif, puisqu'en quelques heures on peut obtenir la dénudation complète des os; mais quoique préférable au premier procédé, celui-ci n'est point encore le meilleur. Les os préparés par ce moyen ne deviennent jamais parfaitement blancs, ils conservent toujours une teinte jaunâtre, due sans doute à une espèce de combinaison des sucs graisseux avec la substance organique que l'eau n'a point altérée.

Dans le but de dissoudre très promptement les tissus fibreux qui environnent les os, et de saponifier toute la graisse qu'ils contiennent, on emploie quelquefois aussi, au lieu d'eau pure, de l'eau fortement alcaline, qui produit bien en partie l'effet désiré, mais qui a le grave inconvénient de rendre les os très poreux, en détruisant leur trame par une sorte d'action chimique.

La *macération*, qui consiste tout simplement à abandonner les os pendant quelques mois dans l'eau à la température ordinaire, est sans contredit le meilleur procédé pour se les procurer dans leur intégrité, parfaitement blancs, et susceptibles d'être conservés sans qu'ils perdent leur blancheur, ou qu'ils contractent une odeur désagréable. Pour arriver au but qu'on se propose en adoptant ce mode de préparation, quelques précautions sont indipensables avant, pendant, et après l'opération.

Ainsi, on choisira de préférence un animal jeune, ou adulte, et aussi maigre que possible, car les os des vieux sujets contiennent généralement une trop grande proportion de sucs adipeux. Autant que possible encore l'animal aura été sacrifié par effusion de sang, ou bien il aura succombé à une maladie dont la durée aura été fort longue. Les os de l'animal dont on aura fait choix seront plongés dans l'eau avec toutes les parties molles qui les entourent; en suivant cette méthode dont l'expérience m'a constaté les bons résultats, l'opération a une marche rapide, et les os deviennent très blancs, ce que l'on doit sans doute attribuer à la grande quantité d'ammoniaque qui se forme pendant la décomposition des parties molles Une autre attention à avoir, c'est de ne point renouveler l'eau, quelque fétide qu'elle soit, car avec ce liquide on enlèverait la substance alcaline si propre à la saponification de la matière grasse.

Toutes ces précautions ayant été bien observées, lorsqu'on s'aperçoit que la plupart des parties molles, et notamment les tissus fibreux, se détachent sans beaucoup d'efforts de la surface des os, ce qui arrive plus ou moins promptement suivant la saison, et toujours plus tôt en été, qu'en hiver, l'opération est alors terminée. On retire les os, on les lave à l'eau courante, et l'on enlève, soit avec une brosse, soit avec le scalpel, les insertions fibreuses qui sont encore adhérentes; enfin pour terminer le blanchiment des os encore imprégnés d'eau, et toujours jaunâtres, parfois même complètement noirs, on les mouille, ou bien encore on les expose successivement à la rosée, et à l'ardeur du soleil, en ayant soin surtout que ce passage ne soit pas trop brusque, car alors il se formerait des fissures dans la substance compacte. On a encore conseillé de laver les os dans des solutions alcalines, et chlorurées, ou de les exposer, soit à l'action du chlore gazeux, soit à celle de l'acide hydrosulfurique; mais le meilleur procédé est sans contredit celui que j'ai indiqué le premier, car simple, et économique tout à la fois, il a encore le grand avantage de n'altérer en aucune façon le tissu des os.

On prépare encore quelquefois les os, en laissant manger aux vers les parties molles qui les entourent; mais outre que ce procédé ne peut être mis en usage qu'une partie de l'année, il a encore les graves inconvénients de conserver pendant fort longtemps aux os une odeur extrêmement fétide et une teinte brunâtre qui persistent toujours, quels que soient les moyens qu'on emploie pour les faire disparaître.

ANNEXES DES OS.

Bien que sous ce titre générique l'on doive comprendre tout à la fois les moyens d'union et de mobilité des os, ainsi que les divers solides organiques, nommés *cartilages*, qui, tantôt réunis aux os, tantôt complètement isolés de ces organes, concourent à former avec eux certaines fractions du squelette, il ne sera cependant question ici que de ces derniers : l'histoire des autres solides organiques annexés aux os, tels que les *ligaments*, les *fibro-cartilages*, et les *membranes synoviales*, etc., se rattachant beaucoup plus naturellement à celle des articulations que ces solides concourent à former.

DES CARTILAGES.

Les cartilages sont des parties organiques d'un blanc opalin, très denses, très élastiques cependant, et en apparence homogènes : généralement annexés aux os, ils concourent à former certaines parties de la charpente du corps animal, et on les rencontre surtout là où il était nécessaire qu'une grande souplesse s'alliât à une grande solidité.

Parmi ces solides organiques, les uns, que l'on voit disparaître à des époques différentes, et être remplacés par des os dont ils tenaient la place au commencement de la vie, ont été appelés à cause de cela *cartilages temporaires;* les autres, que l'on voit au contraire persister après le développement complet des os, et conserver la plupart de leurs caractères jusque dans l'âge le plus avancé, sont dits *cartilages permanents.*

Il en est d'autres enfin qui, n'ayant point de connexions directes avec les os, sont conséquemment employés seuls à former le squelette de certains petits appareils organiques ; tels sont : les cartilages du *larynx*, de l'*oreille externe*, et de la *trachée artère*.

Des *cartilages permanents*, les uns recouvrent les surfaces par lesquelles les os se correspondent entre eux : on les nomme *cartilages articulaires*. Les autres sont placés à l'un des points de la circonférence des os dont ils augmentent l'étendue : on les appelle *cartilages de prolongement*.

Bien que présentant des formes assez variées, les cartilages permanents non articulaires sont généralement élargis, et aplatis : tous sont enveloppés par une membrane fibreuse blanche qui, moins vasculaire que le périoste, avec lequel on la voit du reste se continuer dans bien des points, ressemble beaucoup à cette enveloppe extérieure des os. Cette membrane, de laquelle les cartilages tiennent en grande partie l'élasticité et la tenacité qui les caractérisent, est nommée *périchondre* [1].

Les cartilages contiennent une grande quantité d'eau : ils empruntent à ce liquide qui les imprègne leur couleur, leur demi-transparence, leur souplesse et leur élasticité.

Traités par l'eau bouillante, ils se transforment presque entièrement en *gélatine*.

A l'analyse chimique, les cartilages ainsi que les os avec lesquels ils ont tant d'analogie, fournissent une certaine quantité de phosphate et de carbonate de chaux.

De περί autour, et χονϑρος cartilage.

Les cartilages ne reçoivent que très peu de vaisseaux sanguins, et les nerfs y sont à peu près inconnus.

D'abord fluides, puis mous, et semblables à un mucilage transparent, les cartilages acquièrent peu à peu la blancheur, la demi-opacité, et la densité qui les caractérisent dans l'âge adulte; puis à partir de cette époque, ils deviennent successivement plus blancs, plus opaques, plus secs, dès lors moins élastiques, et la plupart même finissent par s'ossifier sinon en totalité, au moins en partie.

Les fonctions des cartilages semblent dépendre uniquement de leurs propriétés physiques : ainsi leur densité les rend éminemment propres à conserver une forme constante aux parties dont ils forment la charpente ; tandis que leur élasticité, tout en favorisant les mouvements, leur permet de céder sans se rompre aux efforts de toute espèce, et de revenir sur eux-mêmes à la manière de ressorts.

DU SQUELETTE ET DE SES DIVISIONS.

Le *squelette* est l'ensemble des différentes pièces solides, osseuses et cartilagineuses qui, maintenues dans leur position naturelle, et leurs connexions réciproques composent la charpente du corps animal.

Le squelette est dit *naturel*, quand les différentes pièces qui le constituent sont réunies par leurs liens organiques ; et *artificiel*, lorsque ces mêmes pièces sont maintenues dans leurs rapports mutuels par des liens tout à fait étrangers à l'organisation, tels que des fils métalliques, etc.

Comme le corps tout entier dont il détermine à la fois les dimensions, la forme générale, et les principales sections, le squelette se divise en *tronc* et en *membres*.

Le tronc, auquel les membres servent de support, se compose de quatre parties principales, qui sont : le *rachis*, le *thorax*, la *tête*, et le *bassin*.

1° **Le rachis**, ou la *colonne vertébrale*, espèce de levier anguleux, flexueux, et brisé, que l'on peut considérer comme la pièce fondamentale de la charpente du corps animal, se compose d'os impairs nommés *vertèbres*, dont le nombre varie dans les différentes espèces d'animaux domestiques, et qui sont distinguées suivant la région dont elles forment la base en *vertèbres cervicales*, *dorsales*, et *lombaires*.

2° **Le thorax**, ou plus communément la *poitrine*, que l'on peut, avec assez de raison, comparer à une espèce de cage qui serait appendue en dessous de la partie moyenne du rachis, est constitué : en bas, et sur la ligne médiane par un os impair nommé *sternum*, et de chaque côté par des arcs ostéo-cartilagineux désignés sous le nom de *côtes*, dont le nombre varie dans les diverses espèces d'animaux.

Le rachis et le thorax réunis forment ce que l'on a encore appelé la partie *moyenne* du tronc.

3° **La tête**, sorte de grosse pyramide tronquée, et renversée qui constitue l'extrémité antérieure du tronc, comprend deux parties distinctes, le *crâne*, et la *face*.

A. Le *crâne*, est une espèce de boîte formée de sept os, qui sont : le *frontal*, le *pariétal*, l'*occipital*, le *sphénoïde*, l'*ethmoïde*, et les deux *temporaux* : les cinq premiers sont impairs, et les deux derniers sont pairs. Le nombre des os du crâne est exactement le même dans tous les animaux domestiques.

B. La *face*, dont la structure n'est pas moins compliquée que celle du crâne, comprend deux parties nommées *mâchoires*, que l'on divise en *supérieure* et en *inférieure*.

A. La *mâchoire supérieure*, ou *syncranienne*[1], se compose de dix-neuf os qui sont : deux *grands sus-maxillaires*, deux *petits sus-maxillaires*, deux *sus-nasaux*, deux *lacrymaux*, deux *zygomatiques*, deux *palatins*, deux *ptérygoïdiens*, quatre *cornets*, et un *vomer*, le seul os impair de la mâchoire supérieure.

B. La *mâchoire inférieure*, ou *diacranienne*[2], est formée d'un seul os impair nommé *maxillaire*.

4° **Le bassin**, qui termine le tronc en arrière, se compose des deux *coxaux*, du *sacrum*, et d'un nombre variable de petits os successivement décroissants de volume, dont l'ensemble est appelé *coccyx*[3].

LES MEMBRES, OU EXTRÉMITÉS, que l'on peut comparer à quatre colonnes brisées, sont distingués en *antérieurs* et en *postérieurs*.

1° **Les membres antérieurs**, encore nommés *thoraciques* parce qu'ils répondent au thorax, se divisent chacun en quatre fractions qui sont : l'*épaule*, le *bras*, l'*avant-bras*, et le *pied*.

A. Dans tous les animaux domestiques, l'*épaule* a pour base un seul os nommé *scapulum*, ou *omoplate*.

B. Le *bras* comprend aussi un seul os appelé *humérus*.

C. L'*avant-bras* est formé de deux os, le *radius*, et le *cubitus*.

D. Le pied, dont l'étendue est si considérable dans les grands animaux, se compose de trois sections qui sont : le *carpe*, le *métacarpe*, et la *région digitée*.

---

[1] De συν avec, et χρανιον, crâne.

[2] De δια contre, qui exprime ici une séparation, et χρανιον crâne.

[3] Du grec χοχχυξ, coucou.

Dans les *monodactyles*, le *carpe* est formé de sept petits os disposés sur deux rangées superposées ; le *métacarpe* de trois os accolés longitudinalement l'un à l'autre, appelés *métacarpiens* ; et la *région digitée* de six os, dont les trois principaux sont appelés *phalanges*, et les trois autres *sésamoïdes*.

2° **Les membres postérieurs**, encore nommés membres *pelviens* [1], parce qu'ils répondent au *bassin*, ou encore membres *abdominaux*, en raison de leurs rapports avec la grande cavité viscérale nommée *abdomen*, sont comme les *antérieurs* avec lesquels ils ont tant d'analogie, composés de quatre fractions, qui sont: la *hanche*, la *cuisse*, la *jambe*, et le *pied*.

A. La *hanche*, qui correspond à l'épaule, a pour base une portion du coxal.

B. La *cuisse*, formée sur le même type que le bras auquel elle correspond, a pour charpente un seul os nommé *fémur*.

C. La *jambe*, analogue à l'avant-bras, comprend trois os, le *tibia*, le *péroné*, et la *rotule*.

D. Enfin le *pied postérieur*, dont la structure est parfaitement identique à celle du pied antérieur, comprend aussi trois sections principales qui sont : le *tarse*, le *métatarse*, et la *région digitée*.

Le tarse comprend six ou sept petits os disposés comme au genou sur deux rangées superposées; le *métatarse* trois ; et la *région digitée* six, trois *phalanges* et trois *sésamoïdes*, dont la disposition est exactement la même que dans le pied antérieur.

---

[1] Du latin *pelvis*, bassin.

DES OS EN PARTICULIER.

DES OS DU RACHIS [1].

Le rachis, encore nommé colonne vertébrale, ou épine, est un grand levier médian, impair, flexueux, creux intérieurement, anguleux à l'extérieur, brisé d'espace en en espace, qui occupe la partie supérieure du tronc, et s'étend depuis la tête jusqu'au bassin, où il se termine en formant un prolongement de plus en plus grêle qui constitue ce que l'on appelle la région sacro-coccygienne.

Partie fondamentale sur laquelle s'appuient d'une manière directe ou indirecte toutes les autres pièces de la charpente du corps animal, centre mobile de toutes les actions locomotrices, de plus, enveloppe protectrice d'une des masses centrales du grand appareil de l'innervation, le rachis se trouve être par son admirable structure dans les conditions les plus favorables pour satisfaire à ses différents besoins de l'organisme, dont les uns nécessitent évidemment de la mobilité, les autres de la solidité, tandis que d'autres demandent les deux à la fois. Aussi, quoi de mieux appropriés pour remplir ces deux grandes conditions, que la multiplicité des pièces qui entrent dans la composition de ce grand levier, et que le mode d'assemblage de ces mêmes pièces au moyen de solides organiques qui joignent à l'élasticité d'un ressort, une ténacité telle que l'effort qui tendrait à les rompre déterminerait plutôt la fracture des os que la rupture de ces moyens d'union ?

Joint au crâne par son extrémité antérieure, et au

---

[1] Du grec ραχις, épine du dos.

bassin par son extrémité opposée, le rachis s'articule par sa partie moyenne avec la série des arcs osseux, dont l'ensemble forme les parois latérales de la cavité qui contient et protège les organes essentiels de la respiration et de la circulation.

On divise communément le rachis en quatre régions principales qui sont, en les comptant d'avant en arrière : le *cou*, ou la région cervicale ; le *dos*, ou la région dorsale ; les *lombes*, ou la région lombaire, et la région *sacro-coccygienne*.

En faisant abstraction de cette dernière région dont on a l'habitude de décrire les différentes pièces avec celles du bassin, le rachis des animaux monodactyles, qui nous servent de types, se compose de trente-un os qu'on appelle *vertèbres*, et que l'on divise, eu égard à la région dont elles forment la base, en *vertèbres cervicales*, au nombre de sept, en *vertèbres dorsales*, au nombre de dix-huit, et en *vertèbres lombaires*, au nombre de six.

Construites sur le même type, les vertèbres doivent conséquemment présenter et présentent en effet des caractères généraux ou communs, qui suffisent pleinement pour les distinguer de tous les autres os. Ce n'est pas tout, les vertèbres offrent encore, dans chaque région où elles sont nécessairement façonnées pour des besoins spéciaux, des caractères appropriés qui les différencient de celles des autres régions. Enfin, il n'est pas jusqu'aux vertèbres d'une même région qui ne se distinguent les unes des autres par des caractères propres, ou individuels. Ceci posé, rien n'est donc plus facile que la solution du problème suivant :

Une vertèbre étant donnée, indiquer à quelle région

du rachis elle appartient, et déterminer la place qu'elle occupe dans cette région.

CARACTÈRES GÉNÉRAUX DES VERTÈBRES.

Les vertèbres sont des os courts, médians, et consé-quemment symétriques, articulés les uns à la suite des autres d'une manière extrêmement solide, percés d'avant en arrière d'un grand trou pour la formation de l'étui protecteur, dans lequel est contenue la moelle épinière, hérissés d'éminences, et creusés de cavités appropriées à différents usages.

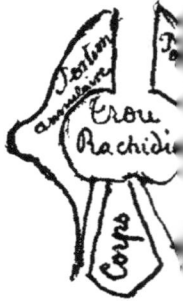

Chaque vertèbre se compose de deux parties, dont une inférieure appelée *corps*, et l'autre supérieure nom-mée *spinale*, ou *annulaire*. Simplement accolées l'une à l'autre pendant presque toute la durée de la vie fœtale, ces deux parties sont tout à fait réunies, et confondues dans l'âge adulte, et même très longtemps avant cette période de la vie.

1º **Le corps**, dont un étranglement moyen a bien évi-demment pour usage de diminuer le poids tout en conser-vant l'étendue des surfaces de rapport, présente antérieu-rement une éminence articulaire sphéroïdale, déprimée à sa partie supérieure, et postérieurement une cavité du même genre, en forme de cotyle, par laquelle chaque vertèbre répond à celle qui la suit. La face inférieure, excavée en voûte d'avant en arrière, et parsemée d'un grand nombre de trous nourriciers, est parcourue dans toute son étendue par une crête médiane, qui n'est en réalité que l'angle inférieur du prisme représenté par le corps de la vertèbre. La face supérieure ou *intra-ra-chilienne*, assez régulièrement plane, forme la paroi inférieure, ou le plancher du canal vertébral; elle pré-

sente, le long de la ligne médiane, deux surfaces triangulaires rugueuses réunies par leurs sommets, et sur lesquelles s'attache le ligament vertébral commun supérieur ; sur les côtés de ces surfaces deux larges sillons
inflexes qui logent les sinus veineux rachidiens, et au fond
de ces sillons les orifices de plusieurs grands canaux veineux qui prennent naissance dans l'épaisseur du corps de
la vertèbre.

Sur les côtés de l'anneau vertébral naissent deux
longues éminences d'insertion à surface rugueuse, qui se
dirigent en dehors, et se terminent par un ou plusieurs
renflements : ce sont les *apophyses transverses*, dont la
forme, la longueur et le volume varient dans les diverses
régions du rachis.

2° **La partie supérieure, spinale, ou annulaire** de chaque vertèbre, formée de deux grandes lames osseuses
quadrilatères réunies à angle aigu sur la ligne médiane,
porte dans le milieu de sa face *extra-rachidienne* une
éminence variable quant à sa forme, sa longueur, sa
direction, et son mode de terminaison ; on la nomme
apophyse épineuse, d'où le nom de partie spinale donné
à la fraction supérieure de chaque vertèbre. Par sa face
inférieure ou *intra-rachidienne*, qui est lisse et disposée
en demi-anneau, la partie spinale ou annulaire forme la
paroi supérieure et les côtés du canal rachidien.

A chacune des extrémités antérieure et postérieure
de cette même partie spinale, on remarque deux autres
éminences par lesquelles les vertèbres se correspondent
mutuellement. Ces éminences, que l'on désigne par les
expressions génériques d'*apophyses articulaires*, portent
chacune une facette diarthrodiale, plane, ou très légèrement ondulée, qui regarde en haut dans les deux apophyses
antérieures, et en bas dans les deux postérieures.

A la base de chacune de ces quatre éminences articulaires, et sur le côté de l'anneau vertébral, se remarque une échancrure qui, réunie à une pareille échancrure de la vertèbre qui suit ou précède celle que l'on examine, forme un de ces nombreux *foramens* appelés *trous* de *conjugaison*, ou *inter-vertébraux*.

Quant au *trou* nommé *vertébral*, circonscrit en bas par la face supérieure du corps de la vertèbre, en haut par la face inférieure de sa partie spinale, et sur les côtés par un prolongement recourbé de ses lames appelé *pédicule* [1], il se trouve constamment plus large à son orifice postérieur qu'à son ouverture antérieure, en raison de l'inclinaison que présentent en arrière les lames de la vertèbre pour recouvrir les apophyses articulaires de celle qui la suit.

Résumé. Toute vertèbre offre donc à étudier un *corps*, deux *apophyses transverses*, quatre *apophyses articulaires*, deux *lames*, dont les prolongements recourbés forment ce que l'on désigne dans l'homme sous le nom de *pédicule*, une *apophyse épineuse*, quatre *échancrures*, et un grand *trou* par lequel chacun de ces os concourt à la formation du canal rachidien.

STRUCTURE DES VERTÈBRES EN GÉNÉRAL. Les vertèbres sont formées de substance compacte et de substance spongieuse à larges mailles remplies de sang, traversée dans tous les sens par de grands canaux qui vont aboutir sur l'une, ou l'une des deux faces de leur corps. La première de ces substances osseuses placée autour de la seconde, prédomine sur elle dans toute l'étendue de la partie spinale.

DÉVELOPPEMENT DES VERTÈBRES EN GÉNÉRAL. La plupart

[1] Dans l'homme.

des vertèbres se développent par trois noyaux d'ossification primitifs, dont un médian pour le corps, et deux latéraux pour la partie spinale ; à ces trois noyaux primitifs, il se joint plus tard quatre, et quelquefois cinq autres petits noyaux épiphysaires, savoir : un pour la surface articulaire antérieure du corps ; l'autre pour la surface articulaire postérieure de la même partie ; deux pour les apophyses transverses, et enfin un dernier pour l'extrémité supérieure de l'apophyse épineuse.

Les trois noyaux d'ossification primitifs apparaissent presque en même temps dans toutes les vertèbres ; et dans la plupart d'entre elles, les deux noyaux de l'arc supérieur se réunissent l'un à l'autre, avant de se souder avec celui qui constitue le corps de l'os.

CARACTÈRES GÉNÉRAUX ET COMMUNS DES VERTÈBRES CERVICALES.

Ce sont les plus longues et les plus épaisses de toutes les vertèbres.

1° **Corps**. L'arête médiane inférieure, beaucoup plus aiguë, et plus saillante que dans les vertèbres du dos, et des lombes, se termine postérieurement par un angle d'insertion arrondi qui, en éloignant la puissance du point d'appui, favorise son action.

L'éminence articulaire qui termine le corps antérieurement, beaucoup plus détachée, et d'une courbe incomparablement plus brève que dans les autres régions, se trouve conséquemment être dans des conditions plus favorables à l'étendue et à la rapidité des mouvements.

La cavité articulaire par laquelle le corps se termine en arrière, appropriée pour la forme à l'éminence qu'elle doit recevoir comme dans les autres régions du rachis, offre ici un excédant de diamètre qui suffit pour faire préjuger de l'épaisseur considérable des fibro-cartilages inter-vertébraux, et partant de la flexibilité de ces moyens d'union, ainsi que de l'étendue des mouvements qu'ils permettent.

Les apophyses transverses, qui, en raison de leur inclinaison en avant et en bas vers la trachée, ont encore été nommées *trachéliennes*, sont aplaties de dessus en dessous, excavées sur leurs faces où s'attachent des muscles, terminées chacune par deux pointes ou prolongements mousses à insertion musculaire, et percées à leur base d'un trou nommé *trachélien*, que traversent l'artère vertébrale, la veine du même nom, et un cordon nerveux au moyen duquel la plupart des paires nerveuses cervicales se mettent en communication avec le trisplanchnique.

2° **Partie spinale.** Dans la plupart des vertèbres cervicales, l'apophyse épineuse ne constitue qu'une crête refoulée sur elle-même qui, par son peu d'élévation, favorise le mouvement d'extension.

Les apophyses articulaires, si supérieures à celles des autres régions par leur grand développement, témoignent non moins par leur largeur que par leur saillie, de l'étendue et de la liberté des mouvements que les vertèbres cervicales exécutent les unes sur les autres.

Il en est absolument de même à l'égard des trous de conjugaison dont le grand diamètre est non seulement approprié ici au volume des nerfs spinaux, et des vaisseaux qui les traversent, mais encore à l'étendue des mouvements d'inclinaison latérale.

Enfin le grand *foramen* central par lequel chaque vertèbre cervicale concourt à former le canal rachidien, se présente en général sous l'aspect d'un long aqueduc à côtés verticaux, dans lequel le diamètre transversal prédomine.

Ainsi, il résulte évidemment de l'énoncé qui précède que les vertèbres cervicales sont appropriées 1° à l'*étendue* en longueur de l'espèce de balancier dont elles forment la base par leur longueur, et par l'épaisseur des disques fibro-cartilagineux qui les unissent ; 2° à la solidité que devait offrir ce grand balancier sur lequel tant de parties viennent s'appuyer, par leur volume, leur engrènement et la ténacité de leurs moyens d'union ; 3° à l'intensité d'action des nombreuses puissances auxquelles elles donnent attache, par la saillie de leurs éminences d'insertion qui représentent autant de grands bras de leviers ; 4° à l'étendue, ainsi qu'à la rapidité, et à la variété des mouvements si nécessaires dans cette région (dont l'animal se sert à chaque instant pour faire varier son centre de gravité), tant par la largeur et la forme si significative qu'affectent les surfaces articulaires de ces os, que par la grande épaisseur du coussinet élastique qui les unit et les sépare tout à la fois.

Sous le double rapport de leur structure et de leur développement, les vertèbres cervicales présentent la plus grande analogie avec celles des autres régions, et ce que nous avons dit à cet égard des vertèbres en général s'applique rigoureusement à la plupart des vertèbres du cou, non seulement dans les monodactyles, mais encore dans toutes les autres espèces d'animaux domestiques.

CARACTÈRES SPÉCIFIQUES DES VERTÈBRES CERVICALES.

Première vertèbre du cou. Appropriée par sa forme aux divers mouvements que la tête exécute sur le rachis, la première vertèbre cervicale, encore appelée *atlas*, ou *atloïde*, se distingue au premier abord de toutes les autres, par sa forme annulaire et son allongement dans le sens transversal.

Le corps de cette vertèbre est excessivement court, très mince, aplati de dessus en dessous, et courbé en arc d'un côté à l'autre, d'où le nom d'*arc inférieur* par lequel on désigne encore cette partie de l'atlas.

Sa face supérieure, ou intra-rachidienne, est creusée d'une cavité diarthrodiale en forme de demi-gond, dans laquelle est reçu le pivot odontoïdien de la seconde vertèbre, et de deux excavations à insertion ligamenteuse, que sépare de la première cavité une crête onduleuse dirigée transversalement. Point de sillons inflexes ni de crête longitudinale à la face supérieure du corps de cette vertèbre, les conduits veineux intérieurs viennent aboutir par un ou plusieurs pertuis sur les côtés du canal vertébral.

La face inférieure du corps de l'atlas, arrondie d'un côté à l'autre, porte dans son milieu, en place d'une crête, une tubérosité à insertions musculaire et ligamenteuse, et de chaque côté des empreintes musculaires.

Au lieu d'une tête, l'atlas présente antérieurement deux grandes cavités diarthrodiales, l'une droite, l'autre gauche, ouvertes en avant, inclinées en bas, et configurées pour se mouler exactement sur les condyles de l'occipital qu'elles embrassent. Chacune de ces cavités semble résulter de la réunion de deux facettes dont la supérieure, la plus petite, rappelle assez bien, sinon par sa forme, au moins par sa position, une des apophyses articulaires antérieures des autres vertèbres.

Dans l'atlas, la cavité postérieure du corps est remplacée par deux larges facettes diarthrodiales ondulées,

qui correspondent à deux surfaces de forme analogue,
placées de chaque côté et à la base de l'apophyse odontoïde. Une bordure également diarthrodiale, dirigée
transversalement, réunit ces deux surfaces entre elles.

Dans l'homme, on désigne sous le nom de *masses latérales* les deux espèces de grosses colonnes osseuses sur
les extrémités desquelles sont sculptées les quatre principales surfaces articulaires de l'atlas.

Les apophyses transverses de la première vertèbre,
aplaties de dessus en dessous, sont très larges, sans pointe
aucune, dirigées obliquement en avant, recourbées de
bas en haut, garnies d'empreintes, creusées de scissures,
terminées par une lèvre raboteuse à insertion musculaire,
et percées chacune de quatre trous destinés au passage
de vaisseaux et de nerfs. De ces quatre trous, l'inférieur
que traverse seulement une branche rétrograde de l'artère occipitale, est tout à fait l'analogue du trou creusé
à la base des apophyses transverses des autres vertèbres ;
des trois trous supérieurs, l'un pénètre dans l'intérieur
du canal rachidien, l'autre sous l'apophyse transverse,
et le troisième vient s'ouvrir sur la face opposée de cette
même apophyse. Ces trois trous représentent ensemble
les trous de conjugaison des autres vertèbres, et livrent
passage aux artères, cérébrale postérieure, occipitomusculaire, atloïdo - rétrograde, ainsi qu'au premier
des nerfs spinaux. Le trou inférieur et le trou moyen
se trouvent quelquefois réunis par une scissure profonde.

La longeur, la largeur, et le renversement en arrière
des apophyses transverses de l'atlas, donnent évidemment la mesure de l'étendue et de l'intensité de contraction des muscles rotateurs de la tête auxquels ces
éminences donnent attache.

L'apophyse épineuse manque complètement, et est remplacée par des empreintes à insertions musculaire et ligamenteuse.

Deux lames incurvées et très larges des extrémités desquelles naissent les apophyses transverses, constituent l'arc postérieur de cette vertèbre.

Point d'apophyses articulaires, si les postérieures surtout eussent existé, elles se fussent inévitablement opposées aux mouvements de semi-rotation, les seuls que l'atlas puisse exécuter sur l'axis.

Les apophyses articulaires antérieures semblent, ainsi que je l'ai dit plus haut, employées à former les cavités par lesquelles l'atlas répond à l'occipital.

Point d'échancrures, ni antérieurement, ni postérieurement, attendu que le premier trou inter-vertébral est creusé dans l'épaisseur même de cette vertèbre, et que le second appartient entièrement à l'axis.

L'atlas est, sans contredit, de toutes les vertèbres celle dans laquelle le canal rachidien a le plus d'étendue en tous sens, ce qui dépend non du volume considérable de la moelle épinière en ce point, mais bien de ce que ce canal est destiné à contenir l'apophyse odontoïde de l'axis, ainsi que le vaste ligament qui fixe cette éminence ; de sorte que le diamètre vertical de la portion d'anneau qui est occupée par la moelle, ne dépasse guère celui que présente dans le même sens le canal rachidien de la plupart des autres vertèbres. Le diamètre transverse qui seul reste plus considérable que dans toute autre vertèbre, se trouve être en rapport avec l'étendue des mouvements d'inclinaison latérale de la tête sur le rachis.

Résumé. Ainsi, forme annulaire, et non cubique comme celle que présentent les autres vertèbres cervicales ; allongement dans le sens transversal favorable à l'étendue de

contraction des muscles rotateurs de la tête ; absence
de tête, cette éminence est remplacée par des cavités ,
dont la profondeur est une des principales conditions de
la solidité que présente l'articulation qu'elles concourent à former. Cavité de la partie postérieure du corps
remplacée par deux larges facettes diarthrodiales ondulées, que réunit une bordure également diarthrodiale
qui s'étend de l'une à l'autre. Une tubérosité au lieu
d'une crête sur le milieu de la face inférieure du corps;
à sa face supérieure une surface articulaire concave d'un
côté à l'autre , et en avant deux excavations à insertions
ligamenteuses. Apophyses transverses élargies en forme
d'ailes déployées, et percées de quatre trous, dont les
trois supérieurs aboutissent au même point; enfin , absence complète d'apophyses épineuse et articulaires, tels
sont en résumé les caractères qui différencient l'atlas de
toutes les autres vertèbres.

L'atlas est sans contredit de toutes les vertèbres celle
dans la structure de laquelle il entre le moins de substance spongieuse ; aussi les affections dont cette vertèbre peut être le siège , offrent-elles des caractères en
rapport avec cette particularité de structure.

L'atlas se développe par trois noyaux d'ossification
seulement, dont un impair répond au corps de l'os, tandis que les deux autres , placés sur les côtés de la ligne
médiane, répondent chacun à la fois à une des masses
latérales, à une apophyse transverse, et à une des moitiés
de l'arc supérieur. Du reste, de même que dans les autres vertèbres, ce sont ces deux noyaux latéraux qui apparaissent et se réunissent les premiers.

Seconde vertèbre cervicale. Cette vertèbre , dont les
dispositions spéciales sont essentiellement appropriées

aux mouvements de rotation de la tête, est la plus longue de toutes.

Elle porte à l'extrémité antérieure de son corps au lieu d'une tête une espèce de pivot diarthrodial conique nommé apophyse *odontoïde*, sur lequel tourne comme sur un axe la première vertèbre du cou en entraînant la tête avec elle, d'où le nom d'*axis*, ou d'*axoïde*, par lequel on désigne encore la seconde vertèbre cervicale. A la base de cette apophyse, dont la face supérieure légèrement excavée porte des empreintes ligamenteuses, se voient deux larges facettes diarthrodiales ondulées, dirigées obliquement en avant, et qui répondent à deux pareilles surfaces de l'atlas.

Les apophyses transverses, beaucoup moins larges, et moins épaisses que celles des autres vertèbres du cou, n'ont qu'un prolongement au lieu de deux, et sont conséquemment *uni-cuspides*. C'est dans l'axis que le trou trachélien offre son plus petit diamètre.

L'apophyse épineuse, dont le grand développement dans tous les sens coïncide avec celui des lames de l'axis, se termine postérieurement par deux lèvres épaisses, que sépare un interstice au fond duquel s'attache le ligament sus-épineux cervical. Cette éminence est évidemment à l'axis ce que les apophyses transverses sont à l'atlas, c'est à dire que, comme ces dernières, elle sert à l'attache des muscles rotateurs de la tête dont elle représente un des bras de leviers.

Les apophyses articulaires antérieures qui se seraient indubitablement opposées aux mouvements de semirotation des deux premières vertèbres, manquent complètement dans l'axis.

Il n'existe point d'échancrure antérieure pour la formation du second trou inter-vertébral, attendu que ce foramen appartient entièrement à l'axis. Quelquefois cependant ce n'est qu'une échancrure profonde, qu'un ligament convertit en trou.

En résumé, les caractères qui différencient l'atlas de toutes les autres vertèbres sont donc relatifs à sa grande étendue en longueur, à l'absence de tête, à la présence de l'apophyse odontoïde, et des surfaces articulaires placées à la base de cette éminence; à la disposition unicuspide de ses apophyses transverses; au petit diamètre du trou trachélien; au volume énorme de son apophyse épineuse, et de plus à l'absence d'apophyses articulaires antérieures.

L'abondance du tissu spongieux qui entre dans la composition de l'axis, explique comment le poids spécifique de cette vertèbre est si peu considérable.

L'axis se développe par six noyaux d'ossification, dont deux pairs pour la partie spinale, et quatre impairs pour le corps. Parmi ces derniers, l'un répond à l'apophyse odontoïde, et l'autre à la cavité par laquelle la seconde vertèbre s'articule avec la troisième.

Caractères propres à chacune des cinq dernières vertèbres cervicales. A partir de l'axis inclusivement, les vertèbres cervicales diminuent graduellement de longueur, et augmentent de largeur jusqu'à la dernière qui, après l'atlas, se trouve conséquemment être la plus courte, et la plus large des vertèbres du cou.

Indépendamment des différences qui existent sous le rapport de leur longueur, les cinq dernières vertèbres du cou, présentent encore quelques caractères à l'aide desquels il devient assez facile, avec un peu d'habitude, de les distinguer les unes des autres.

Ainsi : dans la *troisième*, les apophyses articulaires antérieures sont séparées des postérieures par une longue

et profonde dépression qui rend cette vertèbre comme
étranglée transversalement.

Dans la *quatrième*, au contraire, une crête tranchante
dans ses deux tiers postérieurs, et déprimée dans le
reste de son étendue, réunit de chaque côté l'apophyse
articulaire antérieure à la postérieure.

Dans la *cinquième*, cette même crête, plus saillante, et
très légèrement échancrée à son extrémité antérieure,
porte une lèvre raboteuse.

Dans la *sixième*, la crête inférieure du corps est beaucoup moins saillante que dans les autres vertèbres, et
chacune des apophyses transverses présente trois pro- *attache du long du co*
longements tubéreux, dont le postérieur est ici tout à
fait l'analogue de l'angle d'insertion qui termine postérieurement la crête inférieure du corps des autres vertèbres, se trouve conséquemment être *tri-cuspide.*

Dans la *septième* vertèbre cervicale, la crête inférieure
est remplacée par des empreintes. Il existe de chaque
côté de la cavité postérieure du corps une demi-facette
concave pour la formation de l'angle rentrant inter-vertébral dans lequel est reçue la tête de la première côte.

Les apophyses transverses sont terminées par un gros
renflement à insertion musculaire.

Le trou trachélien manque complètement.

L'apophyse épineuse aplatie d'un côté à l'autre, et
pointue comme celle de la première vertèbre dorsale
avec laquelle elle a beaucoup d'analogie, est beaucoup
plus élevée que dans les quatre vertèbres qui précèdent,
d'où le nom de *proéminente* sous lequel on désigne encore la septième vertèbre du cou.

Largeur et profondeur très grandes des échancrures,
coïncidant avec le volume des branches nerveuses qui les
traversent.

Évasement du canal rachidien avec prédominance du diamètre transverse, coïncidant tout à la fois ici avec un renflement de la moelle épinière, et avec l'étendue des mouvements qui ont lieu en ce point du rachis.

Du reste, sous le double rapport de leur structure et de leur développement les cinq dernières vertèbres cervicales ne présentent rien qui ne leur soit commun avec les vertèbres des autres régions du rachis.

CARACTÈRES GÉNÉRAUX ET COMMUNS DES VERTÈBRES DORSALES.

Spécialement appropriées, sinon par leur volume, au moins par leur conformation à la solidité de la région du rachis dont elles forment la charpente, les vertèbres dorsales représentent assez bien une clef de voûte pendante au milieu de la cavité thoracique qu'elles closent supérieurement. Aussi chacune de ces vertèbres est-elle pourvue sur les côtés de son corps de quatre facettes diarthrodiales concaves, dont deux antérieures et deux postérieures, pour la formation des cavités de conjugaison destinées à recevoir l'espèce de tenon par lequel se termine chacun des cintres osseux qui forment les côtés de la voûte en ogive que représente le thorax.

Les apophyses transverses de ces vertèbres, arrondies, garnies d'empreintes à insertions musculaire et ligamenteuse, portent à leur face inférieure une facette diarthrodiale sur laquelle s'adapte et s'appuie une facette de même forme dont est pourvue la tubérosité de chaque côte.

Dans les vertèbres dorsales, les apophyses épineuses sont très longues, aplaties d'un côté à l'autre, généra-

lement prismatiques, inclinées en arrière, et terminées
par un renflement spongieux à insertion ligamenteuse.

Les apophyses articulaires ne sont en réalité que de
simples facettes allongées, étroites, sculptées obliquement, et sans relief sur la base de l'apophyse épineuse,
au moyen desquelles apophyses les vertèbres s'imbri-
quent plutôt qu'elles ne s'engrènent.

Les échancrures destinées à la formation des trous de
conjugaison sont moins larges et moins profondes que
dans les autres régions du rachis; disposition qui coïncide principalement avec le peu de mobilité des vertèbres dorsales : de chacune des deux échancrures postérieures, constamment plus profondes que les antérieures, naît une scissure inflexe que parcourt la branche
inférieure des nerfs spinaux.

Le canal rachidien, dont la capacité va en diminuant
graduellement d'avant en arrière, affecte une forme
triangulaire dans toutes les vertèbres du dos.

Le corps, les apophyses transverses, et le renflement
terminal de l'apophyse épineuse, sont les seules parties de ces vertèbres dans lesquelles le tissu spongieux
soit assez abondant; et c'est vraisemblablement au
grand développement de cette texture spongieuse dans
le renflement terminal de l'épine des troisième, quatrième, cinquième, sixième, et septième vertèbres dorsales, qu'est due la fréquence des caries de ces éminences dans les maux de garrot; comme c'est sans doute
aussi à une structure tout à fait différente que doit être
rapportée la rareté de ces sortes d'affections dans les
apophyses épineuses des autres vertèbres dorsales, ainsi
que dans celles des lombes.

CARACTÈRES SPÉCIFIQUES DES VERTÈBRES DORSALES.

Le corps de ces vertèbres va en diminuant de volume, et devient de plus en plus régulièrement prismatique, d'une manière pour ainsi dire insensible de la première à la dernière, d'où la saillie graduellement croissante de la crête que cette partie de l'anneau vertébral porte sur le milieu de sa face inférieure.

Les cavités diarthrodiales de conjugaison, ou intervertébrales, dans chacune desquelles est reçue la tête de la côte, vont en diminuant de largeur et de profondeur d'avant en arrière. Des deux demi-facettes concaves dont se compose chacune de ces cavités, la postérieure, par cela même qu'elle est le siège d'un mouvement plus excentrique, et conséquemment plus étendu que l'autre, devait être et est en effet la plus grande dans toute l'étendue de la région dorsale.

Les apophyses transverses sont d'autant moins épaisses, et d'autant plus allongées, qu'elles appartiennent à des vertèbres plus postérieures ; en même temps que leur facette diarthrodiale perd de son étendue et augmente de saillie d'avant en arrière, leur surface d'implantation se prolonge dans la même proportion. Cette dernière partie se trouve même tout à fait détachée de la surface diarthrodiale, et reportée sous forme de tubérosité sur le côté des apophyses articulaires dans les trois dernières vertèbres dorsales.

Les apophyses épineuses vont en diminuant graduellement de longueur de la cinquième à la dernière, et de largeur de la seconde à la onzième, à partir de laquelle leur largeur augmente ensuite progressivement jusqu'à la dernière. L'obliquité de ces mêmes éminences devient aussi de moins en moins prononcée dans le même rapport jusqu'à la quinzième. Dans la seizième et la dix-septième, l'apophyse épineuse est à peu près verticale, et dans la dix-huitième cette éminence se trouve légèrement inclinée en avant.

Dans la troisième, quatrième et cinquième vertèbre dorsale, l'apophyse épineuse, plus élevée que dans toutes les autres, offre la même longueur; mais si l'épine de la quatrième proémine sur celle de la troisième, également si l'épine de la cinquième proémine à son tour sur celle-ci, cela tient tout simplement à ce que ces trois vertèbres se trouvent placées sur un plan successivement plus élevé, en raison de la courbe à convexité supérieure que décrit la portion dorsale du rachis.

Les apophyses articulaires sont d'autant plus rapprochées de la ligne médiane, et plus étroites, qu'elles appartiennent à des vertèbres plus postérieures.

A partir de la seconde des vertèbres dorsales jusqu'à la douzième inclusivement, les apophyses épineuses sont prismatiques, et terminées par un renflement spongieux à insertion ligamenteuse.

Dans les quatre dernières, au contraire, ces éminences, de même longueur à peu près, aplaties et de forme quadrilatère, se terminent supérieurement par une lèvre rugueuse, formée de tissu compacte.

Dans la seizième, dix-septième et dix-huitième vertèbre du dos, mais le plus souvent dans les deux dernières seulement, chacune des facettes diarthrodiales antérieures du corps se trouve réunie, et confondue avec la facette de l'apophyse transverse correspondante.

La première vertèbre dorsale se distingue de toutes les autres, non seulement par le volume plus considérable de son corps, mais encore par la grosseur de ses

apophyses articulaires, qui ne le cèdent en rien sous ce
rapport à celles des vertèbres du cou; de plus par la
forme de son apophyse épineuse qui, triangulaire, amincie à ses bords, et terminée par un sommet très aigu,
est des deux tiers environ moins longue que celle de la
seconde.

Dans la seconde et dans la troisième, cette même
apophyse épineuse, beaucoup plus longue que dans la
première, se termine par un renflement creusé à son
centre d'une cavité dans laquelle est reçue une petite
pièce triangulaire, moitié osseuse, moitié cartilagineuse,
qui fait épiphyse pendant presque toute la durée de la
vie.

De plus, dans ces trois premières vertèbres, la facette
diarthrodiale des apophyses transverses est concave, et
regarde en bas.

Enfin la dernière vertèbre dorsale se distingue de
toutes les autres par l'absence de facettes diarthrodiales
sur les côtés de la cavité par laquelle elle correspond au
corps de la première vertèbre lombaire.

Du reste, sous le double rapport de leur structure et
de leur développement, les vertèbres dorsales se ressemblent exactement.

Résumé. Ainsi donc, deux demi-facettes de chaque
côté du corps; apophyses transverses, uni-tuberculeuses,
pourvues d'une facette diarthrodiale; apophyse épineuse
très longue, inclinée en arrière, de forme généralement
prismatique, et terminée par un renflement. Tels sont,
en résumé les caractères spécifiques de la vertèbre dorsale.

CARACTÈRES GÉNÉRAUX ET COMMUNS DES VERTÈBRES LOMBAIRES.

Ces vertèbres, qui tiennent le milieu par leur grosseur, entre celles du cou et du dos, se distinguent facilement des unes et des autres,

1° Par leurs apophyses transverses qui, semblables à des côtes soudées, très longues, et aplaties de dessus en dessous, sont étendues horizontalement et perpendiculairement à l'axe du rachis ;

2° Par leurs apophyses épineuses qui, quadrilatères et terminées comme celles des dernières vertèbres dorsales, sont dirigées obliquement de bas en haut et d'arrière en avant ;

3° Enfin, par leurs apophyses articulaires qui, conformées pour un léger mouvement de rotation, et très saillantes, représentent ici, les postérieures des espèces de petits gonds, et les antérieures des demi-cylindres creux.

CARACTÈRES SPÉCIFIQUES DES VERTÈBRES LOMBAIRES.

Ces vertèbres, entre lesquelles il existe tant de ressemblance, vont en augmentant graduellement de grosseur de la première à la dernière.

Leurs apophyses transverses croissent aussi progressivement en longueur et en largeur, de la première à la quatrième inclusivement. Ces mêmes apophyses, un peu plus courtes, mais beaucoup plus épaisses dans la cinquième et dans la sixième vertèbre, que dans les autres, portent sur leurs bords opposés de larges facettes diarthrodiales par lesquelles elles se correspondent directement.

Enfin, dans la dernière vertèbre lombaire, chacune des apophyses transverses présente sur sa rive postérieure une autre facette concave au moyen de laquelle elle s'articule avec le sacrum, d'où il résulte que la cinquième vertèbre lombaire offre sur son contour postérieur deux points articulaires de plus que les autres vertèbres de la même région, et que la sixième en présente quatre, deux antérieurs et deux postérieurs. Ces dispositions sont, comme on le suppose bien, autant de conditions à l'avantage de la solidité.

Résumé. Ainsi : apophyses transverses étendues horizontalement, aplaties de dessus en dessous, et très longues; apophyse épineuse inclinée en avant, aplatie, et de forme quadrilatère; apophyses articulaires très saillantes, tuberculeuses, à surface diarthrodiale courbe, tels sont, en résumé, les caractères qui appartiennent en propre aux vertèbres lombaires, et qui les différencient conséquemment de celles des deux autres régions du rachis.

DIFFÉRENCES QUE PRÉSENTE LE RACHIS DES AUTRES ANIMAUX DOMESTIQUES, COMPARÉ A CELUI DU CHEVAL.

—

CARACTÈRES DIFFÉRENTIELS ET SPÉCIFIQUES DES VERTÈBRES DANS LES DIDACTYLES.

Dans les animaux didactyles, le rachis se compose de vingt-six vertèbres, dont sept cervicales, treize dorsales, et six lombaires.

Dans le *bœuf*, qui nous sert plus spécialement de type comme didactyle, les vertèbres se distinguent de celles du cheval par certaines dispositions générales qui sont on no peut mieux appropriées à la solidité du rachis, et à l'intensité d'action des puissances musculaires auxquelles cette partie fondamentale donne attache. Ces dispositions sont : d'une part, l'épaisseur considérable de ces os, ainsi que leur engrènement profond, et d'autre part, la saillie et l'inclinaison de leurs éminences d'implantation.

1° *Vertèbres cervicales.*

Ces vertèbres, déjà si différentes de celles du cheval par leur volume et la saillie de leurs éminences, s'en distinguent encore par leur brièveté, qui n'est bien évidemment qu'une condition de solidité de plus à ajouter à toutes celles qu'elles présentent déjà.

Dans l'*atlas,* les apophyses transverses, un peu plus épaisses et moins étendues que dans le cheval, manquent de *foramen* inférieur, et sont percées supérieurement de quatre trous, dont deux pénètrent dans l'intérieur du canal vertébral.

L'*axis,* bien que supérieure en longueur à toutes les autres vertèbres, est cependant beaucoup moins longue que celle du cheval. Son apophyse odontoïde, très courte, a une forme demi-cylindrique, et non conique. Chacune des apophyses transverses se termine par deux pointes mousses. L'apophyse épineuse, beaucoup moins élevée, et moins épaisse, est indivise.

Dans les deux vertèbres suivantes les apophyses transverses se terminent chacune par trois renflements.

Dans la *troisième,* l'apophyse épineuse est aplatie, et de forme triangulaire.

Dans la *quatrième,* cette éminence, un peu plus allongée, mais moins large et plus épaisse, se termine par deux gros renflements spongieux.

Dans la *cinquième*, les apophyses transverses n'offrent que deux prolongements bien marqués, et chacune des deux apophyses articulaires antérieures porte sur le côté externe de sa base un gros tubercule d'insertion.

Dans la *sixième*, il n'existe point de crête sur le milieu de la face inférieure du corps. Les apophyses transverses très larges, aplaties d'un côté à l'autre, et dirigées verticalement en bas forment une espèce de large gouttière qui loge le muscle long fléchisseur du cou ; les apophyses articulaires antérieures portent un tubercule d'insertion comme celles de la cinquième ; l'apophyse épineuse est aplatie d'un côté à l'autre, et offre une largeur double de celle de la précédente.

La *septième* vertèbre du cou se distingue de toutes les autres par son apophyse épineuse qui, sous le double rapport de sa largeur et de sa hauteur, ne le cède en rien à la plupart des vertèbres dorsales.

2° *Vertèbres dorsales.* *13*

Les vertèbres dorsales du bœuf diffèrent de celles du cheval.

1° Par leur longueur et leur épaisseur généralement plus considérable ; 2° par le volume et l'obliquité de leur apophyse épineuse ; 3° enfin, et surtout par le trou dont chacune de ces vertèbres se trouve percée à la base de l'une et de l'autre de ses apophyses transverses.

Les vertèbres dorsales du bœuf vont en diminuant graduellement de volume de la première à la septième, d'où elles vont ensuite en augmentant de grosseur jusqu'à la dernière.

Leurs apophyses transverses augmentent de saillie, mais diminuent graduellement de volume d'avant en arrière. La facette diarthrodiale dont est pourvue chacune de ces éminences, diminue aussi de largeur et s'aplanit dans le même rapport.

Dans les *six* premières vertèbres du dos, l'apophyse épineuse, beaucoup plus épaisse que dans les autres, et arrondie sur ses deux faces, est plus large à son sommet qu'à sa base.

L'épine de la *première* vertèbre dorsale est un peu plus courte que celle des quatre vertèbres suivantes, où cette éminence offre, à peu de chose près, la même longueur.

A partir de la *cinquième*, les apophyses épineuses vont en diminuant graduellement de longueur et de largeur, et deviennent de plus en plus obliques jusqu'à la *treizième*, dans laquelle l'apophyse épineuse se trouve être un peu plus large, et moins inclinée que dans celles qui la précèdent.

Enfin, les deux *dernières* vertèbres dorsales diffèrent encore de toutes les autres par le manque de facette diarthrodiale sur leurs apophyses transverses, ainsi que par la forme de leurs apophyses articulaires, qui sont à surface courbe comme celles des vertèbres lombaires.

Du reste, sous le double rapport de leur structure et de leur développement, les vertèbres dorsales du bœuf ne diffèrent en aucune façon les unes des autres.

Les vertèbres dorsales de la *brebis* et de la *chèvre* ne diffèrent guère de celles du bœuf, que par l'absence de *foramen* à la base de leurs apophyses transverses.

3° Vertèbres lombaires.

Les vertèbres lombaires du bœuf diffèrent de celles des autres animaux domestiques, et en particulier de celles du cheval.

1° Par leurs dimensions plus considérables en tous sens ; 2° par la longueur plus grande de leurs apophyses transverses, et la courbure à concavité antérieure que décrivent ces éminences ; 3° par la grande largeur, le peu de hauteur, et la forme plus régulièrement quadrilatère de leurs apophyses épineuses ; 4° par le volume et la saillie de leurs apophyses articulaires ; 5° par la disposition de leurs échancrures dont la profondeur est telle, surtout dans les trois premières, que l'espace inter-vertébral qu'elles circonscrivent se trouve divisé en deux trous, par un petit ligament ; ce que l'on exprime en disant que les trous inter-vertébraux sont doubles, comme dans la région dorsale.

A tous ces caractères différentiels, nous ajouterons encore que les deux dernières vertèbres lombaires ne s'articulent nullement par leurs apophyses transverses comme dans le cheval, et que conséquemment leur mode d'union, soit entre elles, soit avec le sacrum, est exactement le même que celui des autres vertèbres de cette région.

Les vertèbres des lombes diminuent de longueur, et augmentent graduellement d'épaisseur en tous sens de la *première* à la *dernière*.

Leurs apophyses transverses augmentent progressivement de longueur de la *première* à la *quatrième* inclusivement, et diminuent ensuite de celle-ci à la *dernière* dans laquelle ces éminences sont un peu plus épaisses et à peu près rectilignes.

Dans les deux premières vertèbres de cette région, ces éminences portent à leur bord postérieur, et près de leur base, une échancrure dans laquelle passe la branche supérieure de chacun des nerfs spinaux.

Les apophyses articulaires sont d'autant plus grosses et plus écartées de la ligne médiane, qu'elles appartiennent à une vertèbre plus postérieure.

Enfin dans la dernière vertèbre lombaire le diamètre transverse du canal rachidien est d'un grand tiers plus considérable que dans la première, et le diamètre vertical d'un quart.seulement.

Du reste, sous le rapport de leur structure comme sous celui de leur développement, toutes les vertèbres lombaires se ressemblent parfaitement dans le bœuf comme dans les autres animaux.

CARACTÈRES DIFFÉRENTIELS ET SPÉCIFIQUES DES VERTÈBRES DU PORC.

Dans le *porc*, le rachis se compose de vingt-huit vertèbres qui, sous plus d'un rapport, ont beaucoup de ressemblance avec celles du bœuf; sept de ces vertèbres appartiennent au cou, quatorze au dos, et sept aux lombes.

Vertèbres cervicales.

Beaucoup plus courtes et plus larges que dans les autres animaux domestiques, ces vertèbres ont aussi, toute proportion égale d'ailleurs, des éminences beaucoup plus prononcées; aussi sont-elles on ne peut mieux appropriées par leur conformation à la solidité du levier qu'elles composent, ainsi qu'à l'intensité d'action des puissances musculaires auxquelles elles donnent attache; et peut-on dire des vertèbres cervicales qu'elles portent le cachet de cette constitution athlétique qui caractérise le cou du porc.

Les vertèbres cervicales du porc se distinguent encore facilement de celles des autres animaux par la brièveté de leurs lames ainsi que par l'étendue et l'obliquité de leurs apophyses articulaires. De la *troisième* à la *septième* inclusivement, le corps dépourvu de crête médiane inférieure est régulièrement arrondi d'un côté à l'autre; ces vertèbres vont en augmentant progressivement de largeur de la seconde à l'avant-dernière.

A partir de la seconde jusqu'à la dernière inclusivement, chaque vertèbre du cou est percée sur ses côtés, et à la base de l'apophyse articulaire antérieure, d'un trou qui aboutit dans le canal rachidien, ce foramen est destiné au passage d'une des branches des nerfs spinaux.

L'apophyse épineuse va en augmentant graduellement de hauteur de la *troisième* vertèbre, où cette éminence est déjà assez élevée et verticale, jusqu'à la *septième*, où cette éminence trois fois environ aussi longue que celle de la *sixième*, est aplatie d'un côté à l'autre, et ne présente plus du tout la forme d'une pyramide triangulaire comme celle de chacune des quatre vertèbres qui précèdent.

A partir de la *troisième* vertèbre cervicale les apophyses transverses sont tricuspides, et vont en augmentant graduellement de saillie et de largeur, jusqu'à la sixième, dans laquelle ces éminences, à leur maximum de développement, représentent deux grands bras de lévier.

Dans l'*atlas*, les apophyses transverses portent le même nombre de trous que dans le cheval; seulement l'infé-

rieur est transformé ici en un conduit qui s'étend dans
l'épaisseur de chacune de ces éminences, depuis le contour des surfaces articulaires, par lesquels l'atlas correspond à l'axis, jusqu'au niveau des trous supérieurs, près
desquels on le voit aboutir dans le canal rachidien.

L'*axis*, bien que la plus longue encore de toutes les
vertèbres cervicales, est cependant proportionnellement
moins allongée que dans les autres animaux.

L'apophyse odontoïde porte, comme dans l'homme, un
étranglement circulaire à sa base. Les apophyses transverses sont excessivement courtes ; elles n'ont qu'un seul
prolongement, et sont percées de trois trous qui communiquent l'un avec l'autre. L'apophyse épineuse est mince,
très élevée, et inclinée en arrière.

Enfin, la *septième* vertèbre du cou présente encore
en dessus, et en regard de chacune de ses échancrures
postérieures, un trou qui aboutit dans le canal rachidien,
et qui a la même destination que le trou antérieur ; ses
apophyses transverses, très courtes, et à un seul tubercule, sont creusées à leur face inférieure d'une scissure
qui va de l'échancrure antérieure à l'échancrure postérieure correspondante.

2° *Vertèbres dorsales.* /4/

Ces vertèbres, qui ont une ressemblance si frappante
avec celles du bœuf, tant par leur forme générale et la
disposition de leurs éminences, que par le foramen
particulier dont elles sont percées à la base de leurs
lames, s'en distinguent cependant avec assez de facilité
au trou qu'elles présentent à la base de leurs apophyses
transverses, et au vis à vis duquel vient s'ouvrir l'autre
foramen dont il a été fait mention plus haut.

6

Les *quatre* dernières vertèbres dorsales du porc se distinguent du reste de toutes celles de la même région, tant par l'inclinaison en arrière de leur épine, par la saillie considérable et la forme de leurs apophyses articulaires, qui ressemblent tout à fait à celles des vertèbres lombaires , que par l'absence complète de facette diarthrodiale à leurs apophyses transverses ; comme aussi par la présence de deux trous au moins sur la base de chacune de ces éminences uniquement employées à des insertions, et non point tout à la fois à ce dernier usage , et à l'appui des côtes comme dans les autres vertèbres dorsales.

3° *Vertèbres lombaires.*

Ces vertèbres ont encore la plus grande ressemblance avec celles du bœuf. Leurs apophyses transverses , courbées en arc, vont en diminuant graduellement de longueur de la *première* à la *troisième ;* de même que dans le bœuf les trois premières vertèbres de cette région sont percées , un peu en avant de leurs échancrures postérieures , d'un trou qui s'ouvre dans l'intérieur du canal rachidien.

Dans la *quatrième* et la *cinquième* , ce trou manque et est remplacé par une petite échancrure pratiquée sur le bord postérieur de l'apophyse transverse.

Enfin dans les deux *dernières* dont le mode d'articulation est absolument le même que dans le bœuf, les apophyses transverses sont percées à leur base d'un trou qui pénètre dans le canal vertébral.

CARACTÈRES DIFFÉRENTIELS ET SPÉCIFIQUES DES VERTÈBRES
DU CHIEN ET DU CHAT.

Le rachis du *chien* et du *chat* se compose de vingt-sept vertèbres, dont sept appartiennent au cou, treize au dos, et sept aux lombes.

1° *Vertèbres cervicales.*

Bien que dans les carnivores les vertèbres du cou aient, sous le rapport de la configuration générale, quelques traits de ressemblance avec celles des herbivores monodactyles, il n'en est pas moins facile de les en distinguer : 1° aux surfaces articulaires de leur corps généralement planes, ou plutôt légèrement excavées l'une et l'autre ; 2° à leur apophyse épineuse plus saillante que dans les animaux du genre cheval ; 3° enfin, à quelques dispositions individuelles qui distinguent ces vertèbres de celles des autres animaux, et qui les différencient tout à la fois les unes des autres.

Dans le chien et le chat, l'*atlas* manque de tubercule à sa face inférieure ; il n'existe point non plus d'empreintes ligamenteuses à la face supérieure de son arc inférieur. La fusion de ses plans articulaires antérieurs avec la surface qui répond à l'apophyse odontoïde, indique évidemment qu'une seule synoviale est commune aux deux premières articulations du rachis. Les apophyses transverses de cette vertèbre ne présentent que deux trous, l'un antérieur, l'autre postérieur. En avant, et près de ce dernier, se voit une échancrure qui correspond exactement au plus externe des trois trous antérieurs que présentent ces mêmes apophyses dans le cheval. Les deux surfaces articulaires postérieures de l'atlas ont tout à fait la forme régulière des cavités glénoïdales.

Dans l'*axis*, l'apophyse odontoïde très allongée, cylindroïde, et légèrement recourbée de bas en haut, est étranglée à sa base comme dans le porc. Les surfaces diarthrodiales, par lesquelles cette vertèbre répond aux masses latérales de l'atlas, affectent la forme de condyles. L'apophyse épineuse, très mince, et indivise se termine antérieurement par une pointe prismatique qui se prolonge jusque sur l'arc supérieur de l'atlas. Les échancrures antérieures de l'axis sont extrêmement larges et profondes.

La *troisième* vertèbre cervicale diffère des quatre dernières, tant par sa plus grande longueur, que par le peu de saillie de son apophyse épineuse.

A partir de la *quatrième* jusqu'à la *dernière* inclusivement, les vertèbres vont en diminuant graduellement de longueur et de largeur.

Dans la *quatrième*, l'apophyse épineuse est mince, triangulaire, et terminée par une pointe aiguë.

La *cinquième*, est celle dans laquelle l'apophyse épineuse offre le moins de largeur. Cette vertèbre est aussi la première dans laquelle l'épine se termine par un renflement.

La *sixième* est celle dont les apophyses transverses ont le plus d'étendue.

Enfin, la *septième* vertèbre cervicale est celle où l'apophyse épineuse a le plus de longueur, et les apophyses transverses le moins de volume.

Du reste, sous le rapport de leur structure, comme sous celui de leur développement, les vertèbres cervicales des carnivores ont la plus parfaite analogie avec celles des herbivores monodactyles.

2° *Vertèbres dorsales.* *13*

Ces vertèbres, que leur conformation générale rapproche encore beaucoup de celles du cheval, en diffèrent cependant par leurs apophyses épineuses, qui sont très étroites, et très écartées les unes des autres.

Ces apophyses, dont la longueur est à peu de chose près la même dans les *quatre* premières vertèbres de cette région, vont en diminuant graduellement d'épaisseur de la *première* à la *dixième* inclusivement, et de hauteur à partir de la *cinquième* jusqu'à la *dernière*. Enfin, leur obliquité en arrière et en bas, se prononce de plus en plus à partir de la *première* jusqu'à la *huitième*.

La *dixième* vertèbre dorsale diffère de toutes les autres par son apophyse épineuse qui se termine en pointe aiguë. Tandis que l'absence de demi-facettes postérieures pour l'articulation des côtes est le principal caractère qui différencie les *trois* dernières vertèbres dorsales de toutes les autres.

Du reste, même structure et même mode de développement pour toutes ces vertèbres.

3° *Vertèbres lombaires.* *7*

Les vertèbres lombaires du chien et du chat se distinguent facilement de celles des autres animaux domestiques par leurs apophyses transverses, dirigées obliquement en avant et en bas. Chacune de ces vertèbres porte en outre sur les côtés de son contour postérieur deux échancrures : l'une destinée à la formation d'un trou de conjugaison, et l'autre dans laquelle est reçu un des bords de l'apophyse articulaire antérieure appartenant à la vertèbre qui suit celle que l'on examine.

De la *première* vertèbre des lombes à la *sixième* inclusivement, les apophyses transverses augmentent progressivement en tous sens, et deviennent de plus en plus obliques.

Les apophyses épineuses augmentent aussi de longueur et d'inclinaison, mais diminuent graduellement de largeur de la *première* vertèbre jusqu'à la *sixième*; et le tubercule d'insertion des apophyses articulaires devient de moins en moins saillant dans le même rapport jusqu'à la *septième*, qui se distingue assez facilement de toutes les autres, à ses apophyses transverses arrondies et très grêles, ou bien encore à son apophyse épineuse dirigée verticalement et terminée en pointe.

Du reste, sous le double rapport de la structure et du développement, il existe la plus parfaite identité entre toutes les vertèbres lombaires.

DU RACHIS EN GÉNÉRAL.

Considéré dans son ensemble, le rachis représente une espèce de longue tige, symétrique, noueuse et flexueuse, hérissée d'éminences, percée de trous, et creusée à son centre d'un canal qui contient la moelle épinière.

Le rachis mesure toute l'étendue des parties moyenne et postérieure du tronc, non en suivant une direction rectiligne, mais en décrivant deux courbures alternatives, et opposées, qui ont incontestablement pour effet d'augmenter sa force de résistance, et de permettre son allongement. De ces deux courbures, l'une appartient à la région cervicale, et l'autre à la portion dorso-lombaire du rachis.

La première, en forme d'⌒, représente une espèce de grande *console* à l'extrémité antérieure de laquelle la tête se trouve portée.

Dans la seconde, le rachis courbé en arc représente un grand cintre, en dessous duquel sont appendus les viscères thoraciques et abdominaux.

On considère au rachis quatre faces, une *supérieure*, une *inférieure*, et deux *latérales*; deux extrémités, une *antérieure*, une *postérieure*; et un *canal* central nommé *rachidien*, ou *vertébral*.

1° *Face supérieure*. Elle présente sur la ligne médiane la série des apophyses épineuses vertébrales. Ces épines, dont la longueur, et l'inclinaison mesurent exactement l'intensité d'action des grandes, et nombreuses puissances musculaires auxquelles elles servent de bras de levier, sont très courtes dans toute l'étendue de la région cervicale; très longues au contraire, et inclinées en arrière dans la région dorsale; un peu moins longues, et inclinées en avant dans la région lombaire.

A la base de ces éminences se voit : 1° la succession des lames vertébrales, dont la face supérieure légèrement excavée forme le fond de deux longues *gouttières*, dites *vertébrales*;, que remplissent les muscles extenseurs du rachis; 2° la série des *apophyses* articulaires par lesquelles les vertèbres se correspondent en s'imbriquant; 3° enfin les espaces *inter-lamellaires*, dont l'étendue est incomparablement plus grande, au cou, que dans les deux autres régions du rachis.

2° *Face inférieure*. On y remarque une succession de renflements, et de rétrécissements alternatifs qui donnent à cette région du rachis un aspect moniliforme. Les

renflements, au centre desquels se voient les disques inter-vertébraux, répondent au point d'intersection des
vertèbres ; et les étranglements, à l'espèce de gouttière
transversale que porte chacun de ces os sur la partie
moyenne de son corps.

Une arète médiane beaucoup plus saillante au cou que
partout ailleurs, et à laquelle s'attache le ligament vertébral commun inférieur, parcourt toute l'étendue de la
surface inférieure du rachis; cette surface est en outre en
rapport avec les muscles fléchisseurs de la tête, long
fléchisseur du cou, les psoas, avec l'aorte antérieure et
postérieure, les veines caves, l'azygos, le canal thoracique, les carotides primitives, les artères vertébrales,
le nerf trisplanchnique, la trachée, l'œsophage, et
moins immédiatement avec le tube intestinal, les organes génitaux et urinaires.

3° *Faces latérales*. On y remarque, 1° la série de ces
bras de leviers anguleux, désignés sous le nom d'apophyses transverses ; 2° les trous de conjugaison dont les
dimensions semblent proportionnelles tout à la fois au
volume des nerfs spinaux qui les traversent, et à l'étendue des mouvements de la région à laquelle ils appartiennent ; 3° enfin dans la région dorsale, les facettes
diarthrodiales destinées aux articulations des côtes.

4° Par son *extrémité antérieure*, qui est la plus libre,
comme aussi la plus mobile de toutes ses parties, le
rachis s'articule avec le crâne, et sert de point d'appui à
la tête.

5° Par son *extrémité postérieure*, le rachis répond au
sacrum, et par l'intermédiaire de ce dernier os, qui lui
sert en quelque sorte de *culée*, il s'appuie sur le bassin.

6° *Canal rachidien*. Ce canal, sur les côtés duquel
aboutissent les soixante-deux trous de conjugaison que

traversent les trente-une paires nerveuses spinales,
n'offre ni la même capacité, ni la même forme dans toute
sa longueur. Régulièrement circulaire, et beaucoup plus
large dans l'atlas que partout ailleurs, le canal rachidien
se rétrécit subitement dans l'axis en prenant la forme
d'un aqueduc à côtés verticaux ; puis à partir de cette
vertèbre il augmente graduellement de capacité, tout en
conservant sa forme en aqueduc jusqu'au niveau de la
première vertèbre dorsale, où il présente une seconde
dilatation suivie d'un nouveau rétrécissement, à partir
duquel ce canal augmente ensuite graduellement de capacité en changeant de forme, et en devenant de plus en
plus régulièrement triangulaire, jusqu'à l'entrée du sacrum, où se remarque un troisième et dernier évasement,
ment, à partir duquel le canal rachidien s'effile ensuite
pour se terminer dans les deux ou trois premiers os coccygiens.

Bien que, dans aucune partie de son étendue, le canal
vertébral ne soit point exactement rempli par la moelle
épinière, et ses enveloppes, il n'en est pas moins positif
que son calibre se trouve être proportionné partout au
volume de ce centre nerveux, et, que dans quelques
points seulement, l'évasement de ce canal, sans renflement correspondant de la moelle, semble alors avoir
plus spécialement pour objet de mettre cette partie nerveuse, aussi délicate qu'importante, à l'abri de toute
compression qui pourrait résulter des mouvements, toujours si étendus, qu'exécute le rachis, là où il existe un
semblable évasement.

Le canal rachidien se trouve protégé en bas par l'espèce de cylindre plein que représente le corps des vertèbres ; en haut par les apophyses épineuses, et les muscles qui tiennent ce canal en quelque sorte à distance

des corps vulnérants ; et sur les côtés, par les apophyses transverses, ainsi que par les arcs osseux qui
forment les parois latérales du thorax.

Le rachis donne attache à cinquante-trois muscles, qui
sont : la portion antérieure du dentelé de l'épaule, le
splénius, le court transversal, le grand complexus, le
long épineux, le petit complexus, les muscles grand
droit, petit droit, grand oblique, et petit oblique de la
tête, le mastoïdo-huméral, les muscles long, court, et
petit, fléchisseurs de la tête, le long fléchisseur du cou,
le scalène, les cinq muscles inter-cervicaux, le trapèze,
le rhomboïde, le grand dorsal, l'ilio-spinal, le trans-
versal-épineux, les deux dentelés de la respiration, les
dix-sept muscles transverso-costaux, le psoas de la
cuisse, le psoas des lombes, le carré lombaire, les quatre
inter-transversaires lombaires, et le diaphragme, le seul
de tous ces muscles qui soit impair.

DU THORAX.

Situé dans les animaux quadrupèdes en dessous de la
partie moyenne du rachis qui en forme le plafond, et
auquel il semble comme appendu, le thorax constitue
une vaste cavité splanchnique, à parois osseuses et cartilagineuses, qui contient et protège les organes essentiels
de la respiration et de la circulation.

Séparé de la tête par la région cervicale du rachis, et
du bassin par la région lombaire, le thorax est formé
supérieurement par les vertèbres dorsales déjà connues,
inférieurement par un seul os nommé *sternum*, et laté-

ralement par des arcs osseux nommés *côtes*, en nombre
égal à celui des vertèbres dorsales, et terminées inférieurement par des prolongements élastiques appelés
cartilages costaux.

Le thorax des monodactyles qui nous servent de type
se compose donc de quatre-vingt-onze pièces, dont cin-
quante-cinq os et trente-six cartilages.

DU STERNUM. *Os impair*

Formé d'une succession de pièces osseuses dans lesquelles les anatomistes transcendants cherchent à re-
trouver les rudiments d'une colonne vertébrale, le sternum est un os impair, prismatique, et incurvé sur lui-
même, situé obliquement de haut en bas, et d'avant en
arrière à la partie inférieure du thorax dont il forme le
plancher, entre les cartilages des vraies côtes auxquelles
il sert de point d'appui, et qu'il réunit à la manière d'une
clef de voûte.

Nous considérerons à cet os, ou plutôt à ce petit appareil ostéo-cartilagineux, trois faces, une *supérieure*,
une *inférieure*, et deux *latérales;* trois *bords*, et *deux
extrémités*, une *antérieure*, une *postérieure.*

1° La *face supérieure, thoracique*, ou *cardiaque*, en
forme de triangle isocèle, et légèrement concave, suivant
sa longueur, forme la paroi inférieure du thorax; elle
donne attache aux muscles sterno-costaux, au péricarde,
et à un double cordon ligamenteux qui rappelle assez
bien l'un des ligaments vertébraux communs.

2° Chaque *face latérale* comprend deux parties, l'une
supérieure, ou *articulaire*, l'autre *inférieure*, ou *d'insertion.*

A. La première de ces deux parties qui correspond exac-

tement à ce que l'on nomme *bord* dans les animaux chez
lesquels le sternum est aplati de dessus en dessous,
porte huit cavités diarthrodiales dans lesquelles sont reçus les cartilages des vraies côtes. Formées, comme les
surfaces articulaires costales des vertèbres du dos, de
deux demi-facettes qui décrivent un angle rentrant, ces
cavités vont en diminuant de largeur d'avant en arrière,
et sont séparées l'une de l'autre par des saillies anguleuses auxquelles s'insèrent les muscles inter-costaux.

B. L'autre partie de chacun des plans latéraux constitue
la surface d'insertion des muscles pectoraux, conjointe-
ment avec le *bord inférieur* de l'os, qui représente une
espèce de carène courbe dont la convexité regarde en
avant et en bas.

3° L'*extrémité antérieure*, recourbée de bas en haut,
et aplatie d'un côté à l'autre, forme une partie saillante,
appelée *prolongement trachélien* du sternum, sur le
contour duquel s'attachent les muscles, sterno-maxillaires, sterno-hyoïdiens, et thyroïdiens, le mastoïdo-
huméral, ainsi que plusieurs petits ligaments destinés à
l'assujettissement des deux premières côtes.

4° L'*extrémité postérieure*, aplatie de dessus en dessous,
et très large, est constituée par un grand cartilage pal-
miforme, oblique en arrière et en bas, concave à sa face
supérieure, et convexe sur sa face opposée, que l'on
nomme *prolongement abdominal* du sternum, ou encore
appendice xyphoïde.

Attaché par sa base sur la dernière des pièces osseuses
dont le sternum est formé, ce grand cartilage donne
attache à la ligne blanche de l'abdomen, au diaphragme,
aux muscles abdominaux, et soutient une des courbures
de la portion repliée de l'intestin colon.

Résumé des connexions. Articulé, avec seize côtes

seulement, par l'intermédiaire du cartilage qui prolonge chacun de ces os, le sternum donne attache aux muscles pectoraux, sterno-maxillaires, mastoïdo-huméral, sterno-hyoïdiens, et thyroïdiens, aux sept premiers intercostaux, aux sterno-costaux, au transversal des côtes, aux muscles des parois inférieures de l'abdomen, au diaphragme, et à la ligne blanche.

Il est en rapport par sa face supérieure avec l'artère et la veine thoraciques internes, ainsi qu'avec le médiastin antérieur, et le péricarde auquel il donne attache.

Structure. Le sternum est composé de sept pièces osseuses impaires, placées l'une à la suite de l'autre, et unies entre elles par du cartilage. De ces sept pièces, d'une structure spongieuse, les trois premières sont ellipsoïdes, les trois qui viennent ensuite ont la forme de prismes à cinq pans, et la dernière, aplatie de dessus en dessous, se termine par une sorte de pédicule auquel est attaché l'appendice xyphoïde. Avec l'âge, ces différentes pièces osseuses deviennent de plus en plus compactes, et la substance cartilagineuse qui leur sert de moyen d'union, s'ossifie en partie, mais jamais en totalité.

DIFFÉRENCES. 1° Dans le *bœuf*, le sternum, presque entièrement formé de tissu compacte, est aplati de dessus en dessous, très large, et brisé au niveau de l'articulation des deux secondes côtes, en deux pièces articulées entre elles par diarthrose. Point de prolongement trachélien. Le cartilage xyphoïde, beaucoup moins large que dans le cheval, est porté sur un pédicule osseux très long, qui fait partie de la dernière pièce du sternum.

Dans la *bête à laine*, et dans la *chèvre*, le sternum offre la même configuration que dans le bœuf; mais il n'est point brisé en deux pièces mobiles l'une sur l'autre.

2° Dans le *porc*, le sternum est aplati de dessus en dessous, et brisé comme dans le bœuf en deux pièces mobiles l'une sur l'autre, dont l'antérieure se prolonge de plus d'un pouce en avant des deux premières côtes.

Dans les jeunes animaux de l'espèce du porc, cet os est composé de six pièces, dont la première seule est impaire.

3° Dans le *chien* et le *chat* le sternum est composé de huit petites pièces qui, étranglées circulairement à leur partie moyenne, et légèrement renflées à leurs extrémités, rappellent assez bien pour la forme, les dernières vertèbres coccygiennes du cheval.

Le prolongement trachélien est, de même que dans le porc, formé par la première de ces huit pièces, qui ne se soudent jamais entre elles, comme dans les autres animaux.

DES CÔTES.

Les côtes, au nombre de trente-six dans le cheval, dix-huit de chaque côté, sont des arcs osseux aplatis, formant les parois latérales de l'enceinte du thorax. Appendues aux vertèbres dorsales avec lesquelles elles s'articulent, et séparées par des espaces d'une étendue variable nommés intervalles inter-costaux, les côtes sont prolongées et complétées inférieurement par un cartilage au moyen duquel elles s'appuient soit directement, soit indirectement sur le sternum.

On divise les côtes en celles qui s'étendent des vertèbres dorsales au sternum, et en celles qui appuyées en haut sur le rachis n'ont inférieurement aucune connexion directe avec le sternum.

Les premières, presque toujours au nombre de huit seulement, et non pas de neuf, comme on l'a généralement admis jusqu'ici, sont appelées côtes *sternales*, *ver-tébro-sternales*, ou *vraies côtes*.

Les secondes, au nombre de dix, sont nommées *côtes asternales*, *vertébrales*, ou *fausses côtes*.

Les côtes se distinguent encore par les noms numé-riques de première, seconde, etc., en les comptant d'a-vant en arrière ; elles présentent des caractères généraux et communs qui les différencient des autres os, et des caractères individuels ou propres qui les distinguent les unes des autres.

CARACTÈRES GÉNÉRAUX DES CÔTES.

Chaque côte représente un arc osseux aplati, convexe en dehors, concave en dedans, dirigé obliquement en arrière, et tordu sur lui-même de telle façon que ses deux extrémités ne peuvent reposer en même temps sur un plan horizontal.

Bien que les côtes n'aient qu'une analogie de forme avec les os longs, on leur distingue néanmoins à toutes un *corps*, ou partie moyenne, et deux *extrémités*, l'une supérieure, l'autre *inférieure*.

1° Le *corps* généralement aplati d'un côté à l'autre présente deux faces, que l'on distingue en *externe*, et *interne*; deux bords, l'un *antérieur*, l'autre *posté-rieur*.

A. La *face externe*, ou *musculo-cutanée*, convexe sui-vant les deux diamètres de l'os, et creusée dans la plu-part des côtes d'une excavation que remplit le muscle inter-costal externe, offre vers son quart supérieur quel-ques fortes empreintes destinées à l'attache des muscles ilio-spinal, et inter-costal commun. Par leur position, leur saillie, et leur usage, ces éminences d'insertion rappellent assez bien cette partie que l'on a désignée dans l'homme sous le nom d'*angle* de la côte.

B. La *face interne*, encore nommée *pleurale*, ou *pulmonaire*, est lisse, concave, moulée sur le poumon, et tapissée par la plèvre.

C. Le *bord antérieur* est tranchant, concave, et légèrement tourné en dedans; il donne attache au muscle inter-costal interne.

D. Le *bord postérieur* est arrondi, très épais, et d'une courbe plus étendue que l'antérieur; il offre une scissure qui empiète un peu sur la face interne, et des empreintes destinées à l'attache des deux muscles inter-costaux. La scissure costale, dans laquelle sont logés les vaisseaux, et nerfs inter-costaux, s'étend de haut en bas jusque vers le milieu de la côte où elle disparaît.

2° A son *extrémité supérieure*, ou *dorsale*, chaque côte porte deux éminences, placées l'une au devant de l'autre, dont l'antérieure a reçu le nom de *tête*, et la postérieure celui de *tubérosité*.

A. La *tête*, irrégulièrement arrondie, présente deux petites facettes diarthrodiales légèrement convexes, placées l'une au devant de l'autre, que sépare une rainure à insertion ligamenteuse. Cette éminence, au moyen de laquelle chaque côte répond à deux vertèbres à la fois, est supportée à l'extrémité d'une partie rétrécie, et garnie d'empreintes ligamenteuses qui a reçu le nom de *col*.

B. La *tubérosité costale*, généralement moins volumineuse que la tête qui la domine toujours, porte à son sommet une facette diarthrodiale plane, ou très légèrement ondulée, par laquelle cette éminence répond à l'apophyse transverse de la seconde des deux vertèbres avec lesquelles chaque côte s'articule. Le pourtour de cette surface articulaire est garnie d'empreintes ligamenteuses et musculaires.

C. Chaque côte est renflée à son *extrémité inférieure*, et creusée d'une cavité mamelonnée dans laquelle est reçue l'extrémité supérieure de son cartilage de prolongement.

Il résulte donc, de ce qui vient d'être énoncé, que chaque côte offre à considérer :

Un corps à deux faces ; l'externe, convexe suivant les deux diamètres de l'os, et creusée d'une cavité à insertion musculaire ; l'interne, lisse, appropriée à la convexité du poumon et tapissée par la plèvre ; deux bords, l'antérieur mince, concave, regardant un peu la ligne médiane ; le postérieur, plus épais, creusé d'une scissure, et garni de fortes empreintes musculaires ; une extrémité supérieure pourvue de deux éminences articulaires, dont l'une supportée par un col a reçu le nom de tête, et l'autre celui de tubérosité ; une extrémité inférieure par laquelle chaque côte s'articule bout à bout avec son cartilage complémentaire ; enfin, deux courbures, l'une suivant les faces, et l'autre suivant les bords : c'est à cette dernière qu'appartient la courbure de torsion des côtes.

Résumé des connexions. Chaque côte s'articule supérieurement avec deux vertèbres, et inférieurement avec son cartilage de prolongement. C'est par l'intermédiaire de leur cartilage que les huit premières côtes aboutissent au sternum ; c'est au moyen de cette même pièce complémentaire que les dix dernières s'appuient les unes sur les autres.

Les muscles auxquels les côtes donnent attache sont : les intercostaux, les deux dentelés de la respiration, l'intercostal commun, le sterno-costal, les muscles du

sternum, le costo-sous-scapulaire, les transverso-costaux, le scalène, l'ilio-spinal, le carré des lombes, le
grand psoas, les muscles, droit, oblique, et transverse
de l'abdomen, le grand dorsal, et le diaphragme.

Structure. Si les côtes ont, par leur forme, beaucoup d'analogie avec les os longs, par leur texture elles
ressemblent tout à fait aux os larges. Ainsi elles sont
formées à l'extérieur d'une lame de substance compacte,
dont l'épaisseur va en diminuant graduellement de haut
en bas, et à l'intérieur d'une couche de tissu spongieux
d'autant plus épaisse, et à mailles d'autant plus ténues
qu'on se rapproche davantage de l'extrémité inférieure
de ces os. D'où il suit évidemment que la substance compacte prédomine dans tous les points où les côtes, par
cela même qu'elles étaient plus rétrécies, devaient présenter certaine condition de structure qui compensât la
diminution de volume, et que la substance spongieuse
prédomine à son tour, là où les côtes devaient surtout
présenter beaucoup de flexibilité, tant pour résister en
cédant un peu aux violences extérieures, que pour se
prêter à la dilatation des cavités dont elles forment les
parois.

Développement. Les côtes sont du nombre des os qui
apparaissent, et se forment les premiers; il existe donc
évidemment ici un rapport frappant entre la précocité de
formation de ces os, et la précocité d'exercice de l'appareil dont ils font partie. Quoi qu'il en soit, du reste, les
côtes se développent généralement par trois noyaux
d'ossification, un primitif pour le corps, et deux épiphysaires, dont un répond à la tête, et l'autre à la tubérosité. Dans les deux dernières côtes, il n'existe qu'un
seul noyau épiphysaire pour ces deux éminences, qui
dans l'animal adulte sont confondues entre elles.

Dans les monodactyles on trouve quelquefois trente-
huit côtes, dix - neuf de chaque côté ; mais toujours
dans ce cas, les deux côtes surnuméraires ne sont l'une
et l'autre qu'une dépendance des apophyses transverses
de la première vertèbre lombaire. D'autres fois aussi,
mais le plus ordinairement dans des chevaux de très
petite stature, on ne trouve que trente-quatre côtes,
dix-sept de chaque côté.

Plusieurs fois j'ai également trouvé deux côtes sternales, et le plus souvent la première et la seconde soudées entre elles dans la plus grande partie de leur étendue ; mais jamais je n'ai rencontré ce genre d'anomalie
dans les côtes asternales. Assez souvent encore on ne
rencontre que sept côtes sternales de chaque côté , ou
duncôté seulement.

Enfin, j'ai déposé, il y a quelques années, dans le cabinet des collections de l'École, le fait unique jusqu'à
ce jour, d'une côte surnuméraire qui se trouve être cou-
chée en long sous le côté gauche du corps des vertèbres
dorsales.

L'étendue en longueur, le peu d'épaisseur, et la position généralement superficielle des côtes, y rendent les
fractures assez fréquentes ; mais attendu la pression continuelle opérée sur ces os par le poumon, et la traction
en sens inverse qu'exercent incessamment sur eux les
muscles inter-costaux , leurs fractures ne sont presque
jamais accompagnées de déplacements. Quant à la fréquence des fausses articulations qui surviennent à la
suite de ces fractures, elles sont évidemment une conséquence nécessaire de l'incessance des mouvements
que les côtes exécutent dans l'acte de la respiration.

CARACTÈRES DIFFÉRENTIELS, ET SPÉCIFIQUES DES CÔTES.

La longueur et la largeur des côtes augmentent graduellement de la *première* à la *neuvième* inclusivement, et diminuent ensuite dans le même rapport de celle-ci à la dix-huitième.

La courbure des côtes va aussi en se prononçant de plus en plus de la *première* à la *dernière*, mais à partir de la *neuvième* jusqu'à la *dix-huitième* inclusivement, la courbe que décrivent ces os appartient à des cercles d'un diamètre successivement décroissant.

D'où il suit que les *premières* côtes se distinguent des *dernières* tant par leur direction rectiligne, et presque verticale, que par leur largeur et leur épaisseur.

Dans la *première* et la *dernière* côte, il n'existe ni scissure au bord postérieur, ni dépression à la surface externe du corps.

Dans les deux *dernières*, la facette postérieure de la tête est confondue avec celle de la tubérosité.

La *première* côte, à peine courbée suivant ses faces, est garnie d'empreintes pour l'attache du muscle scalène ; les deux facettes de sa tête sont réunies, et non séparées l'une de l'autre, par une rainure à insertion ligamenteuse.

Il résulte donc de tout ce qui précède :

1° Que les côtes les plus longues, les plus larges, et les plus fortement déprimées à leur surface externe, sont celles du milieu. Qu'en outre ce sont ces dernières qui décrivent les courbes les plus étendues.

2° Que les côtes les plus courtes sont celles qui forment les extrémités du demi-ovale que représente chacune des parois latérales du thorax.

3° Que les côtes antérieures sont les moins courbées de toutes, suivant leurs faces, et suivant leurs bords, et que ce sont aussi celles dont la direction se rapproche le plus de la ligne verticale.

4° Enfin, que les postérieures sont non seulement les plus étroites, et les plus courbées de toutes, mais encore que ce sont celles dont la direction se rapproche le plus de la ligne horizontale en travers.

DES CARTILAGES COSTAUX.

Destinés à compléter la charpente du thorax, et à augmenter la mobilité des parois de cette cavité par la grande élasticité dont ils sont doués, les cartilages costaux sont en même nombre que les côtes qu'ils prolongent et terminent inférieurement en formant avec elles un angle obtus ouvert en avant.

Chaque cartilage costal, allongé, et très irrégulièrement arrondi, présente deux faces : l'une *externe*, l'autre *interne;* deux *bords* : l'un *antérieur*, l'autre *postérieur;* et deux *extrémités* : l'une *supérieure*, l'autre *inférieure.*

A. La *face externe*, irrégulièrement convexe d'avant en arrière, est recouverte par des muscles qui sont : antérieurement les pectoraux, postérieurement le grand oblique, et le droit de l'abdomen.

B. La *face interne*, un peu concave de haut en bas, donne attache dans les côtes antérieures aux muscles du sternum, et dans les postérieures au transverse de l'abdomen, ainsi qu'au diaphragme.

C. *L'extrémité supérieure,* arrondie, et légèrement renflée, est reçue dans la cavité que présente chaque côte à son extrémité inférieure.

D. A leur *extrémité inférieure*, les huit premiers carti-

lages costaux présentent chacun une surface diarthrodiale, généralement allongée de haut en bas, convexe d'a-
vant en arrière, et légèrement déprimée dans le milieu,
au moyen de laquelle ils s'articulent directement avec le
sternum ; les autres cartilages, au nombre de dix, se terminent par une pointe effilée à laquelle s'attache un petit
ligament jaune élastique, qui les unit l'un à l'autre.

E. Par leurs *bords*, dont l'*antérieur* est concave, et le
postérieur convexe, les cartilages costaux donnent attache
à des plans musculo-aponévrotiques, affectant dans les
intervalles qu'ils remplissent la même disposition que les
muscles inter-costaux.

Dans les grands herbivores domestiques, les cartilages
costaux ont une si grande tendance à s'ossifier que toujours à l'époque de l'âge adulte, et souvent même longtemps avant cette période de la vie, leur ossification est
déjà complète : il ne reste plus alors autour de l'os spongieux et léger qui en a pris la place qu'une couche excessivement mince de cartilage, revêtue d'un périchondre
très épais.

CARACTÈRES DIFFÉRENTIELS, ET SPÉCIFIQUES DES CARTILAGES COSTAUX.

Les cartilages costaux diminuent graduellement d'é-
paisseur du premier au dernier.

Ils augmentent progressivement de longueur de la
première côte à la neuvième inclusivement, à partir de
laquelle ils vont ensuite en décroissant de longueur jusqu'à la dix-huitième.

Les cartilages des côtes sternales n'ont aucune connexion directe entre eux, tandis que ceux des côtes asternales sont accolés l'un à l'autre dans une grande partie

de leur étendue par des faisceaux musculaires et ligamenteux, mais nulle part cet accolement n'est plus intime, et plus prolongé qu'entre les cartilages de la
huitième et de la neuvième côte.

Le premier cartilage costal est facile à distinguer de
tous les autres par sa brièveté, sa grande épaisseur, et
surtout par la facette diarthrodiale au moyen de laquelle il se met en rapport direct avec celui de la côte
opposée.

DIFFÉRENCES QUE PRÉSENTENT LES COTES DES ANIMAUX DOMESTIQUES COMPARÉES A CELLES DU CHEVAL.

1° **Didactyles.** Les côtes, au nombre de vingt-six, treize
de chaque côté, dont huit sternales, et cinq asternales,
sont généralement plus longues, plus larges, et moins
courbées dans leur moitié inférieure que celles du cheval; leurs éminences articulaires sont aussi, toute proportion égale d'ailleurs, plus volumineuses, et plus saillantes. De plus, dans le bœuf, chacune des huit côtes
sternales présente à son extrémité inférieure une surface diarthrodiale, en forme de trochlée oblique, par
laquelle elle s'articule avec son cartilage de prolongement.

2° Dans la brebis, et la chèvre, toutes les côtes sans exception se terminent inférieurement comme celles du
cheval.

3° Dans le porc, les côtes, au nombre de vingt-huit, quatorze de chaque côté, dont sept sternales [1], et sept asternales, ressemblent beaucoup, sinon pour les dimensions,
au moins pour la forme, à celles du bœuf, avec cette

[1] Et plus rarement six.

différence, cependant, que toutes présentént à leur extrémité inférieure le même mode de terminaison que
celles du cheval.

4° **Tétradactyles irréguliers.** Les côtes, au nombre de
vingt-six, treize de chaque côté, dont neuf sternales, et
quatre asternales, sont proportionnellement plus courtes,
plus courbées, beaucoup moins aplaties, plus épaisses,
et plus anguleuses que dans les autres animaux.

Dans le chien, et le chat, de même que dans le porc,
la brebis, et la chèvre, les cartilages costaux n'ont pas à
beaucoup près la même tendance à s'ossifier que dans
les grands animaux, la plupart même conservent leur
état normal jusque dans l'âge le plus avancé.

DU THORAX EN GÉNÉRAL.

Appendu en dessous de la partie moyenne du rachis
qui, ainsi que nous l'avons déjà dit, en forme le plafond,
entre les deux membres antérieurs qu'il sépare l'un de
l'autre, et auxquels il sert de point d'appui, le thorax représente dans son ensemble une espèce de grande cage
ovoïde, déprimée d'un côté à l'autre, et ouverte à ses
deux extrémités ; ou mieux encore une espèce de cône
creux déprimé d'un côté à l'autre, dont le sommet tronqué est tourné en avant, et dont la base coupée obliquement regarde en arrière.

Cette cavité dont la capacité, toujours proportionnelle
au volume du poumon, peut si bien faire préjuger de la
grandeur de la respiration, et partant de la force physique d'un animal, se trouve très nettement séparée du
cou par les deux premières côtes qui en circonscrivent
l'entrée ou le sommet : mais postérieurement ses limites
avec la grande cavité abdominale, formées dans l'état de

vie par une cloison musculo-aponévrotique, nommée
diaphragme, sont tout à fait nulles dans le squelette.

Le thorax offre à considérer deux surfaces, l'une *ex-
rieure*, l'autre *intérieure*, une *circonférence antérieure*,
qui en constitue le *sommet*, ou l'*entrée*, et une *circonférence postérieure*, ou *base* qui répond à la zone épigastri-
que de l'abdomen.

1° **Surface extérieure.** Elle présente quatre plans, un
supérieur, un *inférieur*, et deux *latéraux*.

A. Le *plan supérieur*, *vertébral*, ou *spinal*, est aplati d'un
côté à l'autre à sa partie moyenne, onduleux d'avant en
arrière, et bombé latéralement. On y voit sur la ligne
médiane la série des apophyses épineuses dorsales; en
dehors et à la base de ces éminences, la succession des
apophyses transverses articulées avec les tubérosités des
côtes; entre ces dernières éminences, et les épines, les
gouttières vertébrales que remplissent plus particulière-
ment les muscles transverso-épineux; en dehors des
apophyses transverses, l'extrémité supérieure des côtes
formant avec les apophyses épineuses, deux vastes gouttières triangulaires, *vertébro-costales*, que remplissent
les muscles sus-costaux, dentelés antérieur et postérieur, ilio-spinal, rhomboïde et grand dorsal.

B. Le *plan inférieur*, ou *sternal*, convexe, et fortement
incliné d'avant en arrière, est tranchant dans ses deux
tiers antérieurs environ, et plane, ou légèrement arrondi
d'un côté à l'autre dans le reste de son étendue. On y
remarque 1° sur la ligne médiane l'espèce de crête en
carène courbe, formée par le bord inférieur du sternum,
ainsi que l'appendice xyphoïde; 2° sur les côtés la succession des articulations chondro-sternales, les ligaments
costo-xyphoïdiens, ainsi que les deux grandes arcades

que traversent les artères, et les veines abdominales antérieures. Sous-cutané dans les deux tiers seulement de
sa partie moyenne, le plan inférieur du thorax se trouve
recouvert dans le reste de son étendue par les muscles
pectoraux, et les sterno-pubiens.

C. Les plans *latéraux*, ou *costaux*, distingués en droit
et gauche, sont convexes transversalement, et plus larges
dans le milieu qu'à chacune de leurs extrémités, ils sont
formés par les côtes que séparent les intervalles appelés
inter-costaux, dont l'étendue en longueur est en raison
directe de celle des côtes, tandis que leur largeur va en
augmentant graduellement d'avant en arrière.

Chacun de ces plans, recouvert dans son tiers antérieur par le membre thoracique correspondant, donne
attache aux muscles scalène, grand dentelé de l'épaule,
grand dorsal, dentelés de la respiration, intercostal
commun, transversal des côtes, inter-costaux, et grand
oblique de l'abdomen.

2° La surface intérieure du thorax, lisse et tapissée dans
toute son étendue par les plèvres, présente quatre *plans*
concaves, distingués en *supérieur*, *inférieur*, et *latéraux*,
qui correspondent directement à ceux de la surface extérieure.

A. Le *plan inférieur*, formé par la face supérieure du
sternum, et des cartilages des vraies côtes, va en augmentant progressivement de largeur d'avant en arrière.
Il donne attache aux muscles sterno-costaux, ainsi qu'au
péricarde, et est parcouru dans toute sa longueur par les
artères et veines thoraciques internes.

B. Le *plan supérieur* est partagé par les vertèbres dorsales qui proéminent tout le long de sa partie moyenne,
en deux larges et profondes gouttières dans lesquelles est

reçu le bord supérieur de chacun des lobes du poumon,
Au fond de ces gouttières *vertébro-costales*, se voit la
succession des articulations costo-inter-vertébrales, et
les ligaments rayonnés auxquels se superpose le cordon
thoracique du nerf trisplanchnique ; la partie culminante
et centrale de ce plan supérieur est en rapport avec la
portion sous-dorsale du muscle long fléchisseur du cou ,
l'aorte postérieure, le canal thoracique , la veine azygos , les artères, et les veines intercostales.

C. *Plans latéraux;* formés par les côtes , ils sont concaves suivant leurs deux diamètres , et moulés sur une
des faces du poumon.

3° *Circonférence antérieure*, ou *entrée* du thorax.
Ovalaire dans le sens vertical, elle est formée en haut
par le corps de la première vertèbre dorsale , en bas ,
et sur les côtés par les deux premières côtes gauche , et
droite.

 Cette ouverture est traversée par le muscle long fléchisseur du cou , la trachée, l'œsophage, les troncs bra-
chiaux, artériels et veineux , par les artères carotides ,
vertébrales, thoraciques externes, cervicales inférieures,
et les veines qui les accompagnent, par le golfe des ju-
gulaires, ainsi que par une foule de nerfs dont les principaux sont : le trisplanchnique , le pneumo-gastrique ,
les nerfs récurrents, diaphragmatiques, et le cordon nerveux qui fait communiquer la plupart des paires cervicales avec le trisplanchnique.

4° *Circonférence postérieure du thorax.* Oblique de
haut en bas, et d'arrière en avant, ovalaire dans le même
sens, et incomparablement plus étendue que la précédente , elle est circonscrite en haut par le corps de la
dernière vertèbre dorsale , en bas par le prolongement

abdominal du sternum, et latéralement par les cartilages des côtes asternales.

Par toute l'étendue de sa circonférence postérieure, le thorax donne attache à la cloison musculo-aponé-vrotique qui le clot, et le sépare de la cavité abdominale.

DE LA TÊTE.

Située à l'extrémité antérieure du rachis, la tête représente une sorte de grosse pyramide quadrangulaire, à base supérieure, à sommet tronqué, formée de diverses pièces osseuses étroitement unies ou même soudées ensemble, dans lesquelles certains anatomistes transcendants ont retrouvé les éléments de plusieurs vertèbres sur la composition et la délimitation desquelles il n'existe cependant encore aujourd'hui rien de bien précis.

Ainsi constituée, la tête se divise en deux parties, le *crâne* et la *face*, composant ensemble un système de cavités dans lesquelles sont contenus des organes d'un ordre plus ou moins relevé.

DU CRANE.

Situé à la partie supérieure, et postérieure de la tête dont il forme le sommet, le crâne est une grande cavité ovoïde, symétrique, qui contient et protège cette partie principale du grand appareil de l'innervation, désignée sous le nom générique d'*encéphale*.

Le crâne est composé de sept os : aplatis de dehors en dedans, incurvés en voûte, parsemés sur leur face interne d'éminences dites *mamillaires*, et d'impressions appelées *digitales*, au moyen desquelles ils se moulent sur la masse nerveuse encéphalique , ces os sont garnis sur toute l'étendue de leur circonférence d'angles alternativement rentrants et sortants , par lesquels ils se pénètrent mutuellement et s'articulent entre eux.

Ces os sont : le *frontal* et le *pariétal* en avant, le *sphénoïde* en arrière , l'*occipital* en haut , l'*ethmoïde* en bas, et les deux *temporaux* sur les côtés. Les cinq premiers de ces os sont impairs, et symétriques , les deux autres sont *pairs* , et conséquemment asymétriques. Trois concourent en outre à former la face , ce sont : le frontal, le sphénoïde, et l'ethmoïde.

DU FRONTAL.

Impair , irrégulièrement aplati de dehors en dedans, et recourbé sur lui-même à angle droit d'avant en arrière, le frontal occupe , comme son nom l'indique, la région du front, et concourt à former tout à la fois, la cavité du crâne, les sinus, les orbites, et les fosses temporales.

Il offre à considérer deux *faces*, et quatre *bords*. Les faces sont distinguées en *externe*, et en *interne ;* les bords .en *supérieur*, *inférieur*, et *latéraux*.

1° La *face externe*, très irrégulièrement convexe d'un côté à l'autre , est divisée en trois portions dont une antérieure, et deux latérales, par les deux angles arrondis que forme l'os aux points où il se coude pour changer de direction.

A. La portion *antérieure*, ou *frontale proprement dite*, dont la configuration est d'autant plus heureuse qu'elle est plus large, et plus régulièrement plane , affecte une forme losangique ; elle présente à chacun de ses angles latéraux, une longue éminence aplatie, et rétrécie dans son milieu, qui se dirige obliquement en dehors, en arrière et en bas, en décrivant une courbe à concavité inférieure, vers l'apophyse zygomatique du temporal, sur laquelle elle vient arcbouter et s'appuyer comme sur une culée : c'est l'apophyse *orbitaire*, ou mieux encore l'*arcade sourcilière*. La face externe de cette éminence est convexe, et donne attache au muscle orbiculaire des paupières qui la recouvre; sa face interne, lisse et concave, se moule sur la glande lacrymale par l'intermédiaire de la gaine oculaire ; ses deux bords sont concaves en sens inverse, l'antérieur fait partie du sourcil de la cavité orbitaire, et le postérieur creusé d'une scissure dans laquelle passe le rameau cutané temporal de la branche ophthalmique du nerf trifacial, forme les limites inférieures de la fosse temporale, et se continue avec la crête pariétale correspondante. A la base de l'apophyse orbitaire se voit un foramen qui pénètre dans l'orbite, c'est le trou *surcilier*, destiné au passage de l'artère surcilière, et du nerf du même nom. Cette perforation est quelquefois double, d'autres fois, mais plus rarement une simple échancrure en tient lieu comme dans l'homme.

B. Chaque partie *latérale*, ou *orbitaire* de la surface externe du frontal, inclinée en bas vers la ligne médiane, et légèrement excavée d'avant en arrière, concourt, ainsi que l'indique son nom, à former l'orbite; elle présente, tout à fait en haut, et près de l'orifice inférieur du trou surcilier, une dépression légère qui répond au coude que forme le muscle grand oblique de l'œil, en s'infléchissant sur une trochlée cartilagineuse à laquelle cette dépression donne attache par son contour.

2° La *face interne* du frontal est divisée en deux

l'âne ou le mulet, l'apophyse orbitaire est beaucoup plu:

compartiments distincts, l'un supérieur, l'autre inférieur, par une grande lame osseuse transversale, décrivant une courbe à concavité supérieure, et portant à son bord inférieur une large, et profonde échancrure dans laquelle est reçu le corps de l'ethmoïde.

A. Toute la partie de la face interne du frontal, située
au dessus de cette espèce de diaphragme, est concave suivant ses deux diamètres, fait partie du crâne, et se moule
sur l'extrémité antérieure des lobes cérébraux ; on y remarque le long de la ligne médiane, soit une saillie
linéaire, soit et le plus souvent, un sillon dont les deux
bords se réunissent toujours en avant pour former une
petite crête qui, de même que celle de l'ethmoïde avec
laquelle elle se continue, donne attache à la faux du cerveau. Enfin sur les côtés de ce compartiment crânien se
voit une cavité en forme de mortaise étroite et profonde, dans laquelle chacune des grandes ailes du sphénoïde vient s'enchâsser.

B. La partie inférieure de cette même face interne, très
anfractueuse, est exclusivement employée à former les
sinus frontaux. Ces deux vastes cavités à la formation desquelles concourent aussi les sus-nasaux, les deux cornets supérieurs, l'ethmoïde, et les lacrymaux, sont complètement séparées l'une de l'autre par une cloison
médiane verticale qui se trouve bien déjetée tantôt à
droite, tantôt à gauche, mais qui ne se perfore jamais ;
d'autres lames osseuses qui se portent d'une paroi à
l'autre, divisent encore, mais d'une manière beaucoup
moins complète chacune de ces arrière-cavités nasales
en plusieurs compartiments irréguliers.

Les sinus frontaux communiquent largement avec les
sinus maxillaires et sphénoïdaux, qu'ils précèdent toujours dans leur apparition, ainsi qu'avec les fosses na-

sales proprement dites, par l'ouverture étroite que présente dans son fond le méat moyen de ces dernières cavités.

3° Le *bord supérieur*, ou *pariéto-temporal*, concave, épais et hérissé dans son milieu de larges dentelures à surfaces courbes, est au contraire mince à ses deux extrémités, et taillé en biseau aux dépens de sa lame externe.

4° Le *bord inférieur*, ou *nasal*, très épais, prolongé en pointe et taillé en biseau aux dépens de sa lame externe dans le milieu, est au contraire mince et très légèrement denticulé dans le reste de son étendue.

5° Chaque *bord latéral*, beaucoup plus court que les deux autres, présente deux échancrures placées l'une au devant de l'autre : la postérieure est fermée par le sphénoïde, tandis que l'antérieure incomparablement moins grande est tout simplement destinée à former, avec une semblable échancrure du sphénoïde, un petit trou de deux ou trois millimètres de diamètre environ, qui va s'ouvrir dans le crâne près du contour extérieur de la fosse ethmoïdale : ce trou, nommé *orbitaire*, est traversé par une branche rentrante de l'artère ophthalmique, et par un rameau du nerf palpébro-nasal.

Résumé des connexions. Le frontal s'articule avec treize os : le pariétal, les deux temporaux, les deux sus-nasaux, les deux lacrymaux, les deux grands sus-maxillaires, le sphénoïde, l'ethmoïde, et les deux palatins. Il donne attache à quatre muscles pairs, le crotaphite, le premier de l'oreille externe, le surcilier, et l'orbiculaire des paupières, livre passage aux vaisseaux surciliers et orbitaires, ainsi qu'aux nerfs du même nom, loge les lobes antérieurs du cerveau, sépare le crâne des orbites, ainsi que des fosses nasales, et sert d'insertion au cartilage

trochléen sur lequel s'infléchit le muscle grand oblique
de l'œil.

Structure. Entièrement compacte, mince, et très fragile
dans chacune de ses parties latérales, le frontal est au
contraire épais, tenace, et très résistant dans toute l'étendue de sa partie antérieure à laquelle correspondent, d'une
part les sinus , et d'autre part les deux espèces de piliers
de refens, dont l'un longitudinal est représenté par la cloison intermédiaire aux deux sinus frontaux, et l'autre transversal, par la lame osseuse qui sépare ces arrière-cavités
nasales de la boîte crânienne.

Développement. Le frontal se développe par deux
noyaux d'ossification latéraux, qui apparaissent de
bonne-heure, et ne tardent pas à se réunir par suture sur
la ligne médiane ; c'est sans doute le fait assez commun
de la persistance de cette suture jusque dans un âge
assez avancé, qui avait porté les anciens hippiatres à
admettre deux os frontaux dans le cheval.

A l'époque de la naissance et même pendant presque
tout le cours de la première année, la partie de la surface externe du frontal qui répond au crâne est régulièrement bombée, et fait saillie sur la partie de cette
même face qui répond aux sinus ; mais à mesure que
ces dernières cavernes prennent du développement, la
dépression qui leur correspondait disparaît peu à peu ,
et toute la surface antérieure du frontal se nivelle si
bien que, dans l'âge adulte, il ne serait plus possible de
distinguer la partie de cet os qui appartient au crâne, de
celle qui appartient aux sinus, si l'on ne savait qu'à cette
époque de la vie le fond de ces dernières cavités correspond, suivant une ligne transversale, au milieu de
la base des arcades surcilières ; tandis que dans la vieillesse le fond des sinus frontaux se trouve remonté de

8

deux centimètres environ au dessus du bord supérieur
de ces mêmes éminences.

Différences. 1° Le frontal du bœuf, incomparablement
plus étendu que celui du cheval, forme la voûte entière
du crâne, le sommet de la tête, et une très grande partie
de la fosse temporale ; de plus, il porte sur ses côtés
deux longues éminences ou chevilles osseuses coniques,
contournées en arc, creuses intérieurement, et parsemées à l'extérieur d'une multitude de sillons vasculaires. Ces éminences, qui servent de support aux cornes,
sont généralement contournées en spirale dans les bé-
liers [1].

Le trou surcilier est remplacé par un long conduit
inflexe qui traverse le sinus frontal ; de l'orifice épicrânien de ce canal naissent plusieurs petits conduits
qui pénètrent dans l'épaisseur de l'os, et deux larges
scissures, dont l'une monte vers la racine de la corne
du même côté, tandis que l'autre descend sur la face.
Entre le contour de l'orbite et ces deux scissures, on
remarque une éminence arrondie, à surface lisse,
nommée *bosse frontale*. L'apophyse orbitaire s'articule
avec une des branches de l'os malaire, et non avec l'a-
pophyse zygomatique du temporal, comme dans le
cheval.

Le trou orbitaire appartient entièrement au frontal, et
non tout à la fois à cet os, et au sphénoïde comme dans
les solipèdes.

Les sinus frontaux, incomparablement plus spacieux
et plus diverticulés que ceux du cheval, mais également
ment séparés l'un de l'autre, pendant toute la durée de

[1] Dans le cheval on rencontre quelquefois des vestiges de ces deu
éminences osseuses.

la vie, par une grande cloison médiane, élargie à ses extrémités, et rétrécie à son centre, s'étendent en arrière dans le pariétal et l'occipital, ainsi que dans les supports des cornes.

2° Dans la brebis, et la chèvre, les sinus frontaux, beaucoup moins étendus que dans le bœuf, ne se prolongent ni dans le pariétal, ni dans l'occipital.

3° Dans le porc, l'apophyse orbitaire est très courte, et l'arcade surcilière est complétée par un ligament.

Le conduit surcilier est plus prolongé encore que dans le bœuf, et de son orifice épicrânien naît une seule scissure qui descend sur la face.

Dans aucun autre animal la table externe du frontal ne présente une aussi grande force de résistance que dans le porc.

Le trou orbitaire est disposé comme dans le bœuf; et avec l'âge les sinus frontaux s'étendent dans le pariétal seulement.

4° Dans le chien et le chat, le frontal offre sur le milieu de sa surface externe un enfoncement longitudinal dont la profondeur augmente avec l'âge.

L'apophyse orbitaire est excessivement courte, et l'arcade surcilière est complétée par un petit ligament qui s'ossifie quelquefois dans le chat, et très rarement dans le chien.

Point de trou surcilier.

Le trou orbitaire offre la même disposition que dans le porc.

La crête médiane de la face interne du frontal est remplacée par un sillon qui, de même que dans l'homme, loge le sinus veineux de la faux du cerveau.

Les sinus frontaux communiquent directement avec les fosses nasales proprement dites, par une fente étroite placée contre la cloison médiane qui les sépare l'un de l'autre. Le pariétal ne concourt point à la formation de ces cavités.

✝ DU PARIÉTAL.

Situé à la partie antérieure, et moyenne du crâne, entre le frontal, l'occipital, et les deux temporaux, au milieu desquels il est comme enclavé, le pariétal est un os symétrique, aplati, incurvé en voûte, et plus épais , dans le milieu que sur ses côtés.

On considère à cet os deux *faces :* l'une *externe*, l'autre *interne;* quatre *bords :* un *supérieur*, un *inférieur*, et deux *latéraux*.

1° La *face externe*, ou *musculo-cutanée ,* assez régulièrement convexe d'un côté à l'autre, est divisée en trois parties ou sections distinctes par deux crêtes courbes à concavité tournée en dehors et qui, du milieu du bord supérieur de l'os où, confondues en une seule éminence linéaire, on les voit se continuer le long de la ligne médiane avec un prolongement impair de la protubérance occipitale, descendent en s'écartant progressivement l'une de l'autre jusque sur la base des apophyses orbitaires du frontal. Ces deux crêtes, dites *pariétales*, auxquelles s'attachent les muscles crotaphite et tempcro-auriculaire externe, circonscrivent du côté interne les fosses temporales, en augmentent la profondeur par leur saillie, et correspondent exactement aux lignes courbes des pariétaux de l'homme.

La portion de la surface externe du pariétal comprise entre ces deux crêtes, de forme triangulaire, lisse, et assez régulièrement plane, est en rapport immédiat avec la peau , tandis que chaque partie latérale de cette

même surface, bombée à son centre, garnie d'empreintes
musculaires, parsemée de sillons vasculaires, et percée
de trous variables par leur nombre et leur grandeur,
concourt à former la fosse temporale, et se trouve recouverte par le muscle crotaphite auquel elle donne attache.

2° La *face interne*, ou *encéphalique*, concave, suivant
les deux principaux diamètres de l'os, et parsemée sur ses
côtés de scissures qui répondent aux divisions des artères méningées moyennes, présente sur la ligne médiane, et tout à fait en haut, une grosse éminence trifa-
ciée qui répond à la protubérance occipitale interne de
l'homme, c'est *l'apophyse falciforme*, ou mieux encore la *protubérance pariétale*, de laquelle partent
trois arêtes ou crêtes cintrées, dont la concavité regarde le centre de la boîte crânienne. De ces trois crêtes,
la médiane, la moins prolongée, sert de support à la
faux du cerveau; les deux latérales, creusées à leur
base d'une excavation dans laquelle est logé un sinus
veineux, descendent obliquement le long de la portion
pétrée du temporal jusque sur le sphénoïde, et donnent
attache à la tente du cervelet.

3° Le bord *antérieur*, ou *frontal*, le plus long des
quatre, est très épais, concave, et garni de larges dentelures.

4° Le bord *postérieur*, ou *occipital*, le plus court, offre
dans son milieu un angle rentrant très profond, et sur
ses côtés un sillon pour la formation du conduit temporal.

5° Les *bords latéraux*, irrégulièrement convexes, et
très minces, sont taillés l'un et l'autre en large biseau
aux dépens de la table externe de l'os.

Résumé des connexions. Le pariétal s'articule avec
quatre os, le frontal, l'occipital, et les deux temporaux.

Il donne attache à deux muscles pairs, le crotaphite et le temporo-auriculaire externe ; loge dans la concavité de sa face interne la majeure partie des lobes cérébraux ; renferme une partie des sinus veineux latéraux du crâne ; répond directement au grand sinus médian, ainsi qu'aux artères méningées moyennes, et sert de support aux trois cloisons incomplètes que forme la dure-mère dans l'intérieur de la boîte crânienne.

Structure. Mince, fragile, et entièrement compacte sur chacun de ses côtés, le pariétal n'offre de tissu spongieux qu'à sa partie moyenne, où il est beaucoup plus épais, et plus résistant que partout ailleurs.

Développement. Le pariétal se développe par ~~trois~~ 5 noyaux d'ossification, dont deux latéraux, et un médian qui, beaucoup plus petit que les deux autres, entre lesquels il est enclavé à la manière d'une clef de voute, porte la protubérance pariétale.

Dans le jeune âge, la surface externe du pariétal est régulièrement bombée, et ne présente ni crètes, ni dépressions latérales.

DIFFÉRENCES. 1° Dans le bœuf, le pariétal occupe le derrière de la tête, et n'a rien de commun avec la région épicranienne. Sa surface externe est garnie d'empreintes qui concourent à former la surface d'insertion du ligament cervical, ainsi que celle des muscles extenseurs de la tête.

Point d'apophyse falciforme. Avec l'âge, le pariétal se creuse de cavités intérieures qui font partie des sinus frontaux ; il se développe par deux noyaux d'ossification seulement, et se soude de très bonne heure avec les os qui l'entourent.

2° Dans la chevre, et la brebis, le pariétal occupe la région épicranienne ; il ne concourt point, comme dans le bœuf, à former la surface d'implantation des muscles extenseurs de la tête, ni les sinus frontaux.

3° Dans le porc, le pariétal, non moins remarquable par son épaisseur, que par sa force de résistance, concourt avec l'occipital à former le sommet de la tête; sa surface externe est plane, et de forme quadrilatère.

L'apophyse falciforme manque complètement, et avec l'âge le pariétal se creuse de cavités intérieures qui augmentent l'étendue des sinus frontaux.

Cet os se développe par deux noyaux d'ossification qui se réunissent sur la ligne médiane, comme dans les didactyles.

4° Dans le chien, et le chat, les deux crêtes et la tubérance pariétales sont beaucoup plus saillantes, proportionnellement, que dans les autres espèces d'animaux domestiques.

Dans le chat, les crêtes pariétales transverses sont remplacées par deux grandes lames osseuses qui séparent d'une manière beaucoup plus complète le compartiment antérieur de la cavité cranienne, du compartiment postérieur.

Dans les carnivores, le pariétal se développe par trois noyaux d'ossification qui offrent la même disposition que dans les monodactyles.

DE L'OCCIPITAL.

Cet os impair, à double coudure antéro-postérieure, inégalement épais, et d'une forme très irrégulière, occupe la partie supérieure et postérieure du crâne, dont il constitue une des principales pièces, forme le sommet de la tête, et répond en arrière à la première vertèbre du cou.

On lui reconnaît une *face externe*, une *face interne* et une *circonférence.* ~~conlour~~

1° La *face externe*, ou musculo-cutanée, très irrégulièrement convexe, présente : 1° le long de la ligne médiane et à partir du bord antérieur de l'os à sa coudure supérieure, une sorte d'éperon à insertion musculaire qui, de même que les deux crêtes pariétales auxquelles il semble servir d'origine commune, circonscrit du côté interne les fosses temporales, et donne attache aux muscles crotaphites, ainsi qu'aux temporo-auriculaires.

A la suite de cette crête occipitale médiane, et sur le même plan, surgit une autre éminence d'insertion, allongée transversalement, des extrémités de laquelle naissent deux crêtes ondulées qui descendent obliquement jusque sur l'apophyse mastoïde du temporal. En arrière, et immédiatement au dessous de cette éminence appelée *protubérance occipitale*, se trouve une tubérosité dite *cervicale*, à laquelle s'attache le ligament de ce nom ; le pourtour de cette éminence impaire est excavé, et garni d'empreintes auxquelles s'insèrent les principaux muscles extenseurs de la tête. Plus bas, et toujours sur la ligne médiane, on aperçoit un grand foramen ovalaire d'un côté à l'autre : c'est le trou *occipital* qui fait communiquer le crâne avec le canal rachidien, et donne passage à la moelle épinière, à ses enveloppes, aux artères cérébrales postérieures, ainsi qu'aux nerfs accessoires de Willis. Du milieu de ce grand trou, dont le diamètre surpasse de beaucoup le volume des parties qui le traversent, l'occipital se coude à angle droit d'arrière en avant, et se prolonge horizontalement par une partie impaire rétrécie, épaisse, arrondie d'un côté à l'autre, cannelée dans son milieu ; et garnie d'empreintes musculaires, à laquelle on a donné le nom d'*apophyse basilaire*, ou de *prolongement sous-occipital*.

Toute la partie de l'os étendue de sa protubérance, au centre de sa coudure inférieure, n'étant en réalité que le bras de levier des muscles extenseurs de la tête, on conçoit dès lors que plus cette partie sera longue, plus ces puissances musculaires seront favorisées.

Les parties que présente sur ses côtés la surface externe de l'occipital sont, en les examinant successivement, d'avant en arrière, et de haut en bas : deux crêtes qui, nées des angles latéraux de la protubérance occipitale, se dirigent obliquement en bas, en avant et en dehors, en décrivant une courbe ondulée à concavité antérieure, jusqu'au niveau de l'apophyse mastoïde, où chacune d'elles se réunit avec le bord supérieur de l'apophyse zygomatique du même os, pour circonscrire du côté externe la fosse temporale. Ces crêtes, nommées *mastoïdiennes* en raison du rapport de leur extrémité inférieure, correspondent exactement à la ligne courbe demi-circulaire supérieure de l'occipital de l'homme ; elles donnent attache au crotaphite, ainsi qu'aux aponévroses réunies des muscles mastoïdo-huméral, et cervico-trachélien : en arrière de ces deux crêtes, et sur la portion de l'os comprise entre ses deux coudures, se remarque une ligne courbe à concavité inférieure, analogue à la ligne demi-circulaire inférieure de l'occipital de l'homme. Plus bas, et de chaque côté, on voit se détacher de la surface externe de l'occipital, une longue apophyse oblique en arrière et en bas, aplatie d'un côté à l'autre, couverte d'empreintes, et terminée par une pointe mousse : c'est l'*apophyse styloïde*, à laquelle s'attachent les muscles stylo-maxillaire, atloïdo-styloïdien, et stylo-kératoïdien. Sur les côtés du grand trou occipital se voient deux *condyles* bi-convexes, inclinés en arrière et en bas : ces éminences sont reçues dans deux cavités de forme appropriée que présente l'atlas sur son contour antérieur. Entre ces éminences articulaires, et les apophyses sty-loïdes sont deux échancrures dites *stylo-condyliennes* qui reçoivent le bord antérieur de l'atlas dans les mou-vements d'inclinaison latérale de la tête sur le rachis. Enfin, à la· base de chacun des condyles, et au fond d'une petite fosse , dite *condylienne* dans l'homme , se remarque un trou nommé *condylien*, que traversent le nerf hypoglosse , et une veine cérébrale postérieure, à laquelle se joint parfois un petit rameau artériel.

2° La *face interne* , ou *cérébelleuse* de l'occipital , ir-régulièrement concave, et beaucoup moins étendue que l'externe avec laquelle elle n'a en creux presque aucun rapport de configuration , forme , avec la partie pétrée du temporal , le plus petit des deux compartiments de la cavité crânienne dans lequel sont logés, le cervelet, le mésocéphale , et le bulbe du prolongement rachidien.

On y remarque : en haut une fosse parsemée de légères impressions digitales, et de petites éminences mamillaires : cette fosse reçoit la majeure partie du cervelet ; en bas, et sur la face supérieure de l'apophyse basilaire, une longue, et large scissure qu'occupe le bulbe du prolon-gement rachidien, et à l'extrémité antérieure de ce grand sillon un petit enfoncement dans lequel est reçue la pro-tubérance annulaire du mésocéphale. Une petite saillie transversale, analogue à la lame osseuse quadrilatère qui joint dans l'homme les deux apophyses *clinoïdes postérieures* l'une à l'autre , sépare cette cavité méso-céphalique de la fossette susphénoïdale. Enfin à la partie la plus reculée de cette même face interne se voient, dans le plan médian, l'orifice interne du trou occipital , et sur les côtés les orifices des deux trous condyliens.

3° La *circonférence* de l'occipital est divisée en quatre fractions ou *bords*, distingués en *supérieur, inférieur,* et *latéraux.*

A. Le *bord supérieur,* très épais, et armé de plusieurs rangées de longues dentelures , se prolonge en pointe sur la ligne médiane, et s'enchâsse dans le pariétal.

B. Le *bord inférieur,* ou *sphénoïdal,* non moins épais que le précédent, mais très peu étendu, et garni de gros mamelons, est constitué par l'extrémité antérieure de l'apophyse basilaire.

C. Les *bords latéraux,* épais, et sinueux dans leur moitié supérieure environ , où ils sont juxta-posés aux temporaux, sont amincis, et évidés dans leur moitié inférieure, par laquelle ils concourent à former une large ouverture , que l'on désigne sous les noms d'*hiatus occipito-sphéno-temporal.*

Résumé des connexions. L'occipital s'articule avec cinq os , le pariétal, le sphénoïde, les temporaux, et l'atlas. Il loge dans sa cavité intérieure , le cervelet , le mésocéphale , ainsi que le bulbe du prolongement rachidien, et donne attache à seize muscles pairs : le mastoïdo-huméral , le splénius , le dorso-mastoïdien, le grand complexus , le petit complexus, le grand droit , le petit droit, le petit oblique , le long , le court , et le moyen fléchisseur de la tête , le stylo-maxillaire , le stylo-kératoïdien, le crotaphite, et les deux temporo-auriculaires.

Structure. De même que tous les os larges , et que ceux du crâne en particulier, l'occipital est formé d'une couche de tissu spongieux comprise entre deux lames de substance compacte. Les parties les plus épaisses de l'os, telles que la protubérance , l'apophyse basilaire, et

les condyles , sont surtout celles dans lesquelles abonde
la première de ces deux substances osseuses. *Ipanzmi*

Développement. L'occipital se développe par quatre
noyaux d'ossification, dont deux médians , et deux latéraux. Des deux premiers, le supérieur, analogue à l'é-
caille de l'occipital de l'homme, est commun à la protubérance occipitale, à la tubérosité cervicale, et aux
crêtes mastoïdiennes. L'inférieur répond à l'apophyse
basilaire seulement. Réunis l'un à l'autre sur la ligne
médiane , au dessus du trou occipital, dont ils forment
l'arc supérieur et les côtés , les noyaux d'ossification
latéraux portent chacun un condyle , une apophyse
styloïde , une échancrure stylo-condylienne et un trou
condylien.

A la naissance, et longtemps encore après , la surface
externe de cet os ne présente ni crête médiane , ni dépressions latérales.

DIFFÉRENCES. 1° Dans le bœuf, la protubérance occipitale est remplacée par deux lignes courbes à concavité
inférieure, sur lesquelles s'insèrent les muscles extenseurs de la tête.

Il existe de chaque côté deux trous condyliens, dont
l'un est tout à fait l'analogue de celui que porte à droite
et à gauche l'occipital des monodactyles , tandis que
l'autre est l'orifice inférieur d'un long conduit qui prend
naissance sur le côté de la protubérance pariétale , et
dans lequel passe une grosse branche veineuse.

L'hiatus occipito-sphéno-temporal , beaucoup moins
spacieux que dans le cheval , est divisé par la masse des
cellules mastoïdiennes en deux grands foramens : l'un
antérieur, que traversent le conduit guttural du tympan,
ainsi que les nerfs ptérygoïdien et tympano - lingual ;
l'autre postérieur , qui livre passage aux nerfs pneumo-

gastrique, glosso-pharyngien et trachélo-dorsal. Ces deux grands foramens correspondent exactement aux *trous déchirés* antérieur et postérieur de l'homme.

Les apophyses styloïdes et basilaire sont aussi plus volumineuses et plus courtes que dans le cheval.

2° Dans le porc, comme dans la plupart des autres animaux domestiques, l'occipital forme le sommet de la tête ; la protubérance, dont la direction verticale et la grande élévation peuvent si bien faire préjuger l'intensité d'action des puissances musculaires auxquelles cette éminence sert de bras de levier, décrit une courbe à concavité tournée en arrière.

Les apophyses styloïdes sont excessivement longues, et il n'existe, de même que dans le cheval, qu'un seul trou condylien de chaque côté.

Nous aurons occasion de démontrer plus tard que l'excessive longueur des apophyses styloïdes est une condition éminemment favorable à l'intensité d'action des puissances musculaires auxquelles ces éminences donnent attache et servent de bras de levier.

Point de tubérosité pour l'attache du ligament cervical, attendu que ce ligament, qui n'est qu'à l'état de vestige dans le porc, ne se prolonge point jusqu'à l'occipital.

3° Dans le chien et le chat, la protubérance occipitale est prismatique et triangulaire.

Point de tubérosité pour l'attache du ligament cervical, qui ne se prolonge pas en avant, au delà de l'axis.

Indépendamment du trou condylien, analogue à celui du cheval, il existe, comme dans le bœuf, un conduit particulier qui prend naissance à la base de la protubérance pariétale, et vient s'ouvrir sur le côté de la gouttière basilaire.

Enfin, de même encore que dans les didactyles,

l'hiatus occipito-sphéno-temporal se trouve divisé par la protubérance mastoïdienne en deux principaux foramens : l'un antérieur, l'autre postérieur.

↳ DU SPHÉNOÏDE.

Os impair, aplati, incurvé d'un côté à l'autre, formé d'une partie centrale, nommée *corps*, et de chaque côté de deux larges prolongements que leur forme a fait comparer à des ailes déployées, le sphénoïde occupe la base du crâne, sert à établir les connexions de cette boîte protectrice du centre nerveux encéphalique avec la face, et concourt à la formation des cavités orbitaires, des fosses temporales, et des sinus.

On reconnaît à cet os deux *faces*, l'une *externe*, l'autre *interne*; quatre *bords*, un *supérieur*, un *inférieur*, et deux *latéraux*.

1° La face *externe*, ou *inférieure*, encore appelée *gutturale*, en raison de ses rapports avec la cavité qui porte ce nom, est irrégulièrement convexe d'un côté à l'autre. On y remarque sur la ligne médiane, et au pourtour de l'extrémité supérieure du relief conique qu'y forme le corps, des empreintes qui, réunies avec celles du prolongement sous-occipital, composent la surface d'insertion des muscles fléchisseurs de la tête. Inférieurement, et toujours sur la ligne médiane, on aperçoit entre le corps du sphénoïde, et le vomer, un petit pertuis, recourbé en arc d'un côté à l'autre, qui n'a d'un conduit que la forme, et non l'usage, attendu qu'il ne transmet ni vaisseau, ni nerf, et qu'il semble uniquement destiné à recevoir un prolongement du périoste.

Les diverses parties que présente, sur chacun de ses

deux côtés, la surface externe du sphénoïde, sont, en les examinant de dedans en dehors, c'est à dire dans l'ordre où elles s'éloignent successivement de la ligne médiane :

Contre le corps et tout à fait en haut , près du bord supérieur de l'os , une petite cavité d'impresion vasculaire que nous proposons d'appeler fossette *carotidienne*, attendu qu'elle est exclusivement destinée à loger la courbure que décrit l'artère *carotide interne*, avant de pénétrer dans le crâne ; immédiatement en avant de cette fosse et sur le même plan, une *scissure* étroite, longue de trente à trente-deux millimètres environ, à l'extrémité inférieure de laquelle naît un petit conduit inflexe qui va s'ouvrir dans le fond de l'orbite par un orifice excessivement étroit. De ces deux parties, qui ne forment en réalité qu'un seul et même canal , destiné au passage du *nerf vidien ,* nous pouvons appeler l'une , la *scissure vidienne* , et l'autre le *conduit vidien* proprement dit ; plus en dehors, et directement en regard de la fossette carotidienne, une large , et courte scissure que parcourt, à sa sortie du crâne , le nerf maxillaire inférieur ; un peu plus bas , et à une distance à peu près égale de la ligne médiane, l'orifice postérieur d'un large conduit nommé sous-sphénoïdal qui, après un court trajet dans l'épaisseur de l'os, se divise en deux branches, dont l'une , destinée au passage de l'artère maxillaire interne, aboutit dans l'orbite, tandis que l'autre, inférieure en calibre, et dans laquelle passe la principale des artères temporales profondes antérieures, va s'ouvrir dans la partie la plus déclive de la fosse temporale ; un peu plus bas encore, mais sur le même plan que ce conduit, une longue éminence à insertion musculaire, aplatie d'un côté à l'autre , renversée en dehors, et dirigée obliquement en avant , au moyen de laquelle le sphénoïde va arcbouter sur le palatin ; c'est l'*apophyse sous-sphénoïdale*, qui correspond à l'une des deux petites ailes du sphénoïde de l'homme ; à la base de cette éminence, une longue crête qui détermine les limites inférieures de la fosse temporale, et donne attache, par son extrémité antérieure, à la plupart des muscles de l'œil ; un peu en avant de cette crête, et directement sous la base de l'apophyse sous-sphénoïdale, une large ouverture, l'*hiatus orbitaire*, dans lequel aboutissent, l'un à côté de l'autre, et comme dans un vestibule commun, le canal vidien, la branche inférieure du conduit sous-sphénoïdal, les trois branches du conduit sus-sphénoïdal, dont la plus petite destinée au passage du nerf pathétique, s'ouvre sur le contour de la lame osseuse qui forme tout le côté externe de l'hiatus ; le canal optique, que parcourt le nerf du même nom, enfin le trou orbitaire, formé par la réunion de deux échancrures dont l'une appartient au frontal, et l'autre au sphénoïde. Ce dernier foramen va s'ouvrir dans le crâne, sur le contour extérieur de la fosse ethmoïdale ; il livre passage à une branche rentrante de l'artère ophthalmique, ainsi qu'à un rameau du nerf palpébro-nasal.

2° La *face interne*, *supérieure*, ou *cérébrale* du sphénoïde, assez régulièrement concave d'un côté à l'autre, constitue à elle seule toute la paroi inférieure du compartiment de la cavité crânienne, dans lequel est contenu le cerveau proprement dit. On y remarque successivement d'avant en arrière, et d'abord sur la ligne médiane : une saillie antéro-postérieure très peu prononcée, qui fait suite à la crête ethmoïdale, et répond à l'extrémité inférieure de la grande scissure interlobaire du cerveau ; en arrière de cette légère proéminence, la *fossette optique*, impaire, et allongée transversalement, dans laquelle est reçue la commissure ou le *chiasma* des nerfs optiques ; aux deux extrémités de cette cavité de réception, les orifices supérieurs, internes, ou crâniens des conduits *optiques* qui, après un trajet de trente à trente-cinq millimètres environ, vont s'ouvrir dans le fond de chacune des orbites, entre le trou orbitaire, et le plus supérieur des deux grands conduits sus-sphénoïdaux : plus en arrière encore, et toujours le long de la ligne médiane, mais sur un plan plus déclive, une autre cavité, plus grande, et de forme ovalaire, c'est la *fossette sus-sphénoïdale*, ou *pituitaire*, dans laquelle est reçue une partie de l'encéphale, qui porte le même nom : de chaque côté de cette fossette de réception, que l'on désigne encore sous les noms de *selle turcique*, deux scissures, dont l'une, la plus externe et la plus large, loge la branche sus-maxillaire du nerf trifacial avant sa sortie du crâne tandis que l'autre répond tout à la fois à la carotide interne, et au sinus caverneux ; aussi proposons - nous de nommer celle-ci, comme dans l'homme, scissure *caverneuse*, ou *carotidienne :* à l'extrémité inférieure de ces deux scissures, l'orifice commun des deux principales branches du grand conduit sus-sphénoïdal, dont l'une, exclusivement destinée au nerf maxillaire supérieur, correspond au trou *grand rond* du sphénoïde de l'homme, tandis que l'autre, analogue à la *fente* sphénoïdale, donne passage à la troisième et à la sixième paire nerveuse encéphalique, ainsi qu'à la branche ophthalmique de la cinquième. La plus petite des trois branches du conduit sus-sphénoïdal a son orifice crânien placé tout à fait à l'extrémité de la lame osseuse qui surmonte l'ouverture commune des deux autres branches : en arrière de la fosse pituitaire, et sur la ligne médiane, on voit une petite saillie transversale dont la face antérieure fait partie de cette fosse, tandis que la postérieure complète la cavité dans laquelle est reçue la protubérance annulaire du méso-céphale. Dans l'homme il existe, aux extrémités du bord supérieur de cette crête, deux petites apophyses, dites *clinoïdes postérieures*, dont on ne retrouve aucune trace dans le cheval. Il en est de même des apophyses *clinoïdes antérieures* qui manquent aussi complètement.

Sur chacun de ses deux côtés, la face interne du sphénoïde est parsemée d'impressions cérébrales dont la plus large, située en regard de la fossette sus-sphénoïdale, répond à une partie du cerveau que l'on désigne sous le nom de lobule mastoïde.

3° Le *bord supérieur*, concave d'un côté à l'autre, présente sur la ligne médiane une surface articulaire synarthrodiale mamelonnée, par laquelle le corps du sphénoïde répond à l'apophyse basilaire de l'occipital ; et de chaque côté trois échancrures, dont deux concourent à la formation de l'hiatus occipito-temporal. De ces trois échancrures, que la dure-mère convertit en autant de trous, l'interne forme le contour antérieur du foramen par lequel la carotide interne pénètre dans le crâne ; aussi proposerons-nous de la nommer *échancrure carotidienne*; la moyenne, qui correspond exactement au trou *ovale* du sphénoïde de l'homme, concourt à la formation de l'ouverture, destinée au passage du nerf maxillaire inférieur ; enfin l'échancrure externe, située tout à fait à l'extrémité du bord supérieur, correspond au trou *petit rond*, ou *sphéno-épineux* de l'homme, et est destinée au passage de l'artère méningée moyenne.

4° Le *bord inférieur*, ou *palatin*, concave d'un côté à l'autre, embrasse l'ethmoïde; il présente à son centre les deux sinus sphénoïdaux, séparés l'un de l'autre par une cloison médiane qui, déjetée tantôt à droite tantôt à gauche, se perfore toujours avec l'âge, et sur chacun de ses côtés une petite échancrure, pour la formation des trous orbitaires.

5° Chaque *bord latéral* comprend deux parties; l'une *supérieure*, taillée en biseau aux dépens de la table externe de l'os, répond à l'écaille du temporal; l'autre l'*inférieure*, amincie, et convexe, représente une espèce de grand tenon qui s'enfonce dans la mortaise correspondante du frontal.

Résumé des connexions. Le sphénoïde s'articule avec dix os, le frontal, l'occipital, l'ethmoïde, les deux temporaux, les deux palatins, les deux ptérygoïdiens, et le vomer; les cinq premiers de ces os appartiennent au crâne, et les cinq autres à la face.

Le long de la ligne médiane, cet os donne attache aux quatre principaux muscles fléchisseurs de la tête, et de chaque côté, à six des muscles moteurs du globe de l'œil, à l'élévateur de la paupière supérieure, au crotaphite, au sphéno-maxillaire, au stylo-staphylin, et au ptérygo-pharyngien; en tout quinze muscles.

Les principaux vaisseaux qui traversent le sphénoïde sont : les artères et veines maxillaires internes, temporales profondes antérieures, et ophthalmiques. Parmi les nerfs, on compte de chaque côté : le vidien, l'optique, les oculo-moteurs, commun, externe et interne, ainsi que les branches ophthalmique et sus-maxillaire du nerf trifacial. Sur la face supérieure du sphénoïde reposent le cerveau proprement dit, le corps pituitaire, la commissure des nerfs optiques, les artères cérébrales antérieures, et les sinus caverneux de la méninge.

Structure. Epais et spongieux dans toute la partie

pleine de son corps, le sphénoïde est presque entièrement compacte dans le reste de son étendue.

Développement. Dans le fœtus, et longtemps encore
après la naissance, le sphénoïde apparaît formé de deux
pièces, desquelles certains anatomistes modernes ont fait
deux sphénoïdes distincts. De ces deux pièces qui correspondent aux deux noyaux d'ossification principaux par
lesquels se développe cet os, la supérieure porte la partie solide du corps, la scissure vidienne, l'apophyse sous-
sphénoïdale, la selle turcique, les conduits sus et sous-
sphénoïdaux, les gouttières caverneuses, ainsi qu'une
scissure pour la formation du conduit vidien proprement
dit. La pièce inférieure, beaucoup plus mince et plus
fragile, porte les sinus sphénoïdaux, la fossette optique,
les conduits de même nom et deux scissures, dont l'une
concourt à former l'hiatus orbitaire, et l'autre le conduit vidien ; enfin une échancrure pour la formation du
trou orbitaire.

DIFFÉRENCES. 1° Dans les **didactyles** le sphénoïde est proportionnellement moins allongé que dans les **monodactyles.** Les apophyses sous-sphénoïdales, beaucoup plus
longues, plus larges et plus minces que dans le cheval,
sont droites et non recourbées. Point de conduit sous-
sphénoïdal ; le foramen, que l'on a considéré jusqu'ici
comme tel, et qui pénètre dans le crâne, répond exactement à deux des trous de l'hiatus occipito-temporal du
cheval, puisqu'il livre tout à la fois passage au nerf
maxillaire inférieur, et à une artère cérébrale. L'hiatus
orbitaire est surmonté d'une longue apophyse à la base
de laquelle se remarque une échancrure qui tient lieu
de conduit sous-sphénoïdal.

Les trois branches du conduit sus-sphénoïdal sont
remplacées par un canal unique, très large et très court,

qui donne passage en plus que dans le cheval à la carotide interne.

La fossette sus-sphénoïdale est moins grande, mais beaucoup plus profonde que dans les monodactyles.

On a dit et écrit qu'il n'existait point de sinus sphénoïdaux : c'est une erreur; il en existe comme dans les solipèdes, seulement ils sont moins spacieux. *P. Noyau*

2° Dans le porc, le sphénoïde est encore, toute proportion égale d'ailleurs, plus court que dans les didactyles. Le conduit sous-sphénoïdal manque aussi complètement. Les apophyses sous-sphénoïdales sont très longues, droites et prismatiques. Le conduit sus-sphénoïdal est indivise comme dans le bœuf et livre passage aux mêmes parties. La fossette sus-sphénoïdale, plus profonde encore que dans les didactyles, se trouve circonscrite en arrière, comme dans l'homme, par une petite lame osseuse quadrilatère inclinée en avant.

3° Dans le chien et le chat, de même que dans l'homme, le sphénoïde est percé d'un trou qui livre passage à l'artère carotide interne.

Le conduit sous-sphénoïdal existe, et est destiné au même usage que dans le cheval; seulement il est indivise.

Dans le chat, la petite lame osseuse quadrilatère qui limite en arrière la fossette sus-sphénoïdale porte à ses extrémités deux petites apophyses, qu'une languette osseuse réunit assez ordinairement à deux autres apophyses de même forme placées aux extrémités du contour antérieur de cette même fossette. Ces quatre petites éminences ont été nommées dans l'homme *apophyses clinoïdes* [1].

---

[1] De κλίνη lit, et εἶδος forme (apophyses que l'on a comparées aux quatre colonnes d'un lit.

Dans tous les animaux, le sphénoïde se développe par deux noyaux d'ossification comme dans le cheval.

DE L'ETHMOÏDE.

Situé à la partie antérieure et inférieure du crâne qu'il sépare des fosses nasales, entre le frontal et le sphénoïde qui l'encaissent, le protègent et lui servent d'appui, l'ethmoïde est un os impair, léger et très fragile, auquel on reconnaît trois parties, dont une *moyenne*, ou *centrale*, qui a encore reçu le nom de *corps*, et deux *latérales* nommées *masses*, qui font partie des cavités nasales, et sont creusées de cavités anfractueuses dans lesquelles la membrane pituitaire pénètre et se déploie.

1° La *partie moyenne*, pleine, compacte, et constituée par une espèce de pilier central sur lequel s'appuient en commun les autres parties de l'os, présente, sur le milieu de sa face supérieure, ou *cranienne*, la *crête ethmoïdale*, encore nommée apophyse *crista galli*, qui répond à l'extrémité antérieure de la grande scissure inter-lobaire du cerveau, et donne attache à la cloison falciforme de la méninge : sur les côtés de cette crête deux larges et profondes excavations, nommées *fosses ethmoïdales*, dans lesquelles sont reçus les lobes olfactifs. Les parois de chacune de ces fosses sont formées par une lame osseuse percée d'une multitude de trous, que traversent les nerfs olfactifs : on la nomme *lame criblée* de l'ethmoïde ; à son contour extérieur se voient l'orifice crânien du trou orbitaire, et une scissure qui remonte jusqu'à la base de l'apophyse crista galli. Du côté de sa surface inférieure, ou *nasale*, le corps de l'ethmoïde se présente sous la forme d'une grande lame osseuse impaire, à laquelle fait suite la cloison cartilagineuse du nez, on la nomme *lame perpendiculaire* de l'ethmoïde.

2° Chaque *partie* ou *masse latérale* de l'ethmoïde pendante au fond des fosses nasales, se compose d'une série de petits cornets accolés les uns aux autres, et d'autant plus allongés qu'ils sont plus antérieurs. Fixés à la face inférieure de la lame criblée par leur base, au frontal, au lacrymal, aux cornets, et aux grands sus-maxillaires par leur contour extérieur au moyen d'une lame osseuses demi-transparente qui leur forme une enveloppe commune, et séparés par des méats ou conduits dans lesquels ils s'ouvrent deux à deux, ou par paire à peu près de la même manière que les deux cornets s'ouvrent dans le méat moyen des fosses nasales, les petits cornets ethmoïdaux sont composés chacun en particulier d'une lamelle osseuse papyracée, enroulée sur elle-même en forme de volute, que tapisse d'un côté et de l'autre la membrane pituitaire.

Résumé des connexions. Continu par sa lame perpendiculaire avec la cloison cartilagineuse du nez, l'ethmoïde s'articule avec treize os, le frontal, le sphénoïde, les deux palatins, les deux lacrymaux, le vomer, les quatre cornets, et les deux grands sus-maxillaires. Il donne attache à la faux du cerveau, loge les lobes olfactifs, et forme le fond des fosses nasales proprement dites, ainsi que la paroi postérieure des sinus frontaux. Les parties qui le traversent sont les nerfs olfactifs, la division nasale de l'artère ophthalmique, et une branche nerveuse du trifacial qui accompagne ce vaisseau.

Structure. Chacune des masses latérales de l'ethmoïde est formée de lames compactes excessivement minces le corps seul, et les parties qui en dépendent contiennent un peu de substance spongieuse.

Développement. L'ethmoïde se développe par trois noyaux d'ossification principaux, dont un médian pour le corps, et deux latéraux pour les masses.

DIFFÉRENCES. 1° Dans les didactyles la plus antérieure des volutes ethmoïdales, bien supérieure en volume à toutes les autres, a été désignée sous le nom d'*antre olfactif.* Ordinairement bifide à son extrémité inférieure, cette volute forme une sorte de troisième cornet dont la cavité intérieure est divisée par une lame osseuse transversale en deux compartiments, dont le supérieur s'ouvre dans le sinus frontal correspondant.

2° Dans les **tétradactyles réguliers et irréguliers,** mais dans ces derniers surtout, l'ethmoïde est généralement plus diverticulé que dans les monodactyles et les didactyles : de là, plus d'étendue dans la membrane qui tapisse cet os, et conséquemment un champ plus vaste pour l'olfaction dans ces animaux, chez lesquels la grandeur des fosses ethmoïdales, et le volume proportionnel des lobes olfactifs, peuvent si bien encore faire préjuger cette perfection du sens de l'odorat, qui les distingue entre tous les autres quadrupèdes domestiques.

DU TEMPORAL.

Cet os qui emprunte son nom à la région de la tempe, dont il forme la base, est pair, insymétrique, légèrement incurvé, et irrégulièrement aplati de dehors en dedans. Situé sur le côté du crâne, il forme la plus grande partie de la fosse temporale, renferme dans son intérieur les organes essentiels de l'audition, sert de point d'appui unique à la mâchoire inférieure, et comprend deux portions articulées entre elles par harmonie : l'une antérieure nommée *écailleuse,* ou *squameuse* en raison de sa coupe en écaille, et l'autre postérieure dite *tubéreuse*, en raison des nombreuses aspérités qu'elle présente à sa surface : cette dernière se subdivise en deux fractions, dont l'une externe ou inférieure a été appelée *mastoïdienne*, du nom d'une apophyse en forme de mamelon qu'elle présente à sa surface, et l'autre *pétrée*, à cause de sa dureté, ou encore *rocher*, en raison de sa disposition stalactiforme, ou à pans heurtés.

La **PORTION ÉCAILLEUSE** du temporal se présente sous la forme d'une grande lame verticale, légèrement incurvée, et amincie sur son contour, à laquelle on considère : une *face externe*, une *face interne*, et deux bords, l'un *supérieur*, l'autre *inférieur*.

A. La *face externe*, ou *musculo-cutanée*, légèrement convexe, parsemée d'empreintes musculaires, de scissures et de trous, concourt à former la fosse temporale.

De sa partie moyenne se détache à angle droit une apophyse dite *zygomatique* (de ζεύγνυω, je joins) qui forme la plus grande partie de l'arcade du même nom, et unit latéralement le crâne avec la face; aplatie de dessus en dessous à sa base, cette grande apophyse se coude, se rétrécit, et se contourne presque aussitôt sur elle-même en prenant la forme d'un arc aplati d'un côté à l'autre, pour se porter en avant, et aller se joindre, tant au sommet du zygomatique qu'à l'arcade orbitaire du frontal, à laquelle elle sert de support. Sa *face externe* convexe se dessine sous la peau, et n'en est séparée que par une lame aponévrotique très mince. Sa *face interne* concave concourt à former la fosse temporale, et présente de fortes empreintes destinées à l'attache du muscle crotaphite. Son *bord supérieur*, convexe et tranchant, donne attache à l'aponévrose d'enveloppe du muscle précité. Son *bord inférieur*, moins étendu, concave, très épais, et garni de fortes empreintes, donne attache au muscle masséter.

De même que dans l'homme, la base de l'apophyse zygomatique semble procéder de deux racines, l'une antérieure, l'autre postérieure. La racine postérieure n'est autre qu'une crête courbe, à concavité supérieure qui, faisant continuité avec le bord supérieur de l'éminence, limite en arrière la surface d'implantation du muscle crotaphite. La racine antérieure, ou *transverse*, aplatie de dessus en dessous, et essentiellement destinée à l'appui de la mâchoire inférieure, présente antérieurement un condyle convexe d'avant en arrière, oblong transversalement concave dans le même sens, et qui répond à celui de l'une des branches du maxillaire inférieur. Immédiatement au dessus et en arrière de cette surface articulaire, on trouve une cavité, dite *glénoïde*, qui reçoit le condyle du maxillaire inférieur, dont elle représente assez bien la forme en creux : cette cavité, dont la largeur va en diminuant de dehors en dedans, est surmontée et complétée par une apophyse mammiforme, oblique en arrière et en bas, qui borne le mouvement de projection en arrière du maxillaire inférieur, et prévient le déplacement de cet os. Derrière cette apophyse dite *sus-condylienne*, on aperçoit l'orifice externe ou inférieur du conduit pariéto-temporal que traversent deux branches vasculaires, l'une artérielle, et l'autre veineuse ; celle-ci prend naissance dans le sinus situé sur le côté de la protubérance pariétale.

Le sommet de l'apophyse zygomatique, aplati de dessus en dessous, et garni de dentelures sur ses deux faces, est reçu à la manière d'un coin entre l'os malaire, et l'apophyse orbitaire du frontal.

B. La *face interne*, ou *cérébrale* de cette portion écail-

leuse, légèrement concave, parsemée d'impressions digitales, et creusée d'une large scissure pour la formation
du conduit pariéto-temporal, concourt à former la paroi
latérale du compartiment antérieur de la cavité cranienne.

C. Le *bord supérieur*, convexe, et taillé en large biseau
aux dépens de la table interne, répond à la fois au
frontal, au pariétal, et à l'occipital.

D. Le *bord inférieur*, également convexe, et taillé en
large biseau aux dépens de la lame externe dans sa moitié
antérieure par laquelle il répond au sphénoïde, offre
postérieurement deux grandes échancrures, dont l'une
reçoit le conduit auditif externe, et l'autre l'apophyse
mastoïde.

La PORTION TUBÉREUSE du temporal, ainsi nommée
en raison de ses nombreuses aspérités, comprend, ainsi
que nous l'avons déjà dit, deux fractions distinctes,
tant par leur densité que par leurs usages, et simplement conjointes : l'une *mastoïdienne*, et l'autre *pétrée*.

1° La portion à laquelle on a donné le nom de mastoïdienne, bien qu'elle ne porte pas, comme dans l'homme,
l'apophyse mastoïde à laquelle elle emprunte son nom,
présente sur sa surface externe : en haut, l'*hiatus auditif externe*, et la partie osseuse du conduit du même
nom qui fait saillie au dehors : immédiatement au dessous, le *prolongement hyoïdien*, contenu dans une petite
gaîne osseuse, qui représente assez bien l'apophyse vaginale de l'éminence styloïde du temporal de l'homme :
plus bas, une grosse protubérance, dite *mastoïdienne*,
anguleuse à sa surface, et creuse intérieurement : en arrière, et sur le milieu du sillon d'intersection des portions, mastoïdienne et pétrée, le trou *stylo-mastoïdien*,
ou *pré-mastoïdien*, par lequel sort de l'oreille le nerf
facial ; ce trou est l'orifice externe d'un canal inflexe

nommé *conduit spiroïde*, ou encore *aqueduc de Fallope*, que traverse le nerf précité : plus en avant, une
éminence d'insertion, longue et grêle, dirigée obliquement en bas et en dedans, c'est l'apophyse *styloïde* du
temporal à laquelle s'attache le muscle stylo-staphylin : A la base de cette apophyse, deux petits trous dont
l'un est l'orifice tympanique de la *trompe d'Eustachi*,
et l'autre celui du petit conduit que traverse le nerf
tympano-lingual. Réunis l'un avec l'autre dans le squelette, ces deux foramens sont séparés, et complétés dans
l'état frais par un petit ligament.

Articulée par son contour interne avec la portion pétrée, la portion mastoïdienne est creusée intérieurement
de cellules qui, disposées en demi-cercle autour d'un
petit cadre osseux sur lequel s'attache la membrane du
tympan, tapissées par une muqueuse très ténue, et séparées les unes des autres par des cloisons incomplètes,
communiquent toutes avec la caisse tympanique, dont
elles forment la majeure partie.

2° La portion pétrée beaucoup plus volumineuse que la
précédente, et de forme pyramidale, présente quatre
faces, une *base*, et un *sommet*.

A. La *face externe*, légèrement convexe, creusée à sa
partie moyenne d'une scissure transversale que parcourt
une branche de l'artère occipitale, et garnie de nombreuses aspérités, dont les unes sont articulaires, et
les autres non articulaires, se termine antérieurement
par une grosse éminence appelée *apophyse mastoïde*, et
qui, à cette différence près qu'elle n'appartient point à la
portion mastoïdienne, correspond du reste exactement à
celle du temporal de l'homme.

B. La *face interne*, ou *encéphalique* du rocher, légèrement concave, répond à un des lobes latéraux du cervelet et présente, au milieu des impressions cérébelleuses dont elle est parsemée, une petite excavation, nommée *hiatus auditif interne*, dans le fond duquel se remarque l'orifice cranien de *l'aqueduc de Fallope*, que parcourt le nerf facial, et plusieurs petits trous par lesquels les filets pulpeux du nerf labyrinthique pénètrent dans l'intérieur de l'oreille.

C. La *face postérieure*, légèrement concave, et mamelonnée, s'articule par harmonie avec l'occipital.

D. La *face antérieure*, un peu moins étendue, mais également parsemée de petits mamelons, se joint aussi par juxtaposition avec le contour postérieur de la portion écailleuse.

E. La *base* de la portion pétrée, coupée obliquement de haut en bas, et de dehors en dedans, forme la paroi interne de la cavité tympanique. On y remarque en haut la partie moyenne du canal que parcourt le nerf facial, et un peu plus bas deux ouvertures séparées l'une de l'autre par une petite saillie osseuse conoïde appelée *promontoire*; de ces deux ouvertures, l'inférieure est désignée sous le nom de *fenêtre ronde*, ou *limacienne*, et l'autre sous celui de *fenêtre ovale*, ou *vestibulaire*.

F. Par son *sommet*, qui est terminé en pointe, et fiché à la manière d'un coin entre l'occipital, et l'écaille du temporal, la portion pétrée concourt à la formation des crêtes *mastoïdiennes*.

Enfin, c'est dans l'épaisseur de la moitié antérieure du rocher qu'est creusé le compartiment de l'oreille appelé labyrinthe composé du *vestibule*, du *limaçon*, et de trois *canaux demi-circulaires* ouverts dans le vestibule.

Indépendamment des nombreux canaux vasculaires

et nerveux qui la traversent dans tous les sens, la portion tubéreuse du temporal, composée, ainsi qué nous l'avons dit, des parties mastoïdienne et pétrée, se trouve creusée intérieurement de trois cavités qui font partie intégrante de l'appareil auditif : la première, formée par le conduit auditif externe, aboutit à une cavité moyenne nommée caisse du tympan, que traverse obliquement, de haut en bas et de dehors en dedans, une chaîne formée de quatre osselets articulés l'un à la suite de l'autre : le *marteau*, l'*enclume*, le *lenticulaire*, et l'*étrier*; le premier de ces petits os tient à la membrane du tympan, et le dernier vient s'appliquer par sa base sur la fenêtre ovale, qui est l'orifice externe d'une dernière cavité nommée *labyrinthe*. Enfin, cette dernière cavité communique avec le crâne par les petits trous qui donnent passage aux filets du nerf acoustique.

Résumé des connexions. Le temporal s'articule avec sept os : le frontal, le pariétal, l'occipital, le sphénoïde, le zygomatique, l'hyoïde, et le maxillaire inférieur ; les quatre premiers de ces os appartiennent au crâne, et les trois autres à la face. Il donne attache à dix muscles pairs : le crotaphite, le masséter, le mastoïdo-huméral, le splénius, le dorso-mastoïdien, le zygomato-auriculaire, le mastoïdo-auriculaire, le stylo-staphylin, et les deux muscles du marteau ; répond au cervelet, loge les parties essentielles de l'appareil auditif, les nerfs, acoustique, facial, ptérygoïdien, tympano-lingual, et concourt à former le conduit pariéto-temporal, ainsi que la portion de l'hiatus occipito-sphéno-temporal que traversent les nerfs maxillaire inférieur, pneumo-gastrique, trachélo-dorsal, et glosso-pharyngien.

Structure. Proportionnellement à son étendue, le temporal est assurément de tous les os celui qui contient le plus de substance compacte. Réduite à une lame mince et fragile dans la portion écailleuse, cette substance osseuse forme au contraire une masse très épaisse, et de consistance éburnée dans la portion pétrée ; les apophyses zygomatique et mastoïde sont à peu près les seules parties dans l'épaisseur desquelles on rencontre une quantité notable de substance spongieuse.

Développement. Le temporal, abstraction faite des osselets de l'ouie, se développe par cinq noyaux d'ossification principaux, savoir : un pour la portion écailleuse, un autre pour la partie mastoïdienne, un troisième pour le rocher, un quatrième pour le prolongement hyoïdien, et un dernier pour le petit cadre osseux nommé *cercle tympanal,* sur le contour duquel est attachée la membrane du tympan.

DIFFÉRENCES. 1° **Didactyles.** Disposé pour permettre des mouvements très étendus de diduction, le condyle du temporal est plus large et d'une courbe plus surbaissée que dans le cheval.

L'apophyse zygomatique ne s'articule qu'avec l'os malaire, et non tout à la fois avec ce dernier os et avec le frontal comme dans les solipèdes.

Une petite tubérosité appartenant à la portion écailleuse, tient lieu d'apophyse mastoïde.

L'hiatus auditif externe, plus petit que dans le cheval, regarde directement en dehors, et non en haut comme dans cet animal.

La protubérance mastoïdienne, remarquable par l'énormité de son volume, renferme deux sortes de cellules ; les unes très petites entourent le cercle tympanal ; les autres très grandes environnent les premières et communiquent avec elles.

Les fosses temporales circonscrites du côté interne par

le frontal, ont leur ouverture tournée en dehors et non en haut comme dans le cheval.

2° Dans le porc, la surface articulaire diarthrodiale du temporal se rapproche un peu de celle des rongeurs par son grand allongement d'avant en arrière.

L'apophyse zygomatique, aplatie d'un côté à l'autre et non arquée, s'articule avec l'os malaire par toute l'étendue de son bord inférieur.

Point de conduit pariéto-temporal, ni d'apophyse mastoïde.

L'apophyse styloïde est excessivement courte; point de prolongement hyoïdien.

La protubérance mastoïdienne est très grosse, de forme ovoïde et prolongée verticalement en bas.

3° Dans le chien et le chat, le condyle du temporal est remplacé par une cavité glénoïdale, sur laquelle se renverse en forme de crochet l'éminence analogue à l'apophyse sus-condylienne des autres animaux. Ces dispositions, tout en restreignant les mouvements de diduction et de rétropulsion de la mâchoire inférieure, ont évidemment aussi pour avantage de donner plus de précision à ses mouvements d'élévation et d'abaissement.

Les fosses temporales sont proportionnellement plus larges et plus profondes que dans les autres animaux.

Point d'apophyse mastoïde bien dessinée, ni d'apophyse styloïde, non plus que de prolongement hyoïdien.

L'hiatus auditif externe est très large, la protubérance mastoïdienne est très grosse, sphéroïdale et creusée seulement de deux ou trois vastes cellules.

DU CRANE EN GÉNÉRAL.

Formé des sept os dont la description précède, le crâne constitue une sorte de boîte qui, continue avec le canal rachidien dont elle n'est, à proprement parler, qu'une dilatation, renferme et protège la partie centrale du système nerveux à laquelle on a donné le nom d'*encéphale*. Symétrique, et moulé d'une manière exacte sur les parties qu'il enveloppe, le crâne a la forme d'un ovoïde ouvert en arrière et aplati de dessus en dessous, dont la grosse extrémité serait tournée en avant.

Dans le cheval de taille moyenne, le diamètre antéro-postérieur de la cavité crânienne, mesuré du fond des fosses ethmoïdales au contour du trou occipital, est de 16 centimètres environ; le diamètre transverse, pris au milieu du bord supérieur du sphénoïde, c'est à dire dans sa plus grande largeur, est de 11 centimètres à peu près, et le diamètre vertical, pris au même point que le précédent, est de 9 centimètres environ. D'où il suit que le point où la cavité du crâne offre sa plus grande capacité, se trouve être précisément celui qui correspond à la partie de la masse cérébrale désignée par quelques anatomistes modernes sous le nom d'isthme de l'encéphale.

L'examen comparatif de l'aire du crâne et de celle de la face dans les diverses espèces d'animaux mammifères, donne enfin pour résultat général, que ces deux parties de la tête sont toujours entre elles dans un rapport inverse de développement.

Considéré dans l'animal adulte, et comme étant formé d'une seule pièce, le crâne présente deux *surfaces*, l'une

10

extérieure, l'autre *intérieure;* une partie supérieure encore appelée *voûte*, et une partie inférieure nommée *base.*

1° SURFACE EXTÉRIEURE. La *voûte* du crâne que nous, supposons bornée en avant par une ligne transversale tangente au bord supérieur des arcades surcilières ; en arrière par le contour supérieur du grand trou occipital, et sur les côtés par une ligne circulaire qui, partant de la base des arcades surcilières, irait, en passant par le fond des fosses temporales, aboutir à l'extrémité inférieure des crêtes mastoïdiennes, présente à l'extérieur, le long de la ligne médiane, et d'avant en arrière, une surface de forme triangulaire, lisse, plane, ou très légèrement bombée, circonscrite latéralement par les crêtes pariétales et simplement recouverte par la peau ; un peu plus haut, le sommet commun des deux crêtes précédemment indiquées ; enfin, sur la même ligne, et successivement, la crête occipitale la protubérance du même nom, et la tubérosité cervicale.

Sur les côtés de la voute du crâne on trouve les fosses temporales bornées en dedans par les crêtes occipito-pariétales, en dehors par l'arcade zygomatique, en bas par le bord supérieur des arcades surcilières, et par une crête étendue obliquement de la racine transverse de l'apophyse zygomatique à la base de l'apophyse sous-sphénoïdale, en arrière par la protubérance occipitale et les crêtes mastoïdiennes : les fosses temporales sont parsemées de scissures, de trous vasculaires, et d'empreintes destinées à l'attache du muscle crotaphite qui remplit chacune d'elles.

La *base* du crâne, bornée en avant par les sutures sphéno-palatines et frontale, en arrière par le trou oc-

cipital, sur les côtés par le contour sinueux de la portion tubéreuse du temporal et par les sutures sphé-
no - temporales et frontale, présente successivement
d'avant en arrière l'hiatus orbitaire avec ses sept trous
étagés que traversent des vaisseaux et des nerfs dont
les noms sont déjà connus, l'apophyse sous-sphénoïdale; la crête oblique, qui forme une des limites antérieures de la fosse temporale ; l'orifice supérieur du conduit sous-sphénoïdal, que traversent l'artère et la veine
maxillaire interne ; la scissure vidienne et l'orifice supérieur du conduit vidien, que parcourt le nerf du même
nom : sur la ligne médiane, les empreintes sphéno-occi-
pitales destinées à l'attache des principaux muscles fléchisseurs de la tête : sur le côté, la fossette carotidienne
et l'échancrure du même nom : un peu plus en dehors,
la scissure dans laquelle est logé le nerf maxillaire inférieur à sa sortie du crâne, et l'échancrure par laquelle
commence cette scissure; la surface basilaire de l'occipital, que tapisse la muqueuse des poches gutturales ;
l'hiatus occipito - sphéno-temporal, que traversent en
avant la carotide interne et le nerf maxillaire inférieur,
en arrière les nerfs pneumo-gastrique, trachélo-dorsal
et glosso-pharyngien; enfin la fossette condylienne, au
fond de laquelle se voit le trou condylien par lequel le
nerf hypoglosse sort de la cavité crânienne.

Sur chacun des *côtés* de sa surface externe, le crâne
présente, d'avant en arrière, d'abord une partie légèrement enfoncée et parsemée d'empreintes musculaires, qui répond au point le plus déclive de la fosse
temporale ; sur cette partie l'orifice externe de la
branche supérieure du conduit sous-sphénoïdal, dans
laquelle passe une des artères temporales profondes
antérieures; en arrière, la racine transverse de l'apo-

physe zygomatique du temporal avec son condyle, sa
cavité glénoïde et son éminence sus-condylienne; puis
l'orifice inférieur ou externe du conduit pariéto-temporal, dans lequel passent une veine et une petite branche
artérielle; en arrière, la suture harmonique des portions
écailleuse et mastoïdienne du temporal; l'hiatus auditif
externe entouré d'une lame osseuse saillante et inter-
rompue du côté interne; un peu plus bas le prolongement hyoïdien, entouré de son apophyse vaginale; plus
en avant, l'apophyse styloïde du temporal, portant au
côté interne de sa base l'ouverture de la trompe d'Eustachi dans la cavité tympanique, et le trou destiné au
passage du nerf tympano-lingual; au même niveau, mais
un peu plus en arrière, une grosse protubérance, nommée mastoïdienne, formée par l'ensemble des cellules
du même nom; sur le point d'intersection des portions
mastoïdienne et pétrée, le trou stylo-mastoïdien ou
prémastoïdien, par lequel le nerf facial sort de l'intérieur de l'oreille; immédiatement en arrière l'apophyse
mastoïde : au dessus de cette éminence la scissure mastoïdienne, la crête du même nom, et la racine supérieure de l'apophyse zygomatique du temporal; puis la
suture harmonique pétro-occipitale, l'apophyse styloïde
de l'occipital, l'échancrure stylo-condylienne, et un des
condyles occipitaux; enfin au dessus de cette dernière
éminence, une surface d'insertion garnie d'empreintes,
et dirigée obliquement en arrière, sur laquelle s'attachent
les muscles extenseurs de la tête.

2° SURFACE INTÉRIEURE. Parsemée d'éminences mamillaires, d'impressions digitales, de scissures et de trous,
la cavité du crâne se trouve divisée en deux compartiments d'inégale grandeur, par deux crêtes qui, de la
protubérance pariétale où elles semblent prendre nais-

sance en commun, descendent obliquement et en décrivant une courbe à concavité interne, jusque sur le côté de l'orifice supérieur du grand conduit sus-sphénoïdal : ces deux grandes crêtes, à la formation desquelles concourent le pariétal, la portion pétrée du temporal et le sphénoïde, portent dans le milieu de leur longueur une petite échancrure destinée au passage de l'artère méningée moyenne ; elles donnent attache à la cloison transverse de la méninge, circonscrivent la grande ouverture impaire par laquelle les deux compartiments du crâne communiquent entre eux, et répondent au sillon transverse qui sépare le cerveau proprement dit du cervelet.

A. Le compartiment antérieur de la cavité crânienne, exactement rempli par la partie de la masse nerveuse encéphalique, connue sous le nom de cerveau proprement dit, présente deux parois, l'une *supérieure* et l'autre *inférieure*.

La paroi *supérieure* ou la *voute*, concave suivant ses deux diamètres antéro-postérieur et transverse, est partagée en deux moitiés, à peu de choses près symétriques par une crête médiane dite *fronto-pariétale*, qui s'étend de la protubérance pariétale à l'apophyse crista galli, répond à la grande scissure inter-lobaire du cerveau, et donne attache à la cloison longitudinale de la méninge.

Chaque partie latérale de la voûte du crâne, parsemée d'éminences mamillaires, d'impressions digitales et de sillons vasculaires artériels, se moule sur la partie supérieure d'un des deux lobes cérébraux.

La paroi *inférieure* ou la *base*, bornée postérieurement par la suture sphéno-occipitale, inclinée obliquement d'avant en arrière, concave d'un côté à l'autre, et d'un tiers environ moins longue que la voûte, offre d'a-

bord, et sur un premier plan qui est vertical : l'apophyse
crista galli, ayant à ses côtés les deux fosses ethmoïdales
dans lesquelles sont reçus les lobes olfactifs; l'orifice
crânien du trou orbitaire, ainsi que la scissure destinée
au passage de la branche ethmoïdale du nerf palpébro-
nasal et du rameau de l'artère ophthalmique qui accompagne ce nerf ; en arrière et sur la partie horizontale de
cette paroi, une petite saillie antéro-postérieure impaire qui répond à l'extrémité inférieure de la grande
scissure inter-lobaire du cerveau ; puis la fossette optique,
aux extrémités de laquelle se voient les orifices crâniens
des deux conduits destinés au passage des nerfs optiques,
dont cette fossette loge la commissure ou le *chiasma;*
immédiatement en arrière et sur un plan encore plus
déclive, la fossette sus-sphénoïdale ou pituitaire dans laquelle est reçue l'appendice cérébral que l'on désigne par
l'un ou l'autre de ces deux noms : sur chacun des côtés
de cette fossette, une des deux gouttières carotidiennes
ou caverneuses ; un peu plus en dehors, la scissure dans
laquelle sont reçues en commun les branches sus-maxillaire et ophthalmique de la cinquième paire nerveuse
encéphalique, ainsi que les nerfs oculo-moteurs commun
et externe ; à l'extrémité inférieure de ces deux grandes
gouttières l'orifice interne et commun des deux principales branches du grand conduit sus-sphénoïdal que
parcourent les nerfs encéphaliques précités ; en dehors
de ces diverses parties, l'extrémité inférieure de chacune des deux grandes crêtes courbes pariéto-temporo-
sphénoïdales qui partagent la cavité du crâne en deux
grands compartiments ; à leur extrémité inférieure l'o-
rifice crânien du plus petit des conduits sus-sphénoïdaux,
qui livre passage au nerf oculo-moteur interne ; plus en
dehors encore une large impression qui répond au lobule

dans l'épaisseur duquel est creusé le bas fond de chacun
des grands ventricules latéraux du cerveau ; enfin, tout
à fait en arrière et sur la limite même des deux compartiments du crâne, une petite saillie transversale , répon-
dant à la scissure qui sépare les pédoncules du cerveau
de la protubérance annulaire du mésocéphale.

B. Le compartiment postérieur du crâne, beaucoup
moins étendu que l'antérieur, contient le cervelet, le
mésocéphale et le bulbe du prolongement rachidien.

La paroi *supérieure* ou la *voûte* de ce compartiment,
étendue obliquement en arrière de la protubérance pariétale au contour du trou occipital, concave suivant
ses deux principaux diamètres, et parsemée de légères
impressions, répond à la face supérieure des trois lobes
du cervelet par l'intermédiaire de la méninge qui la tapisse dans toute son étendue.

La paroi *inférieure* ou la *base*, bornée en avant par
la crête transversale sphéno-occipitale, en arrière par
le trou occipital, dirigée horizontalement, et concave
d'un côté à l'autre, présente sur la ligne médiane : en
avant une fossette oblongue transversalement, dans laquelle est reçue la protubérance annulaire du mésocéphale : en arrière une large et longue gouttière sur
laquelle repose le bulbe du prolongement rachidien :
puis sur chacun de ses côtés l'hiatus occipito-sphéno-
temporal, transformé par la méninge en cinq trous
principaux, deux antérieurs que traversent l'artère
carotide interne et le nerf maxillaire inférieur, et trois
postérieurs par lesquels sortent du crâne les nerfs glosso-
pharyngien, pneumo-gastrique et trachélo-dorsal :
un peu plus en arrière, l'orifice crânien du trou condylien destiné au passage d'une veine, d'une artériole
et du nerf hypoglosse : un peu plus haut et au milieu

des impressions cérébelleuses du rocher, l'hiatus auditif
interne, dans lequel s'insinuent les nerfs facial et labyrinthique : puis enfin le grand trou occipital que traverse la moelle épinière, et au moyen duquel le crâne
communique avec le canal rachidien.

DE LA FACE.

Prolongée en avant du crâne avec lequel elle se trouve
toujours dans un rapport inverse de développement, la
face constitue une sorte de sculpture osseuse, d'une structure très complexe, au centre de laquelle sont creusées
des cavités dont les principales servent de réceptacle aux
organes de la vue, de l'odorat et du goût.

La face comprend deux parties, ou *mâchoires* : l'une
supérieure et l'autre inférieure, qui sont articulées entre
elles d'une manière mobile.

La *mâchoire supérieure, antérieure* ou *syncrânienne* [1],
est formée de dix-neuf os, qui sont : deux *grands sus-
maxillaires*, deux *petits sus-maxillaires*, deux *sus-nasaux*, deux *lacrymaux*, deux *zygomatiques*, deux *palatins*, deux *ptérygoïdiens*, quatre *cornets*, et le *vomer*.

La *mâchoire inférieure, postérieure*, ou *diacrâ-
nienne* [2], n'est formée que d'un seul os nommé *maxillaire inférieur*, ou tout simplement *maxillaire*.

Des vingt os de la face, deux seulement sont impairs ;
ce sont le *vomer* et le *maxillaire*.

[1] De συν, avec, qui exprime l'union, et κρανιον, crâne.
[2] De δια, qui exprime la séparation, et κρανιον, crâne.

⅃ DU GRAND SUS-MAXILLAIRE

Ou *maxillaire supérieur.*

Cet os pair, insymétrique, épais et prismatique, occupe tout le côté externe de la face, et s'étend depuis le fond de l'orbite jusqu'aux deux tiers antérieurs environ de l'espace inter-dentaire supérieur ; articulé avec la plupart des os de la mâchoire syncrânienne, de laquelle il peut être considéré comme la pièce fondamentale, le grand sus - maxillaire loge six des douze dents molaires supérieures, et concourt à former la bouche, les fosses nasales proprement dites, l'orbite et les sinus.

On lui considère : trois faces, dont une *externe*, une *interne*, et l'autre *inférieure ;* trois bords, un *supérieur* et deux *inférieurs :* deux extrémités, l'une *antérieure*, l'autre *postérieure.*

A. La face *externe*, ou *faciale*[1], inclinée obliquement en dehors et en bas, présente dans le milieu de sa longueur l'orifice inférieur d'un grand conduit nommé *sus-maxillaire* ou *dentaire supérieur*, que traverse le nerf maxillaire supérieur ; en dehors, et plus en arrière, une éminence allongée, nommée *épine sus-maxillaire*, qui termine inférieurement la crête zygomatique et donne attache au muscle masséter.

B. La *face inférieure, buccale,* ou *palatine*, légèrement concave d'un côté à l'autre, parsemée de sillons vasculaires veineux, qui la rendent rugueuse, tapissée par la muqueuse de la bouche, et parcourue suivant sa longueur par une large scissure destinée au passage de

---

[1] Ou encore chanfrine, du mot *chanfrein*, par lequel on désigne communément le plan antérieur de la face du cheval.

l'artère palato-labiale et du nerf palatin, forme la majeure partie de la voute osseuse du palais.

C. La *face interne*, ou *nasale*, tapissée par la membrane pituitaire, offre deux parties, l'une *verticale*, l'autre *horizontale;* cette dernière, creusée en gouttière longitudinale dont la largeur va en augmentant progressivement d'avant en arrière, et parsemée d'une multitude de sillons vasculaires veineux, forme tout à la fois le plancher et le méat inférieur des fosses nasales; la partie verticale, irrégulièrement concave, se trouve elle-même divisée par une grande lame osseuse transversale en deux fractions; l'une supérieure, très profondément excavée, qui forme la moitié au moins du sinus maxillaire; l'autre inférieure, qui répond à la paroi externe des fosses nasales proprement dites, et sur laquelle on remarque tout à fait en haut une petite crête à laquelle est fixé le cornet supérieur; un peu plus bas, et précisément sur le trajet du méat moyen dont cette partie forme le fond, l'orifice inférieur du canal lacrymal et la scissure par laquelle se prolonge ce conduit; plus haut, l'ouverture unique en forme de fente semi-circulaire par laquelle tous les sinus du même côté communiquent en commun avec la fosse nasale correspondante; enfin, tout à fait en bas une petite lame osseuse sur laquelle est attaché le cornet inférieur.

D. Le *bord supérieur*, ou *nasal*, aminci, anguleux et creusé en mortaise étroite dans les deux tiers antérieurs de son étendue environ, offre supérieurement un angle rentrant très profond, taillé en biseau aux dépens de la table externe et dans lequel est reçu l'os malaire.

Des deux *bords inférieurs*, l'un est *externe* et l'autre *interne*.

E. Le *bord inférieur externe*, ou *alvéolaire*, qui con-

stitue en quelque sorte la base de l'os, est très épais,
découpé en feston sur ses deux rives, et creusé de six ou
sept cavités quadrilatères, profondes, nommées *alvéoles*,
dans lesquelles s'implantent les dents molaires. Ces cavités d'implantation, dont la capacité est proportionnelle
au volume des dents, sont séparées les unes des autres
par des cloisons transverses, et divisées à leur fond en
un nombre de cavités secondaires égal à celui des racines
dentaires.

Les quatre dernières alvéoles, dont le fond répond directement au sinus maxillaire, s'ouvrent quelquefois
dans cette arrière cavité nasale.

A partir du premier alvéole jusqu'à l'extrémité
antérieure de l'os, le bord inférieur externe aminci,
concave et simplement recouvert par la muqueuse buccale, forme la plus grande partie de l'espace inter-dentaire supérieur. A son extrémité supérieure, et immédiatement en arrière du dernier alvéole, ce même
bord présente une grosse tubérosité dite *alvéolaire*, à laquelle s'attache le muscle alvéolo-labial seulement, et
non le sphéno-maxillaire, comme on l'admet généralement.

F. Le *bord inférieur interne*, ou *palatin*, articulé par
suture dentée dans la plus grande partie de son étendue
avec le bord correspondant du grand sus-maxillaire opposé, concourt à la formation des ouvertures incisives,
et présente à cet effet, à partir de la première dent molaire jusqu'à son extrémité antérieure, une longue échancrure dans laquelle est reçue une languette du petit sus-
maxillaire.

G. L'*extrémité supérieure* du grand sus-maxillaire, arrondie, renflée et creuse intérieurement, présente en
regard de l'orbite une large et profonde excavation au

fond de laquelle se voient l'orifice du trou nasal, celui du conduit palatin et également celui du conduit sus-maxillaire : ce dernier conduit traverse le sinus maxillaire, communique avec cette arrière cavité nasale, et avec les alvéoles, par une multitude de porosités que traversent des artérioles et des filaments nerveux, et se divise au niveau de la troisième dent molaire en deux branches, dont l'une, la plus considérable, s'ouvre sur la surface externe du sus-maxillaire, tandis que l'autre continue le trajet du conduit dans l'épaisseur de l'os, et ne disparaît qu'au niveau de la première dent molaire.

H. L'*extrémité inférieure*, amincie et taillée en biseau, porte l'alvéole du crochet lorsque (cette dent existe), et sert de support au petit sus-maxillaire correspondant.

Résumé des connexions. Le grand sus-maxillaire s'articule avec dix os, dont huit appartiennent à la face et un seul au crâne, savoir : le petit sus-maxillaire, le sus-nasal, le lacrymal, le zygomatique, le palatin, l'ethmoïde, deux des cornets, le vomer et le grand sus-maxillaire du côté opposé. Il sert de support à six ou même huit dents lorsqu'il existe un crochet et une molaire supplémentaire, donne attache à huit muscles pairs, le masséter exerne, le masséter interne, l'alvéolo-labial, le sus-maxillo-labial, le zygomato-labial, le pyramidal des naseaux, le petit sus-maxillo-nasal et le labial, et forme le plafond de la bouche, les parois tant latérales qu'inférieures des cavités nasales, et les sinus. Les parties qui le traversent sont le canal lacrymal, le nerf sus-maxillo-dentaire, l'artère palato-labiale, et le nerf palatin.

Structure. Compacte dans la plus grande partie de son étendue, le grand sus-maxillaire présente néamoins une quantité notable de tissu spongieux dans sa lame naso-

palatine, dans son épine, et surtout dans son bord alvéolaire.

Développement. Bien que très étendu, le grand sus-
maxillaire ne se développe cependant que par un seul
noyau d'ossification.

Quant aux changments que cet os éprouve avec l'âge,
ils sont surtout relatifs au développement des dents, et à
l'agrandissement du sinus maxillaire.

DIFFÉRENCES. 1° Dans les didactyles, l'épine sus-maxillaire est remplacée par une surface mamelonnée qui s'é-
tend de la crête zygomatique à l'alvéole de la troisième
dent molaire, en décrivant une courbe dont la concavité
regarde en arrière.

Le conduit sus-maxillaire s'ouvre directement au dessus de la première dent molaire.

A l'extrémité postérieure de l'espace inter-dentaire, il
existe un enfoncement rugueux dans lequel s'implante
le tissu musculeux de la lèvre supérieure.

Point de tubérosité alvéolaire; la scissure palatine est
excessivement courte.

Le grand sus-maxillaire ne concourt point à la formation du conduit palatin. La voûte palatine, bombée d'a-
vant en arrière, est creusée intérieurement d'une vaste
cavité qui se prolonge jusqu'aux ouvertures incisives,
et qui communique sur le côté avec le sinus maxillaire
correspondant.

2° Dans la brebis et la chèvre, le grand sus-maxillaire
concourt à former le conduit palatin.

3° Dans le porc, toute la surface externe du grand sus-
maxillaire profondément excavée, porte à sa partie antérieure une saillie considérable formée par l'alvéole de
la dent angulaire. Point de tubérosité alvéolaire, ni d'espace inter-dentaire. L'extrémité supérieure du grand

sus-maxillaire se prolonge sous la forme d'un gros mamelon jusque dans le fond de l'orbite.

Du reste, comme dans l'homme, le grand sus-maxillaire s'articule tant en avant que sur les côtés avec le
frontal. Le sinus maxillaire est aussi, toute proportion
égale d'ailleurs, beaucoup moins spacieux dans le porc
que dans les grands animaux domestiques.

4° Dans le chien, le grand sus-maxillaire ne présente
ni épine, ni protubérance. Les espaces inter-dentaires
sont très petits. La branche externe du conduit sus-
maxillaire s'ouvre, comme dans le cheval, au dessus de
la troisième dent molaire. La tubérosité alvéolaire est
excessivement petite et terminée en pointe aiguë.

5° Dans le chat, le grand sus-maxillaire offre proportionnellement plus de hauteur et moins de longueur que
dans les autres animaux. Le conduit dentaire supérieur
est remplacé par un trou qui traverse le plancher de
l'orbite, tout près du sourcil qui circonscrit l'ouverture
de cette cavité.

DU PETIT SUS-MAXILLAIRE

Os incisif, ou inter-maxillaire.

Os pair, allongé, recourbé sur lui-même, placé en appendice à l'extrémité inférieure du grand sus-maxillaire,
et réuni sur la ligne médiane avec son congénère le
petit sus-maxillaire termine en avant la mâchoire syncrânienne; il porte trois des six dents incisives supérieures, concourt à former la bouche, les fosses nasales,
et l'alvéole de la dent angulaire, quand elle existe, et
sert de support à la lèvre supérieure.

On considère à cet os trois *faces* et trois *bords*.

A. La *face externe* ou *antérieure*, encore nommée *la-*

biale, en raison de ses rapports avec la lèvre supérieure qui la recouvre, est lisse, convexe d'un côté à l'autre, et tapissée dans la moitié au moins de son étendue par la muqueuse gingivale.

B. La *face interne* ou *nasale*, concave et tapissée par la membrane pituitaire, concourt à former tout à la fois le plancher et la paroi externe des cavités nasales proprement dites.

C. La *face inférieure*, *buccale* ou *palatine*, légèrement concave, tapissée par la membrane de la bouche, et parcourue dans le sens de sa longueur par une scissure qui loge l'artère palato-labiale, termine antérieurement la voûte osseuse du palais. Sur l'une et l'autre de ces deux dernières faces, on aperçoit une espèce de fente allongée et étroite nommée *ouverture incisive* que ferme dans l'état frais une lame cartilagineuse. Cette ouverture livre passage à un petit conduit qui prend naissance dans le nez, et vient se terminer en cul de sac sous la membrane muqueuse du palais [1].

Les bords, au nombre de trois, sont distingués en *supérieur*, *inférieur*, et *interne*.

D. Le *bord supérieur* arrondi d'un côté à l'autre, contourné en dedans vers la ligne médiane, et libre de toute union avec des parties osseuses, offre plusieurs scissures qui livrent passage à des divisions nerveuses provenant de la branche maxillaire supérieure du nerf trifacial.

E. Le bord *inférieur*, le plus étendu des trois, présente trois parties que nous distinguerons en supérieure,

---

[1] C'est par la partie antérieure de ces mêmes ouvertures que le nez et la bouche communiquent ensemble dans tous les autres animaux domestiques.

moyenne et inférieure. La partie supérieure, taillée en long biseau oblique, de haut en bas et d'arrière en avant, répond tout à la fois au sus-nasal et au grand sus-maxillaire. La partie moyenne, légèrement arrondie et recouverte par la membrane muqueuse de la bouche, concourt à former l'espace inter-dentaire supérieur. La portion inférieure ou alvéolaire, épaisse, festonnée, et disposée en quart de cercle horizontal, porte les cavités coniques dites *alvéoles* dans lesquelles sont implantées trois des six dents incisives de la mâchoire supérieure. Au point où finit la partie supérieure et où commence la partie moyenne, on voit une petite excavation oblongue qui, réunie à une semblable cavité du grand sus-maxillaire, forme l'*alvéole* dans lequel est reçue la racine de la dent angulaire (quand cette dent existe.)

F. Le *bord interne* ou *palatin*, beaucoup plus épais dans son tiers antérieur, que dans le reste de son étendue, et garni de dentelures pour son articulation avec le bord correspondant du petit sus-maxillaire opposé, présente dans le milieu de sa partie la plus large une scissure curviligne qui, réunie à une pareille scissure de l'os opposé, forme un conduit inflexe nommé *incisif* que traverse une grosse branche vasculaire qui résulte de l'anastomose des deux artères palato-labiales.

Résumé des connexions. Le petit sus-maxillaire donne implantation à quatre dents, si le crochet existe, et à trois seulement, quand cette dent n'existe pas. Il s'articule avec quatre os, le grand sus-maxillaire, le sus-nasal, le vomer, et le petit sus-maxillaire opposé, sert de support à la cloison cartilagineuse du nez à laquelle il adhère intimement, et donne attache à deux muscles, le labial et le petit sus-maxillo-nasal.

Structure. Comme tous les os larges avec lesquels il

a la plus grande analogie, le petit sus-maxillaire est formé de substance compacte et de substance spongieuse ; cette dernière substance beaucoup plus abondante que l'autre à l'époque de l'âge adulte, manque à peu près complètement dans la partie la plus épaisse de l'os, avant que les dents aient fait leur éruption.

Développement. L'os incisif se développe par un seul noyau d'ossification qui commence à apparaître au centre de la surface labiale.

DIFFÉRENCES. 1° Dans les didactyles, le petit sus-maxillaire aplati de dessus en dessous à son extrémité inférieure porte, en place d'alvéoles, une surface rugueuse sur laquelle est attaché le bourrelet fibro-muqueux qui tient lieu de dents incisives à la mâchoire supérieure. Point de trou incisif, attendu que l'artère palatine s'épuise entièrement dans le palais et non dans la lèvre supérieure comme chez les monodactyles. Les petits sus-maxillaires ne s'articulent point avec les sus-nasaux et ne se soudent presque jamais ni entre eux, ni avec les grands sus-maxillaires.

2° Dans le porc les petits sus-maxillaires sont proportionnellement plus larges que dans les autres animaux, et ils s'articulent avec les sus-nasaux par les deux tiers au moins de leur bord supérieur. Point de trou incisif, les artères palatines passent entre les deux pinces pour aller répandre leurs divisions dans la lèvre supérieure et le *boutoir*.

3° Dans le chien et le chat les petits sus-maxillaires sont recourbés en arc ; ils ont, toute proportion égale d'ailleurs, moins d'étendue que dans les autres animaux, et le trou incisif manque complètement.

Du sus·nasal ⊬

(*ou os propre du nez*).

Os pair allongé, aplati, triangulaire et incurvé en voute d'un côté à l'autre, le sus-nasal occupe la partie anté-rieure de la face, et forme avec celui du côté opposé tout le plafond des fosses nasales proprement dites.

Cet ós offre à considérer deux *faces*, l'une *anté-rieure*, l'autre *postérieure ;* trois bords, un *supérieur*, et deux *latéraux*.

A. La face *antérieure*, *externe*, ou *cutanée*, d'autant plus heureusement conformée qu'elle est plus large et plus droite, est convexe d'un côté à l'autre et simplement séparée de la peau par une couche cellulo-aponévrotique très mince.

B. La face *postérieure*, *interne*, ou *nasale*, concave d'un côté à l'autre, est divisée en deux parties, l'une supé-rieure, l'autre inférieure, par une lame osseuse recourbée sur elle-même, à laquelle est fixé le cornet ethmoïdal : de ces deux parties la supérieure concourt à former les sinus frontaux ; l'inférieure, tapissée par la pituitaire forme tout à la fois le plafond des cavités nasales pro-prement dites et la paroi extérieure du méat supérieur de ces mêmes cavités.

C. Le *bord supérieur* le plus court des trois est convexe et découpé en biseau aux dépens de sa lame interne dans la plus grande partie de son étendue.

D. Le *bord externe* mince et tranchant dans ses trois quarts supérieurs environ, est oblique en dedans, ar-rondi, légèrement excavé et libre de toute union avec des os dans le reste de son étendue.

E. Le *bord interne*, un peu moins long, mais beaucoup

plus épais que le précédent avec lequel il se réunit à angle aigu inférieurement, forme avec le bord correspondant du sus-nasal opposé une arête reçue dans un sillon anguleux que présente à son bord supérieur la cloison cartilagineuse du nez.

Toute la partie des sus-nasaux prolongée au delà des petits sus-maxillaires et simplement appuyée sur le cartilage médian du nez constitue l'*épine sus-nasale*.

Résumé des connexions. Unis entre eux sur la ligne médiane, les sus-nasaux s'articulent l'un et l'autre avec quatre os : le frontal, les deux sus-maxillaires et le cornet supérieur.

Chacun de ces os donne attache à un seul muscle pair, le petit sus-maxillo-nasal.

Structure. Les sus-nasaux sont presque exclusivement formés de substance compacte, à l'élasticité de laquelle ils doivent, non moins qu'à leur incurvation en voute, de pouvoir résister aux violences les plus fortes sans se fracturer.

Développement. Chacun de ces os se développe par un seul noyau d'ossification. Dans le jeune âge la courbe que décrivent les sus-nasaux est beaucoup plus régulière que dans l'âge adulte, époque à laquelle on voit apparaître le long du bord externe de ces os une dépression qui coïncide avec celle qui se montre alors sur la surface externe des grands sus-maxillaires.

Dans les chevaux à tête dite *busquée* ou *moutonnée* les sus-nasaux décrivent une courbe antéro-postérieure à convexité tournée en avant. Dans ceux à tête dite de *rhinocéros* ces mêmes os présentent, dans le milieu de leur longueur, une dépression transversale plus ou moins profonde. Lorsque cette dernière conformation n'est point congéniale mais acquise, les os du nez sont toujours amincis et souvent même perforés en ce point.

DIFFÉRENCES. 1° Dans les didactyles chaque sus-nasal a une forme semi-losangique et se termine inférieurement par deux pointes dont la plus longue répond à la ligne médiane. Les deux sus-nasaux s'articulent entre eux par harmonie, et ils ne se soudent que très rarement avec les os qui les entourent.

2° Dans le porc les sus-nasaux sont beaucoup plus allongés que dans les autres animaux ; leur surface externe est plane et parcourue dans une longueur de deux à trois centimètres environ par la scissure qui prend naissance à l'orifice épicranien du trou surcilier. Enfin dans cette espèce d'animal, la charpente du nez est complétée par un petit os impair prismatique et triangulaire appelé *os du boutoir*, du nom de la partie au centre de laquelle il se trouve situé. Cet os fait suite à l'épine sus-nasale, et tient à l'extrémité inférieure de la cloison cartilagineuse du nez.

3° Dans le chien et le chat les sus-nasaux vont en augmentant graduellement de largeur de haut en bas, et décrivent un arc dont la concavité est tournée en dessus ; leur surface externe est inclinée en bas vers la ligne médiane ; et chacun de ces os porte à son extrémité inférieure, au lieu d'une pointe, une échancrure qui circonscrit les ouvertures extérieures des fosses nasales.

DU LACRYMAL

(os du grand angle, os unguis).

Le lacrymal est un petit os pair, aplati, très mince, et recourbé sur lui même à angle droit, situé à la partie antérieure et inférieure de l'orbite qu'il concourt à former.

On considère à cet os deux *faces* : l'une *externe*, l'autre *interne*, et une *circonférence*. *contient*

1° La *face externe* est divisée en deux parties, l'une supérieure, l'autre inférieure, par une espèce d'angle plan ou de rebord courbe à concavité supérieure, qui concourt à former le sourcil de l'orbite, et sur lequel se remarquent plusieurs petites échancrures que traversent des divisions vasculaires et nerveuses qui se répandent dans la paupière inférieure. La partie supérieure de la surface externe du lacrymal est concave d'un côté à l'autre, et concourt à former le plancher de l'orbite : d'où le nom de *portion orbitaire*, par lequel on la désigne le plus communément. On y remarque l'orifice infundibuliforme du canal lacrymal, et un peu plus en arrière une fossette dite *lacrymale*, dans laquelle s'implante le muscle petit oblique de l'œil. La portion inférieure, ou *faciale*, plus large, mais moins longue que la précédente, et très légèrement bombée, offre dans son milieu un tubercule dit *lacrymal*, auquel s'insère le muscle orbiculaire des paupières.

2° Par sa *face interne* le lacrymal concourt à former les sinus frontaux. *maxillaires*

3° Chacun de ces os est garni de petites dentelures à sa *circonférence*, et traversé obliquement de haut en bas et de dehors en dedans par le conduit lacrymal.

Résumé des connexions. Le lacrymal s'articule avec quatre os : le frontal, le sus-nasal, le grand sus-maxillaire, et le zygomatique. Il donne attache à trois muscles pairs : l'orbiculaire des paupières, le lacrymal, et le petit oblique de l'œil; soutient le réservoir lacrymal, et est traversé par le conduit du même nom.

Structure. Entièrement formé de substance compacte,

cet os est incomparablement moins épais et plus fragile dans sa portion orbitaire que dans sa portion faciale.

Développement. Le lacrymal se développe par un seul noyau d'ossification.

DIFFÉRENCES. 1° Dans les didactyles, cet os est plus grand que dans les monodactyles, et il ne porte point de tubercule pour l'attache du muscle orbiculaire des paupières. L'orifice supérieur du conduit lacrymal est placé sur le sourcil de la cavité orbitaire, et la fossette lacrymale se trouve beaucoup plus rapprochée du fond de cette cavité que dans le cheval.

2° Dans la brebis et la chèvre, la surface externe du lacrymal offre un enfoncement que l'on désigne sous le nom de *fosse larmière.*

3° Dans le porc, il existe deux conduits lacrymaux qui, après un trajet de deux centimètres environ dans l'épaisseur de l'os, se réunissent pour ne plus former qu'un seul canal. Ces deux petits conduits ont leur orifice placé l'un au dessus de l'autre en dehors de la cavité orbitaire.

La surface externe du lacrymal est enfoncée comme dans la brebis, et elle ne porte point de tubercule pour l'attache du muscle orbiculaire des paupières. La fossette lacrymale est beaucoup plus profonde que dans les autres animaux.

4° Dans le chien et le chat, la fossette lacrymale manque complètement.

DU ZYGOMATIQUE

(os malaire, os de la pommette, ou os jugal).

Le zygomatique est un petit os pair, aplati, polyèdrique, qui occupe le côté externe de l'orbite.

On lui considère trois *faces*, deux *bords* et deux *extrémités*.

Les faces sont distinguées en *externe*, *supérieure* et *interne*.

A. La *face externe*, ou *musculo-cutanée*, très légèrement convexe, est divisée en deux fractions ou parties : l'une supérieure, l'autre inférieure, par une crête ondulée, dite *zygomatique*, qui forme la partie moyenne de la crête du même nom, et donne attache au muscle masséter. Toute la fraction de la face externe située en dessous de cette crête est garnie de fortes empreintes auxquelles s'attache le masséter. La fraction supérieure est lisse et simplement recouverte par le muscle orbiculaire des paupières, qui la sépare de la peau.

B. La *face supérieure*, ou *orbitaire*, concave d'avant en arrière, lisse, et percée d'un nombre variable d'ouvertures vasculaires, se trouve séparée de l'externe par un rebord demi-circulaire, qui fait partie du sourcil de l'orbite.

C. La *face interne* concourt, par une partie de son étendue seulement, à la formation du sinus maxillaire supérieur ; l'autre partie de cette même face est employée à établir les connexions de l'os malaire avec le grand sus-maxillaire correspondant.

D. Les *bords*, distingués en *supérieur* et en *inférieur*, sont dentés et taillés en large biseau aux dépens de la lame interne.

E. L'*extrémité supérieure*, aplatie de dessus en dessous, et amincie en biseau tranchant, constitue une espèce de longue apophyse recourbée de bas en haut, qui va se réunir avec l'apophyse zygomatique du temporal, et former avec elle l'arcade du même nom.

F. L'*extrémité inférieure*, beaucoup plus large que la

supérieure, aplatie d'un côté à l'autre, et dentée, forme la base du polyèdre que représente le zygomatique.

Résumé des connexions. Le zygomatique s'articule avec trois os, qui sont : le grand sus-maxillaire, le temporal et le lacrymal ; il donne attache à deux muscles pairs, le masseter et l'orbiculaire des paupières ; concourt à former le plancher de l'orbite et les sinus, et sert de support commun à l'arcade surcilière du frontal, et à l'apophyse zygomatique du temporal.

Structure. Cet os, presque entièrement formé de substance compacte, ne présente quelques traces de tissu spongieux que vers sa crête et son bord orbitaire.

Développement. L'os malaire se développe par un seul noyau d'ossification. Dans le fœtus, il n'existe aucune trace de crête zygomatique.

DIFFÉRENCES. 1° Dans les didactyles, le zygomatique, généralement plus grand et beaucoup plus courbé que dans les monodactyles, fournit supérieurement deux branches ou colonnes de support dont l'une s'articule avec l'arcade surcilière du frontal, et l'autre avec l'apophyse zygomatique du temporal.

Dans la brebis, la portion faciale proprement dite de la surface externe du zygomatique, percée comme dans l'homme de plusieurs trous vasculaires, présente une large et profonde excavation, qui concourt à former la fosse larmière.

2° Dans les tétradactyles, la branche postérieure de l'os malaire, très longue et aplatie d'un côté à l'autre, soutient l'apophyse zygomatique du temporal dans toute son étendue ; la branche antérieure, unie également au temporal, mais excessivement courte, ne constitue qu'un petit mamelon, sur le sommet duquel s'implante le ligament qui complète l'arcade surcilière.

✝ DU PALATIN.

Cet os pair, insymétrique, aplati d'un côté à l'autre, et recourbé en arc d'avant en arrière, occupe la partie postérieure des fosses nasales, en circonscrit l'ouverture postérieure ou gutturale, et termine la voute osseuse du palais.

On lui considère une face *externe*, une face *interne*; deux extrémités, l'une *supérieure*, l'autre *inférieure*, et une *circonférence*.

A. La *face externe* est partagée en trois portions, une supérieure, une moyenne, et l'autre inférieure, par une espèce de rebord saillant qui la parcourt suivant sa longueur. La moitié antérieure environ de ce rebord ou angle plan, courbée en arc de dehors en dedans, circonscrit l'ouverture gutturale des narines, et donne attache à la charpente fibreuse du voile du palais, tandis que la moitié postérieure, limitée en bas par l'apophyse ptérygoïde, et supérieurement par l'apophyse sous-sphénoïdale forme la crête dite *palatine*.

La portion supérieure de la surface externe du palatin, encore nommée *orbitaire*, du nom de la cavité qu'elle concourt à former, reçoit dans sa concavité la branche sus-maxillaire du nerf trifacial et l'artère maxillaire interne ; elle présente l'orifice supérieur de deux foramens, dont l'un est le trou nasal destiné au passage de l'artère et du nerf de même nom, et l'autre le conduit palatin, que traversent l'artère palato-labiale et le nerf palatin : enfin une petite scissure que parcourent une artère staphyline, et un nerf qui porte le même nom. La portion moyenne, beaucoup plus étendue que la précédente, lisse, concave d'avant en arrière, et tapissée

par la pituitaire, concourt à former les parois tant
latérale que supérieure de la fosse nasale correspondante, et présente l'orifice inférieur du trou nasal.
La portion inférieure ou *palatine*, plane, étroite disposée en segment de cercle et recouverte par la muqueuse du palais, présente sur son contour extérieur :
l'orifice inférieur du conduit palatin ; les ouvertures
de plusieurs autres branches de ce conduit et tout
à fait en haut l'extrémité inférieure de la scissure staphyline.

B. La *face interne* du palatin, beaucoup moins étendue
que l'externe, comprend deux parties : la supérieure
concourt à la formation des sinus sphénoïdaux ; l'inférieure, taillée en biseau aux dépens de la lame interne
de l'os, est creusée suivant sa longueur d'une scissure,
qui jointe à une pareille scissure du grand sus-maxillaire,
forme le conduit palatin.

C. Par son *extrémité supérieure*, qui est élargie et très
mince, le palatin répond au sphénoïde et au vomer. Par
son *extrémité inférieure*, qui est plus épaisse et recourbée
en arc, il s'unit sur la ligne médiane avec le palatin opposé. Dans toute l'étendue de son contour extérieur, le
palatin est garni de petites dentelures pour son union avec
les os au milieu desquels il est enclavé.

Résumé des connexions. Le palatin s'articule avec huit
os : le grand sus-maxillaire, le sphénoïde, le frontal,
l'ethmoïde, le ptérygoïdien, le cornet inférieur, le vomer
et le palatin opposé. Il donne attache aux muscles masséter interne ptérygo-pharyngien et au voile du palais,
circonscrit en haut, en dehors et en bas l'ouverture
gutturale des cavités nasales, donne passage aux artères
nasale, palato-labiale, et aux nerfs qui accompagnent

ces vaisseaux, et concourt à former les sinus sphénoïdaux.

Structure et développement. Cet os, dans la partie inférieure duquel on rencontre seulement un peu de
tissu spongieux, se développe par un seul noyau d'ossification.

DIFFÉRENCES. 1º Dans les didactyles les palatins ont plus
d'étendue que dans les monodactyles, et les crêtes palatines sont portées à l'extrémité de deux grandes lames
osseuses verticales qui bordent l'orifice guttural des fosses
nasales. Ces deux os sont creusés d'un vaste sinus, qui fait
partie de celui que présente la voute palatine des grands
sus-maxillaires. Le conduit palatin fournit trois ou quatre
branches qui viennent s'ouvrir l'une à côté de l'autre
sur la voute du palais.

2º Dans le porc, le palatin ne concourt point à la formation de l'orbite ; la crête palatine est remplacée par
une tubérosité contre laquelle s'appuient en dehors
l'apophyse sous-sphénoïdale, et en dedans l'apophyse
ptérygoïde. Le conduit palatin proprement dit appartient
entièrement au grand sus-maxillaire, et le trou nasal, à
la formation duquel concourt le vomer, se trouve placé
beaucoup plus haut que dans les monodactyles.

3º Dans les tétradactyles irréguliers, les os palatins sont
aussi proportionnellement plus grands que dans les monodactyles ; le conduit palatin est divisé en plusieurs
branches comme dans les didactyles, et l'orifice guttural
des fosses nasales porte sur le milieu de son contour inférieur une petite éminence terminée par une pointe
aiguë dirigée en arrière.

DU PTÉRYGOÏDIEN.

Apophyse ptérygoïde du sphénoïde de la plupart des anatomistes modernes.

Juxtaposé obliquement de haut en bas et d'arrière en avant sur la partie la plus élevée de la face nasale du palatin, dont il ne constitue à proprement parler qu'une épiphyse, le ptérygoïdien est un très petit os pair aplati d'un côté à l'autre, tordu sur lui-même et légèrement incurvé en arc, auquel nous considèrerons deux faces, l'une *externe*, l'autre *interne*, deux *bords*, un *antérieur*, un *postérieur* et deux *extrémités*, l'une *supérieure*, l'autre *inférieure*.

A. La *face externe* garnie de dentelures répond tout à la fois à l'apophyse sous-sphénoïdale et au palatin.

B. La *face interne* lisse, légèrement concave et tapissée par la pituitaire, circonscrit l'ouverture gutturale des cavités nasales.

C. Les *bords* sont amincis et taillés en biseau aux dépens de la table interne.

D. L'*extrémité supérieure* amincie et terminée en pointe, forme le côté interne de la scissure vidienne et le contour de l'orifice supérieur du conduit qui porte le même nom.

E. L'*extrémité inférieure* que l'on voit proéminer à l'extrémité inférieure de la crête palatine, sous la forme d'une petite tubérosité, porte une trochlée sur laquelle glisse et s'infléchit le tendon du muscle stylo-staphylin.

Résumé des *connexions.* Le ptérygoïdien s'articule avec trois os, le palatin, le vomer et le sphénoïde. Il donne attache à un seul muscle, le ptérygo-pharyngien, forme une poulie de renvoi au muscle stylo-staphylin, et concourt à former l'ouverture gutturale des narines.

Structure et développement. Cet os dans lequel on ne rencontre de substance spongieuse qu'à l'extrémité inférieure, se développe par un seul noyau d'ossification.

DIFFÉRENCES. Dans les autres animaux domestiques le ptérygoïdien offre seulement des dimensions un peu plus considérables que dans les monodactyles.

DES CORNETS.

Couchés l'un au dessus de l'autre et parallèlement à la ligne médiane sur la paroi externe de chacune des fosses nasales proprement dites, qu'ils partagent en trois grandes gouttières ou *méats*, les cornets sont deux os pairs, allongés, contournés en volute conoïde, qui de même que l'ethmoïde auquel ils sont appendus, forment une charpente mince et légère sur laquelle se déploie la membrane pituitaire.

Eu égard à leur position respective et à leur principal rapport connectif, les cornets ont été distingués en *supérieur* ou *ethmoïdal*, ou encore *petit cornet*, et en *inférieur* ou *maxillaire*, ou encore *grand cornet*.

On considère à chacun de ces os deux *faces*, l'une *externe*, l'autre *interne;* deux bords, un *supérieur*, un *inférieur;* une *base* et un *sommet*.

A. La *face externe* plane dans le milieu, arrondie du côté des bords, parsemée d'une innombrable quantité de sillons vasculaires veineux et tapissée par la pituitaire, regarde la cloison nasale et en est à peine distante de six à sept millimètres.

B. La *face interne* concave et très anfractueuse, se trouve divisée par une lame osseuse transversale en deux principaux compartiments, dont l'un fait partie des sinus, et l'autre des fosses nasales proprement dites avec lesquelles il communique par le méat moyen. Le compartiment supérieur du cornet ethmoïdal forme environ la moitié inférieure des sinus frontaux; tandis que dans le grand cornet, le compartiment supérieur forme un des deux grands bas fonds du sinus maxillaire. Il est bien entendu que dans l'un et l'autre cornet le compartiment supérieur est tapissé par la membrane des sinus, tandis que l'inférieur divisé en plusieurs loges par des cloisons incomplètes est tapissé par la pituitaire.

C. Les *bords* opposés, c'est à dire le supérieur dans le cornet ethmoïdal, et l'inférieur dans le cornet maxillaire sont articulaires et garnis à cet effet de petites dentelures; tandis que le bord inférieur du petit cornet et le bord supérieur du grand, formés par l'enroulement en sens inverse des deux os sur eux-mêmes, sont libres, convexes, regardent le méat moyen et circonscrivent l'entrée du compartiment inférieur de ces os.

D. La *base* de chacun des cornets répond à l'ethmoïde.

E. Le *sommet* tourné en bas est terminé par une pointe mousse au milieu de laquelle on aperçoit la cavité intérieure de l'os lorsqu'il est dépouillé de son enveloppe membraneuse.

Résumé des *connexions*. Les cornets s'articulent l'un et l'autre avec l'ethmoïde et le grand sus-maxillaire. Le supérieur s'articule en outre avec le sus-nasal et le lacrymal; et l'inférieur avec le palatin. Tous les deux sont en rapport inférieurement avec la portion membraneuse du canal lacrymal qu'ils recouvrent et abritent.

Structure. Ces deux os sont exclusivement formés d'une lame de substance compacte, mince, fragile, parsemée de scissures et criblée de trous, et qui, ainsi que nous l'avons déjà dit, s'enroule sur elle-même, de haut en bas dans le cornet ethmoïdal, et de bas en haut dans le cornet maxillaire : d'où il résulte que le méat moyen est tout à la fois la voie par laquelle les deux cornets communiquent en commun avec les cavités nasales proprement dites, et celle par laquelle tous les sinus viennent se mettre en communication avec ces mêmes cavités.

Développement. Chacun des cornets se développe par un seul noyau d'ossification.

DIFFÉRENCES. 1° Dans les **didactyles**, la cavité intérieure du cornet maxillaire communique avec les fosses nasales par le méat inférieur, et non par le méat moyen comme dans les monodactyles. La cavité intérieure du cornet ethmoïdal beaucoup moins spacieuse, fait partie du sinus frontal, du même côté, et elle n'a aucune communication directe avec la fosse nasale proprement dite, comme dans le cheval. *Le cornet inférieur est double*

2° Dans les **tétradactyles réguliers et irréguliers**, mais dans ces derniers surtout, les cavités intérieures des cornets sont beaucoup plus diverticulées que dans les autres animaux... *Corn forme une masse ... de ... supérieur et ... latéral*

DU VOMER.

Ainsi nommé, en raison de sa forme qui a été comparée à celle d'un soc de charrue [1], le vomer est un os symétrique, allongé et très mince, étendu sur la ligne médiane depuis le corps du sphénoïde jusqu'aux ouvertures incisives, sous le bord inférieur de la cloison cartilagineuse du nez à laquelle il sert de support.

[1] Dans l'homme.

On lui considère deux *faces latérales ;* deux *bords*, un *supérieur*, un *inférieur*, et deux *extrémités*, l'une *antérieure*, l'autre *postérieure.*

A. Les *faces* distinguées en droite et en gauche, planes, parsemées de nombreux sillons vasculaires veineux, et tapissées par la pituitaire, concourent à former la paroi interne, et l'ouverture gutturale des fosses nasales.

B. Le *bord supérieur* est creusé d'une mortaise large et profonde dans laquelle est reçu le bord inférieur de la cloison médiane du nez.

C. Le *bord inférieur*, un peu plus long que le supérieur, présente deux parties ; l'une *supérieure* ou *gutturale*, l'autre *inférieure* ou *maxillaire*. La première de ces deux parties, libre, tranchante, et tapissée par la membrane pituitaire, sépare les ouvertures postérieures des fosses nasales l'une de l'autre. La seconde, beaucoup plus étendue, est creusée, suivant sa longueur, d'une petite rainure, dans laquelle est reçue l'arête qui résulte de la réunion sur la ligne médiane des palatins et des sus-maxillaires.

D. L'*extrémité antérieure*, aplatie de dessus en dessous, et très mince, vient s'appuyer sur la lame osseuse par laquelle chacun des petits sus-maxillaires concourt à former le plafond de la bouche et le plancher des fosses nasales.

E. L'*extrémité postérieure* ou *sphéno-palatine*, aplatie de dessus en dessous, incurvée d'un côté à l'autre, et divisée par une échancrure en deux petites languettes triangulaires que l'on a comparées à des oreilles de chat, embrasse le corps du sphénoïde, et forme le contour inférieur d'un petit pertuis impair dans lequel s'enfonce le périoste, et que ne traversent ni vaisseaux ni nerfs.

Résumé des connexions. Le vomer s'articule avec dix

os : le sphénoïde, l'ethmoïde, les palatins, les ptérygoïdiens, les grands et les petits sus-maxillaires. Il sert de
support à la cloison cartilagineuse du nez , et concourt
à former la paroi interne et l'ouverture gutturale des cavités nasales.

Structure et *développement*. Le vomer est entièrement
formé de substance compacte, et il se développe par un
seul noyau d'ossification. *~~ ~~~~~~*

DIFFÉRENCES. Dans les autres animaux domestiques,
sans distinction d'espèces, le vomer est généralement
moins long et plus épais que dans les monodactyles.

DU MAXILLAIRE INFÉRIEUR.

Cet os qui constitue à lui seul la charpente de la
mâchoire diacranienne et dans lequel sont implantées
toutes les dents inférieures, est impair, symétrique, et
en forme de V dont les deux côtés ou branches relevées à leur extrémité supérieure et réunies à l'angle aigu
sur la ligne médiane à leur extrémité opposée, circonscrivent un espace de forme triangulaire nommé *intervalle intra-maxillaire* que remplissent le larynx, le pharynx et la langue.

On divise le maxillaire en trois parties dont une
moyenne, encore nommée *corps*, et deux *latérales* généralement connues sous le nom de *branches*.

1. La *partie moyenne*, épaisse et aplatie de dessus en
dessous, à peu près horizontale et non verticale comme
dans l'homme[1], porte les six dents incisives inférieures,

---

[1] La direction verticale de la partie moyenne du maxillaire dans les
bimanes, comparée à la direction horizontale que présente cette même
partie dans les animaux quadrupèdes, est un caractère distinctif de
l'homme qui seul est pourvu de ce qu'on appelle le *menton*.

et les crochets lorsqu'ils existent, soutient la lèvre inférieure, ainsi que la partie libre de la langue, et présente :
deux *faces*, l'une *supérieure*, l'autre *inférieure*; deux
bords, l'un *antérieur*, l'autre *postérieur*.

A. La face *inférieure*, *externe* ou *labiale*, convexe d'un
côté à l'autre et recouverte en partie par la muqueuse
gingivale, présente : sur la ligne médiane, soit une légère
crête, soit et le plus souvent un petit sillon nommé *symphyse maxillaire*, qui n'est autre que la trace de l'union
des deux pièces dont l'os est composé dans le jeune
âge, et sur chacun de ses côtés l'orifice inférieur du
conduit maxillaire, ou plus communément le *trou mentonnier*, par lequel sort pour aller se diviser dans la
lèvre inférieure, la branche terminale du nerf maxillaire.

Au niveau de ce trou la partie moyenne du maxillaire
présente un étranglement circulaire que l'on désigne
sous le nom de *col*[1].

B. La face *supérieure*, *interne* ou *buccale*, concave
d'un côté à l'autre, lisse, tapissée par la membrane
muqueuse de la bouche et creusée sur la ligne médiane
d'un petit sillon qui répète exactement celui de la face
inférieure, fait partie du plancher de la cavité buccale,
et soutient la partie libre de la langue.

C. Le *bord supérieur*, *antérieur* ou *alvéolaire*, disposé
en courbe parabolique horizontale, porte sur sa partie
antérieure découpée en feston, les *alvéoles* dans lesques
sont implantées les six dents incisives de la mâchoire
inférieure, et les deux crochets lorqu'ils existent. Par
chacun de ses côtés ce même bord concourt à la formation des espaces inter-dentaires inférieurs, que les
hippiatres ont encore désignés sous le nom de *barres*.

---

[1] C'est à ce point que le maxillaire se fracture le plus souvent.

D. Le *bord postérieur* dirigé verticalement et très court forme la limite antérieure de l'espace *intra-maxillaire*, et présente sur son milieu le sillon qui indique la séparation primitive de l'os en deux pièces.

2° Chaque *branche* du maxillaire, aplatie d'un côté à l'autre, horizontale dans ses deux tiers antérieurs, relevée de bas en haut et élargie dans le reste de son étendue, présente deux *faces*, une *externe*, une *interne*; deux bords, un *antérieur*, un *postérieur*, et deux *extrémités*, l'une *supérieure*, l'autre *inférieure*.

A. La *face externe*, garnie dans sa moitié supérieure environ de fortes empreintes destinées à l'attache du muscle masséter qui la recouvre, est lisse dans le reste de son étendue, et recouverte tant par le sous cutané de la face que par les muscles alvéolo et maxillo-labial.

B. La *face interne*, excavée supérieurement, garnie d'empreintes pour l'insertion du sphéno-maxillaire et percée à son centre d'un trou qui est l'orifice supérieur d'un long conduit, nommé *maxillaire* ou *dentaire inférieur*, présente dans sa portion inférieure qui est assez régulièrement plane et tout près du bord dans lequel sont creusés les alvéoles, une ligne ondulée dite *myléenne* (de μυλος, dent molaire) à laquelle s'attache le muscle mylo-hyoïdien ; puis un peu plus bas et en regard du troisième alvéole une légère *excavation* qui répond à la glande sublinguale.

C. *Bord supérieur antérieur*, ou *alvéolaire*. Horizontal, très épais et festonné à sa partie moyenne où sont creusés les alvéoles destinés à recevoir les racines de six ou de sept des dents molaires inférieures, relevé à angle obtus, concave et pourvu d'une lèvre raboteuse destinée à l'insertion des muscles alvéolo et maxillo-labial dans sa partie supérieure, le bord antérieur du maxillaire est

aminci et quelquefois même tranchant à sa partie antérieure, par laquelle il se réunit au bord alvéolaire du
corps de l'os pour concourir à former l'espace inter-
dentaire inférieur.

D. *Bord postérieur* ou *inférieur.* Droit, légèrement arrondi d'un côté à l'autre, et pourvu de quelques légères
empreintes destinées à l'insertion de la branche diga-
strique du stylo-maxillaire depuis son extrémité antérieure jusqu'au niveau de la dernière dent molaire, le
bord postérieur du maxillaire est, à partir de ce dernier point, relevé verticalement, convexe, très épais,
comme refoulé sur lui-même et recouvert en partie par
le bord antérieur de la glande parotide. La ligne de dé-
marcation entre la portion droite et la portion recourbée
de ce bord est indiquée par une large scissure nommée
maxillaire, dans laquelle passent l'artère et la veine
glosso-faciales.

La partie refoulée du bord postérieur qui a reçu le
nom de *tubérosité maxillaire*, et à laquelle s'insèrent le
le stylo et le sterno-maxillaire, correspond exactement
à l'angle de la mâchoire inférieure de l'homme.

E. *Extrémités.* Chacune des *branches* du maxillaire
porte à son extrémité supérieure deux éminences : l'une
antérieure non articulaire, aplatie d'un côté à l'autre
et renversée en arrière ; c'est l'*apophyse coronoïde* dont
les dimensions sont toujours en porportion rigoureuse
avec la profondeur de la fosse temporale, et conséquemment avec le volume du muscle crotaphite auquel
elle sert d'insertion et de bras de levier ; l'autre éminence, oblongue transversalement, et convexe d'avant
en arrière, est un *condyle* par lequel le maxillaire
inférieur répond à la portion squameuse du temporale.
Ces deux éminences sont séparées l'une de l'autre par

une grande échancrure appelée *sigmoïde* en raison de
sa forme, ou *corono - condylienne* en raison de sa position et dans laquelle passent des vaisseaux et des
nerfs. A son extrémité inférieure qui est tout à fait
fictive, et tout près du bord postérieur, chacune des
branches du maxillaire porte un ou plusieurs petits tubercules, dont l'ensemble a reçu le nom d'apophyse *géni*,
ou de *surface génienne*. C'est à ces petites éminences que
s'insèrent les muscles génio-glosse et génio-hyoïdien.

Résumé des connexions. Le maxillaire inférieur s'articule avec deux os seulement, les temporaux. Il loge
toutes les dents de la mâchoire inférieure dont le nombre varie de dix-huit à vingt-deux , soutient la langue,
concourt à former les parois tant latérales qu'inférieure
de la bouche, supporte la lèvre inférieure , et donne attache à onze muscles pairs, qui sont : le masséter externe,
le masséter interne , le crotaphite , le stylo-maxillaire,
l'alvéolo-labial, le maxillo-labial , le labial, le sterno-
maxillaire, le mylo-hyoïdien, le génio-hyoïdien , et le
génio-glosse.

Structure. Formé à l'extérieur de substance compacte,
et à l'intérieur de tissu spongieux , le maxillaire est
creusé suivant sa longueur d'un canal appelé *dentaire
inférieur*, que parcourent la branche maxillaire du nerf
trifacial et l'artère dentaire inférieure. Ce canal dont on
aperçoit l'orifice supérieur à la face interne de chaque
branche, suit la direction du bord postérieur, se rétrécit
graduellement, et parvenu au niveau de la première dent
molaire, il se divise en deux branches , la plus considérable s'ouvre par le trou *mentonnier*, l'autre branche
continue le trajet primitif du canal, dans l'épaisseur de la
partie moyenne de l'os où elle ne tarde pas à disparaître.

Dans son trajet, le canal dentaire communique avec

l'intérieur des alvéoles par une multitude de petits trous qui livrent passage aux vaisseaux et aux nerfs dentaires.

Ce canal est d'autant plus grand et plus rapproché du bord postérieur de l'os, que le sujet est plus jeune ; à partir de l'époque, à laquelle les dents ont complété leur évolution, il se rétrécit, et finit avec l'âge par s'oblitérer complètement.

Développement. Le maxillaire inférieur se développe par deux noyaux d'ossification latéraux, qui, en se réunissant sur la ligne médiane, forment la partie moyenne de l'os.

Différences. 1° Dans les didactyles, le maxillaire inférieur est proportionnellement moins volumineux que dans les monodactyles. Sa partie moyenne élargie en forme de palette porte huit dents incisives au lieu de six. Les espaces inter-dentaires sont très grands et indivis, attendu qu'il n'existe jamais de dents laniaires dans ces animaux. Généralement les deux branches du maxillaire restent mobiles l'une sur l'autre pendant toute la durée de la vie ; s'il existe des exceptions à cet égard, elles s'appliquent plus spécialement à la brebis et à la chèvre. Le bord postérieur de chacune de ces deux pièces osseuses est courbe dans toute sa longueur et tranchant au point où il est comme refoulé dans les solipèdes. Les apophyses coronoïdes sont plus élevées, plus larges et plus inclinées que dans le cheval ; les condyles sont aussi plus volumineux.

2° Dans le porc, le maxillaire, proportionnellement plus fort que dans les autres animaux domestiques, ne ne porte point de col : sa partie moyenne se termine en pointe ; le canal dentaire s'ouvre inférieurement par deux orifices principaux dont l'un se trouve placé près de la surface génienne. Les condyles sont quadrilatères, et les apophyses coronoïdes sont très courtes.

3° Dans le chien et le chat, le maxillaire inférieur est proportionnellement moins large, mais plus épais que dans les autres animaux domestiques. Les branches portent à leur face externe une excavation que remplit le muscle masséter, et à l'extrémité supérieure de leur bord inférieur une tubérosité très saillante, à laquelle s'insèrent en commun les muscles zygomato et sphéno-maxillaires. Les apophyses coronoïdes témoignent par leur élévation, leur largeur et leur direction verticale, de l'intensité d'action de la puissance musculaire à laquelle chacune d'elles donne attache. Les trous mentonniers sont doubles, les espaces inter-dentaires sont très courts. Les deux pièces dont cet os est formé ne se soudent entre elles que fort tard ou même jamais. Dans le chien, chacune des deux branches du maxillaire porte onze dents, dont trois incisives, un crochet et sept molaires; tandis que dans le chat, chacune de ces pièces, courbe suivant ses faces et suivant ses bords, ne porte que sept dents, dont trois incisives, un crochet et trois molaires seulement.

DE LA FACE EN GÉNÉRAL.

Prolongée en avant du crâne auquel elle tient par toute l'étendue de sa base, la face représente dans son ensemble une sorte de pyramide symétrique à quatre pans irréguliers, dans l'épaisseur de laquelle sont creusées diverses cavités dont les unes servent de réceptacle aux organes de certains sens, tandis que les autres semblent avoir tout à la fois pour objet d'augmenter l'étendue des surfaces de cette sculpture osseuse et sa force de

résistance sans en augmenter sensiblement le poids. La
structure de cette partie de la tête est donc telle qu'on
peut lui considérer 1° une *surface extérieure* composée
de plusieurs plans ; 2° une *surface intérieure* qui comprend les diverses cavités dont cette partie est creusée.

SURFACE EXTÉRIEURE. Considérée extérieurement, la
face se circonscrit *entre* quatre *plans* principaux, un
antérieur, un *postérieur* et deux *latéraux*.

A. Le *plan antérieur*, à la formation duquel concourent
le frontal, les sus-nasaux, et les petits sus-maxillaires,
est borné supérieurement par une ligne transversale
tangente au plancher des orbites, latéralement par la
ligne sinueuse des sutures sus-maxillo-lacrymale, nasale, et inter-maxillaire.

On y remarque sur la ligne médiane l'épine sus-nasale,
plus bas l'orifice supérieur ou externe du conduit inflexe ou incisif que traverse la branche anastomotique
des deux artères palato-labiales, et sur les côtés les ouvertures antérieures des fosses nasales, circonscrites en
dehors par le biseau du petit sus-maxillaires, et séparées
l'une de l'autre par la cloison cartilagineuse médiane qui
fait suite à la lame perpendiculaire de l'ethmoïde.

B. Le *plan postérieur*, circonscrit supérieurement
par la base du crâne, latéralement par les branches du
maxillaire inférieur, et par les arcades dentaires, fait
partie intégrante de la cavité buccale. On y observe :
tout à fait en haut les ouvertures postérieures ou gutturales des fosses nasales ; vastes pertuis oblongs, circon-
scrits par les palatins, et séparés l'un de l'autre par le
bord inférieur du vomer. En avant de ces deux grandes
ouvertures, la voûte osseuse du palais avec sa crête médiane, ses trous, ses scissures et ses ouvertures incisives.

C. Sur chaque *plan latéral* se voient : en haut l'ou-

verture de l'orbite, un peu plus bas la crête zygomatique à laquelle s'insère le masséter, la ligne sinueuse des dents qui garnissent le bord alvéolaire des
deux mâchoires, les espaces inter-dentaires tant supérieurs qu'inférieurs, enfin les orifices externes des
deux conduits maxillaires que traversent les nerfs dentaires inférieurs.

SURFACE INTÉRIEURE. La face est creusée de quatre
grandes cavités : deux externes appelées *orbites*, et deux
internes appelées *fosses nasales*.

DES ORBITES.

Situées à l'extrémité supérieure de chacun des plans
latéraux de la face, et tapissées dans l'état frais
par une membrane fibreuse, nommée *gaîne oculaire*,
qui les complète et les sépare tout à la fois des fosses
temporales avec lesquelles elles communiquent largement dans le squelette, les orbites sont deux grandes
cavités conoïdes, ouvertes obliquement en avant, et à chacune desquelles nous distinguerons deux parois osseuses,
l'une *supérieure*, l'autre *inférieure*, une *ouverture* et un
fond.

A. La *paroi supérieure*, ou la *voûte* de l'orbite, est
formée par le frontal et le sphénoïde; légèrement concave d'avant en arrière, et fortement inclinée en arrière
en bas et en dedans, elle présente l'orifice inférieur du
trou surcilier, la fossette, sur les côtés de laquelle s'attache la trochlée du muscle grand oblique de l'œil, et
près du fond de la cavité l'orifice externe du trou orbitaire.

B. La *paroi inférieure* ou le *plancher* de l'orbite, est
formée par le lacrymal et le zygomatique; on y remarque
l'orifice supérieur du conduit lacrymal, et la fossette du

même nom dans laquelle s'insère le muscle petit oblique de l'œil.

En arrière et en dehors, la gaîne oculaire complète les parois de l'orbite et tient lieu du diaphragme osseux qui, dans l'homme, sépare cette cavité des fosses temporales et zygomatique.

C. L'*ouverture* ou la *base* de l'orbite a la forme d'un ovale dont le grand diamètre serait dirigé obliquement en bas, en avant et en dehors. Cet orifice est circonscrit par un rebord ou *sourcil* saillant, formé en haut et en dedans par le frontal, en dehors par le zygomatique, en bas par le lacrymal.

D. Le *sommet* et mieux le *fond* de l'orbite répond à l'hiatus dans lequel viennent s'ouvrir les divers conduits sphénoïdaux, les conduits optique et vidien.

La cavité orbitaire est circonscrite par six os : le frontal, le lacrymal, le zygomatique, le palatin, le temporal et le sphénoïde ; elle loge le globe de l'œil et ses annexes, savoir : les cinq muscles droits, les deux obliques et le releveur propre de la paupière supérieure, la glande et la caroncule lacrymales, le réservoir du même nom, le corps clignotant, le coussinet adipeux sur lequel repose le globe oculaire, les nerfs optique, oculo-moteurs commun, externe et interne, la branche ophthalmique du nerf trifacial, et l'artère oculaire avec ses nombreuses divisions.

DES FOSSES NASALES.

Spécialement affectées au sens de l'odorat, les fosses nasales sont deux vastes cavités anfractueuses qui occupent la partie moyenne de la face. Séparées l'une de l'autre par une cloison médiane verticale, ces cavités

sont pourvues chacune en particulier de deux larges
orifices : l'un antérieur, par lequel elles s'ouvrent au
dehors, l'autre postérieur ou guttural, par lequel elles
communiquent avec le pharynx.

Chaque fosse nasale comprend deux parties distinctes
bien que continues entre elles ; l'une constitue la *narine*
ou la *fosse nasale* proprement dite, et l'autre les *sinus*.

1º La fosse nasale proprement dite, tapissée dans toute
son étendue par la membrane pituitaire, présente quatre
parois, une *supérieure*, une *inférieure* et deux *latérales*.

A. La *paroi supérieure* ou la *voûte*, à la formation de
laquelle concourent le frontal et le sus-nasal, fait partie
du méat supérieur des cavités nasales, et constitue une
gouttière étroite prolongée de l'orifice antérieur de ces
cavités à la base des volutes ethmoïdales.

B. La *paroi inférieure* ou le *plancher*, formée par le
palatin et les sus-maxillaires, fait partie du méat inférieur;
elle constitue une large gouttière, étendue en ligne
droite de l'ouverture antérieure à l'ouverture postérieure
ou gutturale des cavités nasales.

C. La *paroi externe*, triangulaire verticale et très anfractueuse, est formée par les os sus-maxillaires, les cornets et les volutes ethmoïdales. On y remarque, tout à fait
en haut, le méat supérieur dont l'extrémité postérieure,
inclinée en bas et recourbée, aboutit au fond des fosses
nasales; plus bas le cornet supérieur; au dessous le méat
moyen dans le fond duquel se voit l'ouverture demi-
circulaire et excessivement étroite, mais toujours béante,
au moyen de laquelle tous les sinus du même côté communiquent en commun avec la fosse nasale correspondante; plus bas encore et sur chacun des côtés du méat
moyen les espèces de fentes allongées par lesquelles le
compartiment inférieur de chacun des cornets s'ouvre

dans la fosse nasale; enfin au dessous du méat moyen, le cornet maxillaire, et la paroi latérale du méat inférieur.

D. La *paroi interne*, plane et verticale, est formée par le vomer, la lame perpendiculaire de l'ethmoïde et la cloison cartilagineuse du nez.

2° **Les sinus** sont de vastes cavités anfractueuses terminées en cul-de-sac, et tapissées par une membrane muqueuse d'une excessive ténuité, par lesquelles les fosses nasales se prolongent dans l'épaisseur de certains os, et qui appartiennent les uns à la mâchoire supérieure, les autres en moins grand nombre aux parois de la cavité cranienne.

Dans le cheval adulte, on compte trois principaux sinus de chaque côté. Le premier, à la formation duquel concourent le frontal, le sus-nasal, le cornet supérieur et l'ethmoïde, est appelé *sinus frontal*. Le second, formé par le sphénoïde et le palatin, mais plus spécialement par le premier de ces deux os, est nommé *sinus sphénoïdal*. Le troisième, constitué tout à la fois par le grand sus-maxillaire, le lacrymal, le zygomatique, l'ethmoïde et le cornet inférieur, est connu sous le nom de *sinus maxillaire*.

Ouvertes l'une dans l'autre, et divisées en un nombre variable de compartiments par des lames osseuses qui s'étendent de l'une à l'autre de leurs parois, ces trois grandes cavités communiquent toutes ensemble avec la fosse nasale du même côté, par la seule ouverture en forme de fente demi-circulaire qui se trouve située au fond du méat moyen; mais les sinus droits sont complètement séparés des gauches tant par la masse entière de l'ethmoïde, que par deux cloisons osseuses médianes verticales diversement bossuées, dont une *sphénoïdale*, qui se perfore toujours avec l'âge, et l'autre *frontale*, qui ne présente jamais ce genre d'altération sénile.

Pendant toute la durée de la vie fœtale les sinus n'offrent que très peu d'étendue ; mais à partir de la naissance jusqu'au terme de la vie ces cavités se développent de plus en plus, et leur agrandissement dépend tout à la fois de l'écartement gradué des deux tables des os au centre desquels elles ont d'abord apparu, et de l'amincissement progressif des cloisons osseuses qui les divisent ou les séparent les uns des autres, et de la pousse des dents.

Tous les sinus n'apparaissent point en même temps : les sinus frontaux sont ceux qui se développent les premiers ; viennent ensuite les sinus sphénoïdaux, et en dernier lieu les sinus maxillaires ; enfin, vers l'âge de sept à huit ans, on voit apparaître au dessus des racines des trois avant molaires supérieures, et conséquemment dans l'épaisseur du grand sus-maxillaire, un dernier sinus maxillaire inférieur que sépare du supérieur une lame osseuse qui ne tarde pas à se perforer. C'est dans ce sinus maxillaire inférieur que s'accumulent et séjournent presque toujours les produits morbides qui prennent naissance dans les autres, ce qui dépend, sans aucun doute, de sa position déclive par rapport à l'ouverture au moyen de laquelle il communique avec la fosse nasale correspondante.

DIFFÉRENCE. 1° Dans les didactyles, les sinus incomparablement plus spacieux que dans les autres animaux, forment de chaque côté de la ligne médiane cinq compartiments principaux séparés par des cloisons qui se perforent avec l'âge, et ayant cependant chacun une ouverture de communication particulière avec la fosse nasale du même côté.

Quatre de ces sinus, et ce sont les plus supérieurs, ont leur ouverture placée sous la plus antérieure des volutes ethmoïdales, et le cinquième vient s'ouvrir sous la base du cornet maxillaire.

2° Dans la brebis et la chèvre, les sinus ne diffèrent de ceux du bœufs que par un moindre développement.

3° Dans les tétractyles réguliers et irréguliers, mais dans ces derniers surtout, il n'existe, à proprement parler, qu'un seul sinus qui occupe la partie inférieure du front.

OS WORMIENS [1],

Os surnuméraires, os intercalés.

Dans les diverses espèces d'animaux domestiques, on rencontre aussi parfois entre les os du crâne, et même (quoique plus rarement entre ceux de la mâchoire supérieure) un plus ou moins grand nombre de petites pièces osseuses diversement configurées et sans position fixe, qui, de même que les os *wormiens* ou *épactaux* de l'homme, auxquels ces pièces sont identiques en tous points, offrent tantôt la même épaisseur que les os entre lesquels elles sont placées, et qui d'autres fois ne semblent être que des parties détachées de l'une ou de l'autre des tables de l'os sur le contour duquel elles se trouvent situées. On les rencontre plus communément le long des sutures inter-pariétale, pariéto-occipitale et sus-maxillo-nasale. Quant au mode d'union de ces petites pièces osseuses, il est absolument le même que celui des os qui les entourent, et dont elles ne sont, à proprement parler, que des parties épiphysaires. Les mono-

---

[1] Du nom de *Wormius*, médecin de Copenhague.

dactyles et les tétradactyles irréguliers sont les animaux dans lesquels les os *wormiens* ou *épactaux* sont le plus communs.

DE L'HYOÏDE [1].

Suspendu obliquement de haut en bas et d'arrière en avant dans le fond de l'espèce intra-maxillaire, en dessous du crâne auquel il est uni par une de ses extrémités, entre la base de la langue, le larynx et le pharynx auxquels il sert de support, l'hyoïde constitue, non un seul os, mais bien un petit appareil osseux composé de cinq pièces articulées entre elles, et que certains anatomistes considèrent comme autant d'os distincts.

De ces cinq petites pièces osseuses, la moyenne est appelée *corps*, et les quatre pièces latérales, deux de chaque côté, sont désignées sous le nom de *branches* ou *cornes*, et distinguées en *grandes* et en *petites*.

A. Le *corps*, impair et recourbé en arc d'un côté à l'autre, constitue la pièce fondamentale de l'appareil hyoïdien; il représente une espèce de fourche qui embrasse le cartilage thyroïde et sert de support aux quatre pièces latérales. Du milieu de sa convexité qui regarde en avant, on voit surgir une longue apophyse aplatie d'un côté à l'autre, et terminée par une pointe aiguë; cette éminence que l'on désigne en vétérinaire sous le nom d'*appendice antérieur* du corps de l'hyoïde, donne attache au tissu musculeux de la langue qui l'environne de toutes parts. Par sa concavité qui est tournée en arrière, le corps de l'hyoïde donne attache à un grand ligament jaune élastique qui l'unit au bord supérieur du cartilage thyroïde.

---

[1] Du grec ὑοειδής en forme de la voyelle r (upsilon).

Sa face supérieure, lisse et légèrement excavée à son centre où elle est recouverte par une couche de tissu adipeux, présente sur chacun de ses côtés une petite éminence diarthrodiale hémisphérique, au moyen de laquelle elle s'articule avec les deux petites branches : le pourtour de ces deux éminences est garni d'empreintes destinées à l'attache des muscles grand et petit kerato-hyoïdien.

Sa face inférieure est plane et garnie d'empreintes pour l'attache des muscles sterno-hyoïdien, sous-scapulo-hyoïdien, mylo-hyoïdien et hyo-thyroïdien.

A chacune de ses extrémités qui sont tournées en arrière, le corps de l'hyoïde porte un fibro-cartilage par l'intermédiaire duquel il s'unit au bord supérieur du thyroïde.

B. Les *grandes branches*, encore nommées *grandes cornes* ou *branches keratoïdes* [1] de l'hyoïde, constituent deux petites pièces osseuses allongées très minces, aplaties d'un côté à l'autre et incurvées dans le même sens, à chacune desquelles on distingue : deux *faces*, l'une *externe*, l'autre *interne*, que tapisse la muqueuse des poches gutturales ; deux bords, un *supérieur*, un *inférieur*, et deux extrémités, l'une *antérieure*, l'autre *postérieure*.

La *face externe*, légèrement concave, porte quelques empreintes destinées à l'attache des muscles keratoglosse et grand kerato-hyoïdien.

La *face interne*, convexe, présente vers son milieu une ligne de petites aspérités pour l'implantation du muscle kerato-pharyngien.

Le *bord supérieur* ou *antérieur* donne attache dans la moitié environ de son étendue, à un ligament jaune élas-

---

[1] Du grec κερας corne, et ειδος forme.

tique qui attache et suspend l'appareil hyoïdien à l'apophyse ptérygoïde.

Le *bord inférieur* ou *postérieur*, plus étendu que le précédent, présente deux parties, l'une horizontale au bas de laquelle s'attache le petit kerato-hyoïdien ; l'autre verticale, beaucoup plus courte, sur laquelle s'implante le muscle stylo-hyoïdien. Dans la ponction des poches gutturales par le haut, on prend ordinairement pour guide l'angle arrondi et légèrement renflé que décrit le bord postérieur au point où il change de direction.

Par son *extrémité supérieure* ou *postérieure*, qui est légèrement renflée, chacune des grandes branches s'articule avec le prolongement hyoïdien du temporal au moyen d'un petit cartilage cylindroïde qui s'ossifie en partie, mais très rarement en totalité avec l'âge.

Par leur *extrémité inférieure* ou *antérieure*, les grandes branches sont également unies aux petites par l'intermédiaire d'un cartilage au centre duquel on rencontre presque toujours un petit noyau osseux de forme ovoïde, qui peut être considéré comme le rudiment de la seconde petite branche que présente de chaque côté l'hyoïde des animaux didactyles.

Chacune des deux petites branches, longue de quatre à cinq centimètres environ, rétrécie et aplatie d'un côté à l'autre dans le milieu, se trouve placée dans une direction oblique de haut en bas et d'avant en arrière entre le corps de l'hyoïde avec lequel elle s'articule au moyen d'une petite cavité glénoïdale creusée sur son extrémité inférieure, et l'extrémité inférieure de la grande branche du même côté avec laquelle elle se trouve unie par l'intermédiaire d'un cartilage dont il a été fait mention plus haut.

Résumé des connexions. L'hyoïde s'articule avec les

deux temporaux et avec le cartilage thyroïde ; il sert de
support et d'élément d'action à la langue, au larynx
ainsi qu'au pharynx, et donne attache à quatorze muscles, qui sont : la sterno, le sous-scapulo, le génio, le
stylo, le grand et le petit kerato-hyoïdien, le keratoglosse, l'hypoglosse, le lingual, l'hyo et le kérato-pha-
ryngien, l'hyo-thyroïdien, et l'hyo-épiglottique le seul
de tous ces muscles qui soit impair.

Structure. De même que les os allongés à la classe
desquels il appartient, l'hyoïde est formé de substance
compacte et de substance spongieuse ; cette dernière
substance abonde surtout dans le corps et les petites
branches, tandis que la première prédomine sur elle dans
presque toute l'étendue des grandes branches.

Développement. L'hyoïde se développe par neuf
noyaux principaux d'ossification, savoir : trois pour le
corps, dont un impair qui porte l'appendice, un pour
chacune des grandes branches, et deux pour chacune
des petites, auxquels il faut encore ajouter ceux que l'on
rencontre presque toujours dans l'épaisseur du cartilage
qui unit les grandes branches avec les petites.

DIFFÉRENCES. 1° Dans les didactyles adultes, l'hyoïde
se compose de sept pièces, savoir : un corps dont l'appendice ne constitue qu'un simple mamelon, et six branches, une grande et deux petites de chaque côté.

2° Dans le porc, l'hyoïde parvenu à son entier développement se compose de trois pièces seulement, un
corps plus considérable que dans les autres animaux, et
sans appendice avec lequel les petites branches sont
soudées, et deux branches très étroites, contournées
en *S*, qui sont unies par un grand ligament jaune élastique aux temporaux et aux apophyses qui tiennent lieu
de petites branches.

3° Dans le chien et le chat, l'hyoïde se compose de neuf pièces, dont trois pour le corps. Les cartilages qui unissent les petites branches aux grandes, et celles-ci aux temporaux, ont beaucoup plus de longueur que dans la plupart des autres animaux, et la pièce impaire du corps ne porte pas d'appendice.

DU BASSIN.

Le bassin est une grande cavité conoïde, symétrique, à parois osseuses et ligamenteuses, qui renferme, soutient et protège une partie des organes génitaux et urinaires, plus l'extrémité postérieure du tube digestif. Situé à la suite de l'abdomen qu'il termine, en dessous de la région sacro-coccygienne qu'il supporte, et au dessus des deux fémurs qui lui servent d'appui, le bassin est formé, supérieurement par le *sacrum* et le *coccyx*, inférieurement et latéralement par les deux *coxaux*.

DU SACRUM [1].

Impair, aplati de dessus en dessous, de forme triangulaire, légèrement incurvé sur lui-même d'avant en arrière, et creusé à l'intérieur d'une cavité qui termine le canal rachidien, le sacrum forme toute la partie supérieure de l'enceinte du bassin. Il s'articule antérieurement avec la dernière vertèbre lombaire, postérieurement avec le premier os coccygien et latéralement avec les coxaux, entre lesquels il se trouve enclavé à la manière d'un coin horizontal. *2 faces, 3 bords, 3 angles*

A. La *face supérieure* ou *spinale* du sacrum offre sur la ligne médiane cinq longues éminences dont l'ensemble a reçu le nom d'épine sus-sacrée. Ces apophyses, en tout

---

[1] Du latin *sacer*, sacré.

semblables à celles des vertèbres, diminuent graduellement de longueur de la seconde à la cinquième; elles sont réunies inférieurement, renflées à leur sommet, qui est parfois bifide, et inclinées en arrière; de chaque côté de leur base il existe une gouttière à insertion musculaire, au fond de laquelle se remarquent les quatre trous sus-sacrés qui, analogues aux trous intervertébraux, communiquent avec le canal intérieur de l'os; ces trous sont traversés par les branches supérieures des nerfs sacrés, et par des divisions vasculaires.

Deux plans diarthrodiaux, d'une forme très irrégulière, correspondant à de semblables plans des coxaux, complètent, avec les empreintes ligamenteuses qui les circonscrivent, le nombre des parties que le sacrum présente à sa face supérieure.

B. La *face inférieure*, *pelvienne* ou *rectale* du sacrum, lisse, et légèrement concave dans le sens de la courbure que décrit l'os, forme le plafond de la cavité pelvienne, et répond au rectum; sur chacun de ses côtés se remarquent les quatre trous sacrés inférieurs ou sous-sacrés, dont le diamètre va en diminuant du premier au dernier. Plus grands que les supérieurs, en regard desquels ils sont percés, les trous sous-sacrés communiquent aussi avec le canal intérieur de l'os; ils livrent passage aux branches inférieures des nerfs sacrés, et à des divisions vasculaires.

C. Le *bord antérieur* allongé dans le sens transversal et très épais forme en quelque sorte la base de l'espèce de pyramide que représente le sacrum. On y voit: sur la ligne médiane une surface articulaire ellipsoïde, et légèrement convexe suivant ses deux diamètres, par laquelle le sacrum répond au corps de la dernière vertèbre lombaire: immédiatement au dessus de cette surface l'orifice antérieur du canal sacré, et sur ses côtés les deux apophyses articulaires qui correspondent à celles de la dernière vertèbre lombaire ; enfin deux échancrures destinées à la formation des deux derniers trous de conjugaison séparent la surface articulaire médiane, de deux autres surfaces diarthrodiales ovalaires, au moyen desquelles le sacrum s'articule avec les apophyses transverses de la dernière vertèbre des lombes.

D. Chaque *bord latéral* concave d'un côté à l'autre se termine par une lèvre rabotteuse sur laquelle s'attachent les ligaments ilio-sacré postérieur et sacro-ischiatique.

E. Les deux *angles antérieurs* amincis et terminés en pointe aiguë sont parsemés d'empreintes pour l'insertion du ligament sacro-iliaque.

F. L'*angle postérieur* épais et comme tronqué présente : dans son milieu une surface de forme ovalaire pour l'articulation du sacrum avec le premier os coccygien, et sur ses côtés deux échancrures qui, réunies à deux autres échancrures du premier os coccygien, forment deux trous de conjugaison qui sont appropriés aux mêmes usages que les trous intervertébraux auxquels ils correspondent parfaitement.

G. Le *canal* intérieur du sacrum affecte une forme réllèrement triangulaire, et diminue graduellement de largeur d'avant en arrière.

Résumé des connexions. Le sacrum s'articule antérieurement avec la dernière vertèbre lombaire, postérieurement avec le coccyx, et latéralement avec les coxaux ; il donne attache à sept muscles pairs qui sont : les sacro-coccygiens, supérieur, inférieur et latéral, deux des ischio-tibiaux, le pyramiforme et le carré des lombes.

Développement. Le sacrum se compose de cinq pièces, qui présentent chacune en particulier la même forme, la même structure et le même mode de développement que les vraies vertèbres. Dans le cheval, de même que dans la plupart des autres animaux domestiques, les vertèbres sacrées se soudent ordinairement entre elles, non seulement par le corps, et par les apophyses transverses et articulaires, mais encore par les apophyses épineuses. Assez souvent même dans le cheval il s'établit avec l'âge une semblable soudure entre la dernière vertèbre sacrée et le premier os coccygien, qui alors semble faire partie intégrante du sacrum.

La soudure très précoce des vertèbres sacrées est suffisamment justifiée, je crois, par la grande solidité dont le sacrum devait jouir de bonne heure comme pièce de support et d'appui.

DIFFÉRENCES. 1° Didactyles. Composé de cinq vertèbres comme celui du cheval, le sacrum du bœuf est proportionnellement plus volumineux et surtout beaucoup plus courbé sur lui-même, aussi sa concavité inférieure se trouve-t-elle par cela même beaucoup plus prononcée. Les apophyses épineuses, plus larges et plus épaisses que dans aucun autre animal domestique, sont ordinairement soudées entre elles tant par leurs extrémités que par leurs bords. Les trous sacrés, supérieurs et inférieurs, sont en même nombre, mais beaucoup plus grands que dans le cheval. Les facettes diarthrodiales, par lesquelles le sacrum du cheval s'articule avec les apophyses transverses de la dernière vertèbre, manquent complètement dans le bœuf, comme du reste dans tous les autres animaux domestiques. Les bords latéraux du sacrum sont tranchants, fortement déjetés en bas, et surmontés par une rangée de tubercules à insertions ligamenteuses qui représentent des apophyses articulaires soudés entre elles.

2° Bien que le sacrum de la brebis et de la chèvre ne se compose que de quatre vertèbres, et quelquefois même de trois seulement, que conséquemment l'épine sus-sacrée ne soit formée que de quatre éminences, et qu'il n'y ait que trois trous sacrés supérieurs et inférieurs de chaque côté, cet os n'en a pas moins, par sa conformation et son mode d'articulation avec la dernière vertèbre des lombes, la plus parfaite ressemblance avec celui du bœuf.

3° Les quatre vertèbres dont se compose le sacrum du porc, proportionnellement plus longues que dans les autres animaux, manquent complètement d'apophyse épineuse, et ne se soudent entre elles que fort tard. Les trous sacrés, au nombre de six de chaque côté, dont trois supérieurs et trois inférieurs, vont comme dans le cheval en diminuant de largeur d'avant en arrière. La face inférieure du sacrum offre une succession d'étranglements et de renflements transversaux.

4° Dans les carnivores, comme dans l'homme, le sacrum se présente sous la forme d'une pyramide irrégulièrement quadrangulaire à sommet tronqué. Cet os ne se composant que de trois vertèbres, ne porte conséquemment que trois apophyses épineuses et quatre trous de chaque côté, dont deux supérieurs et deux inférieurs. La surface articulaire par lequel le sacrum répond à chacun des deux coxaux, regarde directement en dehors et non en haut comme dans les monodactyles. A son sommet se voient quatre éminences tout à fait semblables à celles que l'on a désignées dans l'homme sous les noms de *grandes* et *petites cornes* du sacrum. De ces quatre éminences, les deux plus petites, placées au dessus de l'orifice postérieur du canal sacré, ne sont autres que deux apophyses articulaires diarthrodiales par lesquelles le sacrum répond au premier os coccygien. Les grandes cornes du sacrum sont tout simplement des éminences d'insertion.

DU COCCYX[1]. *et aj Dela queue*

Formé d'une série de petits os courts, impairs, articulés l'un à la suite de l'autre, et au nombre de ~~douze~~ à *14 à 18* ~~vingt~~ dans les monodactyles, le coccyx fait continuité au sacrum, et constitue sous la forme d'une pyramide irrégulièrement quadrangulaire, la base de cette partie détachée du tronc à laquelle on a donné le nom de queue.

Tout à fait analogues aux vraies vertèbres dont ils diffèrent cependant par le manque d'apophyses articulaires, les os coccygiens vont en diminuant graduellement de volume du premier, qui constitue la base de l'espèce de pyramide que représente l'ensemble du coccyx au dernier qui en forme le sommet.

Les lames des vertèbres caudales dont l'étendue va aussi en diminuant graduellement d'avant en arrière, ne se rejoignent déjà plus sur la ligne médiane dans la troisième. Encore moins allongées, et conséquemment plus écartées l'une de l'autre par leur sommet dans la quatrième vertèbre caudale, et successivement dans la cinquième et la sixième, ces lames ne constituent plus dans les vertèbres suivantes que deux petites crêtes dont il n'existe même plus aucune trace dans les trois ou quatre dernières, qui se trouvent être ainsi réduites à un corps très exigu.

Résumé des connexions. Le coccyx s'articule au moyen de sa première pièce avec le sacrum, de la même manière que les vraies vertèbres s'articulent entre elles par leur corps, et il donne attache aux quatre muscles dits coccygiens.

Structure. La texture éminemment spongieuse des os

[1] Du grec κοκκυξ, coucou.

coccygiens, rend raison de la légèreté spécifique qu'ils présentent.

Développement. Les deux premières vertèbres caudales, les plus complètes de toutes, se développent, comme la plupart des vraies vertèbres, par cinq noyaux d'ossification, dont trois primitifs et deux autres épiphysaires ; tandis que les autres, dans lesquelles la partie spinale est très incomplète ou manque tout à fait, se développent par trois noyaux d'ossification seulement, qui correspondent exactement à ceux du corps des autres vertèbres, et la dernière, qui est dépourvue de surface articulaire à son extrémité postérieure, n'en présente que deux.

Dans les sujets avancés en âge, on trouve assez souvent la première vertèbre coccygienne complètement soudée avec le sacrum.

DIFFÉRENCES. 1° Dans le bœuf, les vertèbres coccygiennes, au nombre de seize à dix-huit, sont généralement plus longues, plus épaisses et plus denses que dans le cheval ; leurs diverses éminences sont aussi plus prononcées.

2° Dans la brebis et la chèvre, les os coccygiens, au nombre de dix à seize seulement, offrent, à peu de chose près, la même configuration que dans le bœuf ; les cinq premiers concourent à la formation du canal rachidien.

3° Dans le porc, les os du coccyx, au nombre de ~~quatorze à seize~~ *18 à 23*, ont encore beaucoup de ressemblance avec ceux des didactyles ; le canal rachidien ne se prolonge pas au delà du troisième.

Dans les carnivores, en tête desquels nous plaçons le chien, le nombre des vertèbres caudales varie de ~~six à~~ *de* dix-huit *à 21*.

Les quatre premières, tout à fait semblables aux vraies vertèbres, forment des anneaux complets et sont pourvues d'apophyses articulaires au moyen desquelles elles se correspondent mutuellement.

DU COXAL [1],

Os iliaque, os innominé, os des îles.

Situé dans une direction oblique, de haut en bas et d'avant en arrière, sur le côté de l'enceinte du bassin qu'il concourt à former, le coxal est un os pair aplati en deux sens différents, incurvé en arc, et tordu sur lui-même de telle sorte qu'il semble formé de deux parties, l'une supérieure, l'autre inférieure, que sépare un étranglement moyen, au centre duquel se remarque une cavité dite *cotyloïde*, par laquelle le coxal s'appuie sur le fémur correspondant.

C'est aussi de cette portion moyenne, comme d'un centre, que partent trois grands embranchements, qui constituent dans le jeune âge autant de pièces osseuses distinctes correspondant aux trois principaux noyaux d'ossification par lesquels se développe le coxal. De ces trois embranchements ou pièces osseuses, qu'à l'exemple d'un grand nombre d'anatomistes nous décrirons, non comme trois os distincts, mais bien comme trois régions d'un seul et même os, l'antérieure a été appelée *ilium*, ou *région iliale*, la moyenne *pubis*, ou *région pubienne*, et la postérieure *ischium*, ou *région ischiale*.

1° L'ilium [2], la plus étendue des trois régions du coxal, est aplati d'avant en arrière, incurvé en arc d'un côté à l'autre et de forme triangulaire. On lui considère : deux *faces*, trois *bords* et trois *angles*.

A. La *face externe*, ou *postérieure*, concave d'un côté à l'autre et garnie d'empreintes, forme une vaste fosse

---

[1] De *coxa*, hanche.

[2] De ἰλύω, je roule, j'entortille.

nommée *iliale*, que remplit le muscle grand fessier.

B. La face *inférieure*, *antérieure*, ou *iliaque*[1], comprend deux parties, l'une interne, diarthrodiale mamelonnée qui répond au sacrum[2]; l'autre externe, parsemée d'empreintes et de sillons vasculaires qui donne attache au psoas *iliaque* ainsi qu'à l'appareil ligamenteux périphérique de la symphyse sacro-iliaque.

Les *bords* sont distingués en *externe*, *interne* et *supérieur*. Tous les trois sont concaves et servent à des implantations.

A. Le *bord supérieur*, *antérieur*, ou *lombaire*, dirigé transversalement et pourvu d'une lèvre rugueuse qui fait épiphyse dans le jeune âge, donne attache au muscle ilio-spinal.

B. Le *bord externe*, ou *iliaque*, épais et arrondi, offre un grand trou nourricier et plusieurs larges scissures que parcourent les artères et les veines iliaco-musculaires.

C. Le *bord interne*, ou *ischiatique*, mince et tranchant, donne attache au ligament appelé sacro-ischiatique, et concourt par sa partie la plus excentrique à former la grande arcade que traversent les vaisseaux et nerfs fessiers.

D. Des trois *angles* de l'ilium, l'*externe* encore nommée angle de la hanche et correspondant à l'épine iliaque antérieure du coxal de l'homme, porte quatre tubérosités, accolées deux à deux, auxquelles s'attachent les muscles, moyen fessier, fascia lata, et petit oblique de l'abdomen. L'angle *postérieur*, ou *cotyloïdien*, allongé et de forme prismatique, se réunit aux angles correspondants du pubis et de l'ischium. On y remarque : une excavation

---

[1] Correspondant à la fosse iliaque antérieure du coxal de l'homme.
[2] Nommée dans l'homme surface auriculaire en raison de sa forme.

diarthrodiale destinée à la formation de la cavité cotyloïde; deux fortes empreintes pour l'attache du droit antérieur de la cuisse; une surface rugueuse, sur laquelle
s'implante le petit fessier, et une éminence (dite ilio-pectinée dans l'homme), sur laquelle s'insère le petit psoas.

2° LE PUBIS [1]. La plus petite des trois régions du coxal,
est aplati de dessus en dessous courbé en arc d'un côté
à l'autre, et de forme triangulaire. On lui distingue deux
faces, trois *bords*, et trois *angles*.

A. La *face externe*, ou *inférieure*, légèrement convexe
d'un côté à l'autre, et parsemée d'empreintes destinées
à l'attache des muscles pectiné et obturateur externe,
est creusée d'une large gouttière oblique en arrière et
en dehors dans laquelle est reçu un ligament nommé
pubio-fémoral.

C. La *face interne*, ou *supérieure*, plus ou moins concave, tapissée par le péritoine et creusée d'une large
scissure antéro-postérieure que parcourt l'artère obtu-
ratrice, soutient la vessie lorsqu'elle est dans un état
moyen de plénitude.

Les bords sont distingués en *antérieur*, *postérieur*, et
interne.

A. Le *bord antérieur* ou *abdominal*, dirigé transversalement et légèrement relevé à ses extrémités, porte
une lèvre rabotteuse à laquelle s'insèrent le pectiné et
les muscles des parois inférieures de l'abdomen.

B. Le *bord postérieur*, arrondi et concave, concourt
à la formation d'une vaste ouverture ovalaire, dite *sous-
pubienne* ou *sous-pelvienne*, que traversent les vaisseaux
et le nerf obturateur.

C. Le *bord interne*, le plus court mais le plus épais,
s'unit avec le bord correspondant du pubis opposé et

[1] De *pubere*, commencer à se couvrir de poils.

concourt à la formation de la symphyse pubienne.

Les *angles* du pubis sont distingués en *antérieur externe*, *antérieur interne*, et *postérieur*.

A. *L'angle antérieur externe*, ou *cotyloïdien*, le plus épais des trois, présente : deux facettes diarthrodiales concaves pour la formation de la cavité cotyloïde : une surface rugueuse, sorte d'arrière-fond où s'implante le ligament coxo-fémoral : une échancrure aux extrémités de laquelle s'attache un petit cordon ligamenteux qui complète le sourcil de la cavité cotyloïde; enfin la terminaison de la gouttière que parcourt le ligament pubio-fémoral.

B. *L'angle antérieur interne*, parfois beaucoup plus épais que les deux autres, s'unit avec l'angle correspondant du pubis opposé, et donne attache au tendon d'insertion des muscles abdominaux.

C. *L'angle postérieur*, concourt avec l'angle antérieur interne de l'ischium du même côté à la formation d'une sorte de pilier médian qui sépare les deux trous sous-pubiens l'un de l'autre.

3° L'ISCHIUM [1]. La moyenne en étendue des trois régions du coxal, est irrégulièrement quadrilatère, et aplati dans le même sens que le pubis avec lequel il forme la paroi inférieure ou le plancher du bassin.

On lui distingue deux *faces*, quatre *bords*, et quatre *angles*.

A. La face *externe*, ou *inférieure*, inclinée en bas vers la ligne médiane et parsemée d'empreintes destinées à l'attache des muscles biceps de la cuisse, demi-membraneux, et obturateur externe, porte une éminence allongée dite *épine ischiale*, à l'extrémité antérieure de laquelle s'insère le grêle interne.

---

[1] Venant peut-être de ἴσχω, je joins.

B. La face *interne*, ou *supérieure*, oblique dans le même sens que l'externe, et légèrement concave, est recouverte par l'obturateur interne auquel elle donne attache.

Les *bords* sont distingués en *externe*, *interne*, *antérieur*, et *postérieur*.

A. Le *bord externe*, épais et concave, porte une petite rainure dans laquelle s'attache le muscle ischio-trochantérien, et une coulisse sur laquelle s'infléchit et glisse le tendon commun aux muscles, obturateur interne, et sacro-trochantérien. *ou pyramidal*

B. Le *bord interne* est droit, et s'unit sur la ligne médiane avec le bord correspondant de l'ischium opposé.

C. Le *bord antérieur*, arrondi et concave, forme environ la moitié postérieure du contour de l'ouverture sous-pubienne. On y remarque un trou nourricier et quelques légères empreintes destinées à l'attache de l'obturateur externe.

D. Le *bord postérieur*, oblique de haut en bas et de dehors en dedans, est pourvu d'une grosse lèvre rabotteuse épiphysaire nommée *crête ischiale*, sur laquelle s'implante le pénis dans le mâle, et le clitoris dans la femelle. Les deux crêtes ischiales forment les côtés d'un angle obtus ouvert en arrière, qui constitue l'*arcade ischiale;* dans le mâle cette arcade loge le bulbe de l'urèthre, et le clitoris dans la femelle.

Les *angles* de l'ischium sont distingués en *antérieurs*, et en *postérieurs*.

A. L'*angle antérieur externe*, ou *cotyloïdien*, épais et prismatique, concourt à former la cavité cotyloïde, la crête qui circonscrit inférieurement la grande échancrure ischiatique et la surface d'insertion du pet. fessier.

B. *L'angle antérieur interne*, le moins volumineux, se réunit avec l'angle postérieur du pubis du même côté.

C. *L'angle postérieur externe*, destiné à l'attache des trois muscles ischio-tibiaux, forme une grosse proéminence aplatie d'avant en arrière à laquelle on a donné le nom de *tubérosité ischiale*.

D. *L'angle postérieur interne*, réuni avec l'angle correspondant de l'ischium opposé, donne implantation à quelques uns des faisceaux ligamenteux qui entourent la symphyse ischiale.

Résumé des connexions. Le coxal s'articule avec trois os, le sacrum, le fémur, et le coxal opposé; il donne attache à vingt-huit muscles pairs, qui sont le grand, le moyen, et le petit fessier, le court adducteur de la jambe, le pectiné, le biceps de la cuisse, les deux obturateurs, les jumeaux, le pyramidal, le long vaste, le biceps de la jambe, le demi-membraneux, le grêle interne, l'ilio-spinal, le grand dorsal, l'iliaque, le petit psoas, les quatre muscles des parois inférieures de l'abdomen, le fascia-lata, le droit et le grêle antérieur de la cuisse, les ischio-anal, coccygien et caverneux, et aux ligaments sacro-iliaque, ilio-sacrés, sacro-ischiatique, coxo et pubio-fémoral.

Par ses deux grandes ouvertures le coxal donne passage aux artères, veines et nerfs fessiers, ischio-musculaires, honteux internes, aux nerfs grand et petit sciatique, ainsi qu'aux vaisseaux et au nerf obturateurs; il forme la majeure partie de l'enceinte du bassin, sert d'enveloppe protectrice aux organes contenus dans cette grande cavité et de point d'appui à chacun des membres postérieurs.

Structure. Comme tous les os larges, le coxal est formé d'une couche de substance spongieuse comprise entre deux lames de substance compacte qui vont en augmentant graduellement d'épaisseur, de la circonférence de l'os vers sa partie moyenne où semblent se concentrer tous les efforts.

DIFFÉRENCES. 1° Dans le bœuf, le coxal est moins vertical, plus allongé, et beaucoup plus creux dans sa portion ischio-pubienne, mais moins rétréci à sa partie moyenne que dans le cheval; le sourcil de la cavité cotyloïde est très épais, et comme refoulé. L'angle externe de l'ilium ne porte que trois tubérosités au lieu de quatre; point de gouttière sur la face inférieure du pubis, non plus que dans les autres animaux, attendu le manque de ligament pubio-fémoral. L'épine ischiale est conique, et non en forme de crête comme dans les monodactyles. La crête sus-cotyloïdienne est très élevée et tranchante; de plus, la symphyse ischio-pubienne porte dans le milieu de sa surface externe une grosse éminence dont on ne retrouve même pas le vestige dans le cheval.

2° Dans le porc, une proéminence allongée qui rappelle assez bien l'épine de l'omoplate, divise la fosse iliale en deux parties. Le bord lombaire de l'ilium est convexe, disposition tout aussi propre à augmenter l'étendue de cette surface d'implantation que la concavité qu'elle présente dans le cheval. Du reste, à part ses dimensions moindres, le coxal du porc ressemble beaucoup à celui du bœuf.

3° Dans le coxal de la brebis et de la chèvre, la fosse iliale est divisée par une sorte de bosse allongée comme dans le porc, mais le bord lombaire de l'ilium est concave comme dans le bœuf. Du reste, sous le rapport de sa configuration générale, le coxal de ces deux espèces se rapproche plus de celui du cheval que de celui du bœuf.

4° Dans le coxal du chien, la fosse iliale résulte d'une dépression de la table extérieure de l'ilium, et non d'une simple incurvation de cette région tout entière, comme dans les autres animaux. L'épine ischiale ne constitue qu'une petite tubérosité.

5° Dans le chat, la fosse iliale est très peu profonde; mais il n'est point exact de dire qu'elle manque complètement.

DU BASSIN EN GÉNÉRAL.

Le bassin est, ainsi que nous l'avons déjà dit, une grande cavité osseuse qui occupe l'extrémité postérieure du tronc; il fait suite au rachis, complète la cavité abdominale dont il n'est, à proprement parler, qu'une dépendance, sert de receptacle à un grand nombre d'organes importants, et transmet aux membres postérieurs toute la partie du poids du tronc qu'il reçoit de la colonne vertébrale à laquelle il sert de support.

Le bassin a la forme d'un cône tronqué et déprimé d'un côté à l'autre, dont la base regarde en avant et le sommet en arrière. On lui distingue deux *surfaces*, l'une *extérieure*, l'autre *intérieure;* et deux *circonférences*, l'une *antérieure*, l'autre *postérieure*.

1° **SURFACE EXTÉRIEURE.** Elle offre quatre *plans*, qui tous sont destinés à des insertions musculaires et ligamenteuses.

A. Le *plan supérieur*, le plus étroit des quatre, est oblique de haut en bas et d'avant en arrière. On y remarque : sur la ligne médiane, la succession des apophyses épineuses du sacrum et des tubercules coccygiens; sur les côtés et à la base de ces éminences, les deux gouttières sacrées analogues aux gouttières vertébrales, et au fond de ces deux cavités, les trous sus-sacrés que traversent les branches supérieures des nerfs du même nom, et des divisions des artères·rachidiennes du sacrum.

B. Le *plan inférieur* dirigé horizontalement, est légèrement convexe d'un côté à l'autre. On y aperçoit : dans le milieu, la symphyse ischio-pubienne ; sur les côtés et successivement d'avant en arrière, les deux gouttières sous-pubiennes dans lesquelles sont reçus les ligaments pubio-fémoraux ; les grandes ouvertures sous-pubiennes que traversent les vaisseaux et nerfs obturateurs, et que ferment, dans l'état frais, les muscles obturateurs ; puis les épines ischiales, à l'extrémité antérieure desquelles s'attachent les muscles jumeaux.

C. Les *plans latéraux*, les plus vastes de tous, sont inclinés de haut en bas et de dedans en dehors. On remarque successivement d'avant en arrière sur chacun d'eux : les épines iliaques antérieures (angles antérieurs de l'ilium), la fosse iliaque externe, ou iliale, que remplit le muscle grand fessier ; la grande échancrure sacro-ischiatique que ferme le ligament du même nom ; au même niveau, la crête sus-cotyloïdienne, la surface d'implantation du petit fessier, et la cavité cotyloïde par laquelle le coxal répond au fémur ; plus en arrière, la coulisse destinée au glissement du tendon des muscles obturateur interne et pyramiforme ; puis la petite cavité anguleuse dans laquelle s'implantent les muscles jumeaux.

2° La SURFACE INTÉRIEURE, moins étendue, mais d'une forme beaucoup plus régulière que l'externe, présente quatre plans concaves : un *supérieur*, un *inférieur*, et deux *latéraux*, qui sont en partie tapissés par le péritoine.

A. Le *plan supérieur*, *sacré*, ou *rectal*, formé par la face inférieure du sacrum, présente sur ses côtés, les trous sous-sacrés que traversent les branches inférieures des nerfs du même nom, et les artères rachidiennes du sacrum ; ce plan répond à l'intestin rectum, et plus immédiatement encore aux vaisseaux sous-sacrés, et aux nerfs trisplanchniques.

B. Le *plan inférieur sus-pubio-ischial*, ou *vésical*, formé par la face supérieure des pubis et des ischions, présente : dans le milieu, la symphyse ischio-pubienne qui y forme quelquefois une saillie très considérable ; et sur les côtés, l'orifice supérieur des grands trous sous-pubiens. Ce plan, qui est en partie recouvert par l'obturateur interne, soutient la vessie.

C. *Plans latéraux.* Formés en grande partie par les ligaments sacro-ischiatiques, ils sont parcourus d'avant en arrière par les vaisseaux et les nerfs obturateurs, et traversés par les vaisseaux et nerfs fessiers, ischio-musculaires, honteux internes, les nerfs grand et petit sciatiques.

D. La *circonférence antérieure*, ou l'*entrée* du bassin, ovalaire dans le sens vertical, et formée supérieurement par le sacrum, inférieurement par le bord antérieur des pubis, et latéralement par la surface iliaque des deux iléons, présente : tout à fait en haut et sur la ligne médiane, une saillie transversale formée par l'articulation lombo-sacrée ; en bas et sur le même plan, le contour antérieur de la symphyse pubienne ; enfin sur chaque côté et successivement de haut en bas, l'articulation sacro-iliaque, la surface d'implantation du psoas du bassin, et l'éminence ilio-pectinée.

E. La *circonférence postérieure*, ou *recto-uréthrale*, est formée : en haut, par la base du coccyx ; en bas, par les crêtes et les tubérosités ischiales; et sur les côtés, par les ligaments sacro-ischiatiques.

Les principales parties qui occupent le fond du bassin sont : les muscles sacro-coccygiens inférieurs, les ligaments suspenseurs de l'anus, et ceux du pénis, le rectum, le canal de l'urèthre, les petites prostates, et les racines du pénis, dans le mâle; dans la femelle, le vagin, la vulve, le clitoris, et le bulbe vaginal; enfin dans les deux sexes les muscles ischio-coccygien et ischio-anal, les vaisseaux et nerfs honteux internes et coccygiens inférieurs.

DES MEMBRES.

Destinés à former la base de sustentation du tronc auquel ils tiennent par une de leurs extrémités, les membres ou les *extrémités* représentent, dans les animaux quadrupèdes, quatre espèces de colonnes brisées construites sur un même type fondamental, et composées d'une série contiguë de pièces osseuses qui, modifiées dans leur forme d'après leurs usages et articulées la plupart obliquement et bout à bout, diminuent généralement de longueur de haut en bas, et augmentent de nombre dans le même rapport.

Les membres sont distingués en *antérieurs* et en *postérieurs*. Les premiers ont encore été nommés *membres thoraciques*, en raison de leurs connexions avec le thorax; et les seconds *membres abdominaux* ou *pelviens*, eu égard à leurs rapports avec l'abdomen et le bassin.

DU MEMBRE THORACIQUE,
ou *antérieur*.

Chaque membre thoracique se divise en quatre sections ou fractions qui sont, en procédant de son extrémité supérieure à son extrémité inférieure : l'épaule, le bras, l'avant-bras et le pied....

DE L'ÉPAULE.

Dans les diverses espèces de quadrupèdes domestiques, comme du reste dans tous les animaux chez lesquels les membres thoraciques font spécialement office de colonne de support, l'épaule a pour base un seul os nommé *scapulum* ou *omoplate*; tandis que dans les mammifères chez lesquels les mêmes extrémités servent à la préhension, la charpente de l'épaule est formée de deux os articulés entre eux d'une manière fixe, mais composant un système mobile, ces os sont : en avant la *clavicule* [1], sorte de levier disposé en arc-boutant, en arrière et de côté l'*omoplate*.

DU SCAPULUM [2],

ou *omoplate* [3].

Couché obliquement en avant, en bas et en dehors sur le côté du thorax, auquel il ne tient que par des parties molles, le scapulum est un os pair aplati et de forme triangulaire, qui offre conséquemment à considérer deux faces, l'une *externe*, l'autre *interne*; trois bords, un *antérieur*, un *postérieur*, un *supérieur*; trois angles, deux *supérieurs* et un *inférieur*.

A. La *face externe*, *superficielle*, *sus-scapulaire*, ou *musculo-cutanée*, est parcourue, suivant sa longueur, par une éminence considérable aplatie d'avant en arrière appelée *acromion*, ou *épine* de l'omoplate, sorte d'arêtier ou d'éperon qui la partage en deux fosses, dont une

---

[1] Du latin *clavis*, clef.

[2] Mot latin qui signifie épaule.

[3] Du grec ωμος, épaule, et πλατυς large.

antérieure, ~~sous-acromienne~~ ou *sus-épineuse*, la plus petite,
et l'autre *postérieure*, ~~sous-acromienne~~ ou *sous-épineuse*,
beaucoup plus grande. Prolongée du bord supérieur de
l'os jusqu'au niveau de son col avec lequel elle se con-
fond après avoir diminué graduellement de hauteur,
l'épine de l'omoplate porte vers le tiers supérieur de son
bord externe un renflement rugueux appelé *tubérosité*
de ~~l'acromion~~ *épine*, auquel s'insèrent en commun les muscles cervico et dorso-acromien. Sa face antérieure, excavée en gouttière, fait partie de la fosse sus-épineuse;
sa face postérieure également concave appartient à la
fosse sous-épineuse.

La fosse *sus-~~acromienne~~ épineuse*, large en haut et étroite en
bas, loge le muscle sus-épineux.

La fosse *sous-~~acromienne~~ épineuse*, beaucoup plus large que la
précédente, et en grande partie remplie par le muscle
sous-épineux, présente inférieurement un trou nourricier, des scissures inflexes que parcourent des divisions
de l'artère sous-scapulaire, et des empreintes linéaires
destinées à l'attache du court abducteur du bras.

B. La *face interne*, *profonde*, *sous-scapulaire*, *costale*
ou *thoracique* de l'omoplate, parsemée de sillons artériels
et creusée dans son milieu d'une fosse oblongue dite
sous-scapulaire, dans laquelle est logé le muscle sous-
scapulo-trochinien, offre supérieurement deux larges
surfaces triangulaires parsemées d'empreintes, l'une antérieure, l'autre postérieure, destinées toutes les deux
à l'insertion du grand dentelé de l'épaule.

C. Le *bord antérieur* ou *cervical*, mince et concave dans
sa moitié inférieure environ, droit au contraire ou légèrement convexe et renflé dans le reste de son étendue,
donne attache aux muscles sus-épineux et sous-scapulaire
réunis.

D. Le *bord postérieur* ou *dorsal* (bord axillaire dans l'homme), épais, arrondi, parsemé de sillons artériels, et garni d'une foule d'empreintes destinées à l'attache du gros extenseur de l'avant-bras, est dans tous les quadrupèdes domestiques le plus long des trois bords de l'omoplate.

E. Le *bord supérieur* ou *spinal*, toujours le moins long des trois dans les animaux quadrupèdes, est surmonté d'une grande production cartilagineuse aplatie d'un côté à l'autre, de forme semi-lunaire et appelée *cartilage de prolongement* du scapulum. Recouvert dans presque toute l'étendue de sa face externe par les muscles sus-épineux et sous-épineux, ce cartilage donne attache par sa face opposée aux muscles rhomboïde et releveur propre de l'épaule. Par leur renversement en dedans, les cartilages des deux omoplates représentent assez bien une espèce de voute en ogive à côtés flexibles, au centre de laquelle le tronc serait appendu.

Les *angles* de l'omoplate, au nombre de trois, sont distingués en *antérieur*, *postérieur* et *inférieur*.

A. L'*angle antérieur* ou *cervical*, le moins épais des trois, donne attache aux muscles sus-épineux, releveur propre de l'épaule et petit pectoral.

B. L'*angle postérieur* ou *dorsal*, beaucoup plus épais que le précédent, sert de point commun d'origine aux muscles sous-épineux, long abducteur et adducteur du bras, long et gros extenseur de l'avant-bras.

C. L'*angle inférieur* ou *huméral*, le plus épais des trois, présente : une cavité articulaire diarthrodiale, dite *glénoïde*, ovalaire d'avant en arrière, échancrée du côté interne, et au moyen de laquelle le scapulum répond à la tête de l'humérus : en avant et sur le contour de la marge qui circonscrit cette cavité, une apophyse dite *coracoïde*, à laquelle on distingue une base qui donne attache au long fléchisseur de l'avant-bras, et un prolongement tourné en dedans sur lequel s'implante le muscle omo-brachial ; sur le côté externe du sourcil de la cavité glénoïde, une petite tubérosité lenticulaire, à laquelle s'attache un des principaux faisceaux du court abducteur du bras ; enfin, au dessus de ces diverses parties un rétrécissement circulaire, que l'on désigne sous le nom de *col*.

Résumé des connexions. Le scapulum ne s'articule qu'avec l'os du bras. Des dix-neuf muscles pairs auxquels cet os donne attache, huit : le cervico et le dorso-acromien, le cervico et le dorso-sous-scapulaire, les deux portions du grand dentelé de l'épaule et le petit pectoral, lui servent tout à la fois de moyens de fixité et de mobilité ; tandis que les onze autres : le sus-épineux, le sous-épineux, les deux abducteurs du bras, le coraco-radial, l'omo-brachial, le sous-scapulaire, l'adducteur du bras, le long et le gros extenseur de l'avant-bras, le scapulo-huméral grêle et le sous-scapulo-hyoïdien se servent seulement de l'omoplate comme d'un point d'appui d'où leur contraction semble procéder.

Structure. Le scapulum est formé de deux lames épaisses de tissu compacte qui en constituent la partie la plus résistante et d'une couche intermédiaire de substance spongieuse, à l'épaisseur de laquelle doit surtout être rapporté le volume de ses angles et de ses bords qui semblent être les parties les plus essentielles de l'os, au moins par rapport aux mouvements.

Développement. L'omoplate se développe par deux noyaux d'ossification seulement, dont un pour l'apophyse coracoïde.

Comme tous les os larges, le scapulum s'amincit avec l'âge, et son cartilage s'ossifie en partie.

DIFFÉRENCES. 1° Dans les didactyles, le scapulum est protionnellement plus large et plus régulièrement triangulaire que dans le cheval. L'épine, dont l'élévation va en augmentant graduellement de haut en bas, forme au dessus du col de l'os une saillie très considérable et terminée par une pointe aiguë qui rappelle jusqu'à un certain point l'apophyse *acromien* du scapulum des animaux *claviculés*.

2° Dans le porc, l'épine de l'omoplate, élargie dans le milieu de sa longueur et renversée en arrière sur la fosse sous-acromienne, se termine à son extrémité inférieure comme dans le cheval ; le bord cervical est convexe, et il n'existe point de prolongement marqué à l'apophyse coracoïde.

3° Dans le chien et le chat, le cartilage de prolongement de l'omoplate manque complètement, et est remplacé par une lèvre raboteuse convexe, qui fait épiphyse dans le jeune sujet ; dans le premier de ces animaux l'épine de l'omoplate se termine inférieurement de la même manière à peu près que dans les didactyles, tandis que dans le second cette même épine porte, un peu au dessus de sa pointe terminale, une petite tubérosité qui se renverse sur la fosse sous-acromienne. Les tétradactyles et irréguliers sont en outre les seuls des animaux domestiques dans lesquels on rencontre le vestige d'un os claviculaire qui n'a de connexion directe ni avec l'omoplate, ni avec le sternum.

DU BRAS.

Cette seconde section du membre antérieur, située

entre l'épaule et l'avant-bras, a pour base un seul os nommé *humérus*.

DE L'HUMÉRUS,

ou *os du bras*.

Situé sur le côté du thorax, dans une direction oblique de haut en bas, d'avant en arrière, et conséquemment opposée à celle du scapulum avec lequel il s'articule, l'humérus est un os long, tordu sur lui même et légèrement recourbé en S, auquel on considère un *corps* ou partie moyenne, et deux *extrémités*, l'une *supérieure*, l'autre *inférieure*.

1° *Corps.* Creusé d'une large gouttière de torsion qui le contourne obliquement de haut en bas et d'arrière en avant, et dans laquelle est logé le court fléchisseur de l'avant-bras, le corps de l'humérus porte vers le tiers supérieur environ de sa *face externe* une *tubérosité* oblongue à laquelle s'attache le long abducteur du bras. De la base de cette tubérosité qui correspond exactement à l'empreinte deltoïdienne de l'humérus de l'homme, naissent deux crêtes; l'une supérieure, à laquelle s'insère le court abducteur du bras, et l'autre inférieure dirigée obliquement en avant et concave, à l'extrémité inférieure de laquelle s'attachent en commun, les muscles mastoïdo-huméral, sterno-huméral, et sterno-aponévrotique. A l'extrémité supérieure de la tête précédemment indiquée, on aperçoit une ligne courbe à laquelle s'insère le court extenseur de l'avant-bras.

La *face interne* de l'humérus arrondie d'un côté à l'autre, présente : tout à fait en haut, des empreintes destinées à l'attache d'une des branches du coraco-huméral; dans son milieu une tubérosité à laquelle s'insèrent en commun les muscles grand dorsal et abducteur du bras ; un peu plus bas une surface chagrinée où s'attache le moyen extenseur de l'avant-bras , et immédiatement au dessous le trou nourricier de l'os.

La *face antérieure* large en haut , et étroite en bas, offre vers son milieu quelques légères empreintes desti-nées à l'attache du muscle omo-brachial. *Coraco humeral*

La *face postérieure* garnie inférieurement d'empreintes auxquelles s'attache le petit extenseur de l'avant-bras , est lisse dans le reste de son étendue, et fait partie de la gouttière de torsion du corps de l'os.

2° L'*extrémité supérieure* , ou *scapulaire* de l'humérus, beaucoup plus volumineuse que l'inférieure , présente trois grosses éminences, dont une *tête* et deux *tubérosités*.

La tête, inclinée en arrière , très peu détachée, et comme enchâtonnée entre les tubérosités, est surtout re-marquable par la grandeur et le surbaissement de la courbe qu'elle décrit ; elle répond à la cavité glénoïde du scapulum dans laquelle elle n'est que très incomplè-tement reçue.

Les deux éminences non articulaires sont distinguées en *externe* et en *interne*.

La tubérosité *externe*, encore nommée *trochiter*, *grand trochanter* ou *grosse tubérosité* de l'humérus, présente trois parties ; un sommet auquel s'insère une des bran-ches du sus-épineux ; une convexité, sorte de poulie fixe sur laquelle glisse et s'infléchit le tendon du sous-épi-neux ; et une facette rugueuse à laquelle le tendon de ce même muscle va se fixer.

La *tuberosité interne*, encore appelée *trochin*, *petit trochanter* ou *petite tubérosité* de l'humérus, est la moins volumineuse des deux. On peut aussi lui reconnaître trois facettes d'insertion : une *supérieure*, analogue au sommet du trochiter à laquelle s'insère la branche interne du sus-épineux ; une autre *antérieure* où s'attache le grand pectoral, et une troisième *postérieure* sur laquelle s'implante le sous-scapulaire.

Le trochiter et le trochin sont séparés l'un de l'autre par deux coulisses dirigées verticalement et placées de champ l'une à côté de l'autre, sur lesquelles glisse et s'infléchit le tendon d'origine du long fléchisseur de l'avant-bras.

3° L'*extrémité inférieure* ou *radio cubitale* répond aux deux os de l'avant-bras à la fois ; elle offre à cet effet une grande surface diarthrodiale convexe d'avant en arrière, composée de deux parties que sépare une gorge médiane : L'*externe* est une *trochlée* à gorge oblique qui répond à la fois au radius et au cubitus ; l'interne est un *condyle* d'une courbe plus grande, qui répond au radius seulement. Ces deux parties articulaires sont surmontées chacune par une grosse éminence d'insertion : de ces deux éminences, l'externe, nommée *épitrochlée*, donne attache aux muscles extenseurs antérieur du pied et du métacarpe, et au ligament latéral externe de l'articulation du coude. L'interne, appelée *épicondyle* et plus grosse que l'externe, sert de point d'implantation aux muscles fléchisseurs oblique et interne du métacarpe, fléchisseurs superficiel et profond de la région digitée, et au ligament latéral interne de la jointure du coude. Entre ces deux éminences et directement au dessus de la gorge qui sépare la trochlée du condyle, on voit : une fosse profonde dite *olécranienne*, du nom de l'apophyse qu'elle reçoit dans l'extension de l'avant-bras sur le bras ; sur la face opposée de l'os et en regard de la fosse précédemment indiquée, une autre cavité moins profonde vers laquelle tend l'apophyse coronoïde du radius dans la flexion de l'avant-bras, et sur le contour de cette dernière fosse des empreintes dont les unes donnent attache à l'extenseur antérieur du métacarpe et les autres au ligament capsulaire de l'articulation du coude.

Résumé des connexions. L'humérus s'articule avec trois os, le scapulum, le radius et le cubitus. Il donne attache à vingt-quatre muscles pairs qui sont le sus-épineux, le sous-épineux, le long et le court abducteur du bras, le sous-scapulaire, l'adducteur du bras, l'omo-brachial, le grand pectoral, le mastoïdo-huméral, le sterno-huméral et aponévrotique, le court fléchisseur de l'avant bras, le grand dorsal, le scapulo-huméral grêle, le court, le moyen et le petit extenseur de l'avant-bras, l'extenseur antérieur de la région digitée, l'extenseur antérieur du métacarpe, les trois fléchisseurs de cette dernière région et les deux fléchisseurs des phalanges, de plus à l'appareil ligamenteux des articulations scapulo-humérale et huméro-radiale.

Par sa face interne l'humérus est en rapport avec l'artère et la veine humérales, et avec les nerfs huméral postérieur, cubito-cutané et cubito-plantaire.

Structure. Comme tous les os longs, l'humérus a ses deux extrémités spongieuses, et sa diaphyse creusée d'un vaste canal dont l'enveloppe compacte, semble faire préjuger par sa plus grande l'épaisseur du côté interne de l'os que c'est ce côté qui, comme étant le plus rapproché de la ligne médiane, doit par cela même supporter une plus grande partie du poids qui pèse sur les extrémités antérieures.

Développement. L'humérus se développe par cinq noyaux d'ossification, dont un pour le corps, un pour la tête, un pour le trochiter, un pour la surface articulaire inférieure, et un autre pour l'épicondyle.

DIFFÉRENCES. 1° Dans les didactyles, l'humérus a son corps moins tordu, et ses extrémités plus renflées que dans le cheval ; le trochiter, remarquable par son élévation et par la grosseur de sa convexité, se renverse en dedans sur la coulisse bicipitale, qui peut être considérée comme simple, tant ses deux gorges sont peu profondes. Le canal médullaire est traversé d'un côté à l'autre par une forte bride osseuse qu'on ne rencontre point dans les autres animaux.

2° Dans le porc, l'humérus offre à peu de chose près la même configuration que dans les didactyles, seulement la tubérosité externe du corps de l'os est remplacée par une surface chagrinée, qui rappelle assez bien l'empreinte deltoïdienne de l'humérus de l'homme ; la coulisse bicipitale est simple.

3° Dans le chien et le chat, l'humérus est proportionnellement plus long et plus contourné en S que dans les autres animaux ; la coulisse bicipitale est simple, et les deux cavités non articulaires de l'extrémité inférieure, dont l'une est destinée à recevoir l'olécrane, communiquent ordinairement ensemble par une perforation pratiquée au centre de la cloison osseuse qui les sépare l'une de l'autre, dans les autres animaux. L'anatomie comparée apprend du reste que l'humérus est d'autant plus allongé et plus détaché du tronc, que les doigts sont plus multipliés. Dans le chat, l'humérus présente en outre inférieurement une perforation particulière dans laquelle passe une branche artérielle.

DE L'AVANT-BRAS.

Cette troisième section du membre thoracique, située entre le bras et le pied, est formée de deux os : le *radius* et le *cubitus*.

DU RADIUS [1].

Situé dans une direction presque verticale, entre l'extrémité inférieure de l'humérus et la première rangée des os du carpe, au devant du cubitus auquel il est soudé, le radius est un os long, légèrement courbé en arc d'avant en arrière, auquel on distingue un *corps* ou partie moyenne et deux extrémités ; l'une *supérieure*, l'autre *inférieure*.

1° Le *corps* aplati d'avant en arrière présente deux *faces* ; l'une *antérieure*, l'autre *postérieure*.

A. La *face antérieure*, arrondie d'un côté à l'autre, lisse et sous-cutanée dans sa moitié interne environ, est recouverte dans le reste de son étendue par les muscles extenseurs antérieurs du métacarpe et de la région digitée.

B. La *face postérieure* est déprimée, et en partie soudée avec le cubitus qui en longe tout le côté externe. On y remarque une large et forte empreinte destinée à l'attache d'une des branches du fléchisseur profond de la région digitée ; plus haut, et précisément au point où s'opère la fusion des deux os de l'avant-bras un trou nourricier dirigé obliquement de haut en bas, et immédiatement au dessus une surface lisse par laquelle le radius concourt à former une arcade vasculaire dite *cubitale*.

2° L'*extrémité supérieure* ou *humérale*, allongée transversalement, porte deux surfaces diarthrodiales continues entre elles, l'une *supérieure*, l'autre *postérieure*, et deux tubérosités l'une *externe*, l'autre *interne*.

A. La *surface articulaire supérieure* ou *humérale*, concave d'avant en arrière, et beaucoup plus étendue que l'autre,

[1] Mot latin qui signifie rayon.

est constituée dans sa moitié interne par une cavité glénoïdale destinée à recevoir le condyle de l'os du bras,
et dans sa moitié opposée par une double trochlée qui
répond à la poulie du même os. Un relief antéro-postérieur, ordinairement creusé à son centre d'une fossette
synoviale, sépare l'une de l'autre ces deux parties articulaires, dont l'interne semble plus spécialement destinée
à l'appui, et l'externe au mouvement.

B. La *surface articulaire postérieure* ou *cubitale*, incomparablement moins étendue que la précédente, ne
constitue qu'une sorte de bordure transversale et étroite
par laquelle le radius répond au cubitus. En regard
de cette surface diarthrodiale, et sur le milieu du contour ondulé de la surface articulaire supérieure, il
existe une petite saillie qui correspond exactement à
l'apophyse *coronoïde* du radius de l'homme.

C. Des deux *tubérosités* de l'extrémité supérieure
du radius, l'*externe*, sur laquelle s'attache le ligament
latéral correspondant de l'articulation du coude, est la
moins volumineuse, mais la plus saillante. L'*interne*,
qui correspond à l'éminence *bicipitale* du radius de
l'homme, donne attache au muscle long fléchisseur de
l'avant-bras. Au-dessous et à quelque distance de cette
dernière tubérosité, on voit une petite éminence allongée
et très peu saillante à laquelle s'insèrent en commun le
ligament latéral interne de l'articulation du coude, et le
court fléchisseur de l'avant-bras.

3° L'*extrémité inférieure*, ou *carpienne*, plus grosse que
la supérieure, mais allongée dans le même sens, présente
une grande surface diarthrodiale irrégulièrement quadrilatère, composée d'éminences et de cavités et au moyen
de laquelle le radius répond à la fois aux quatre os de
la rangée supérieure du carpe. Cette surface articulaire

est surmontée par quatre *coulisses* et trois éminences
à insertions ligamenteuses, dont deux *latérales*, et une
postérieure. Les éminences latérales distinguées en *externe* et en *interne*, sont deux tubérosités à peu près de
même forme et de même volume, auxquelles s'attachent
les ligaments latéraux communs aux diverses articulations carpiennes. L'éminence postérieure, disposée en
forme de crête, donne attache au ligament postérieur du
carpe, et commence l'espèce de grande poulie sur laquelle glisse le tendon du fléchisseur profond de la
région digitée.

Des quatre coulisses radiales, trois sont verticales, et
la quatrième est oblique. Des trois premières, l'externe,
creusée sur le milieu de la tubérosité du même côté,
donne passage au tendon de l'extenseur latéral de la
région digitée; celle qui vient ensuite est affectée au glissement du tendon de l'extenseur antérieur de la même
région; et la troisième, la plus large de toutes, est parcourue par le tendon de l'extenseur antérieur du métacarpe; enfin, la dernière de ces quatre espèces de poulies de renvoi dirigée obliquement en bas et en dedans,
donne passage au tendon de l'abducteur du métacarpe. *ou extenseur oblique*

Résumé des connexions. Tout à la fois articulé et
soudé avec le cubitus, le radius est simplement articulé
par contiguité avec l'humérus et les quatre os de la rangée supérieure du carpe. Il donne attache à cinq muscles
pairs, savoir : aux deux fléchisseurs de l'avant-bras, à
l'extenseur oblique du métacarpe, à l'extenseur latéral
de la région digitée, au fléchisseur profond de cette
même région, et à l'appareil ligamenteux des articulations du coude et du carpe.

Le radius est en rapport, par sa face postérieure, avec
l'artère et la veine dites cubitales postérieures, le nerf

15

cubito-plantaire, et par son côté interne avec la veine basilique.

Structure. Elle est absolument la même que dans tous les os longs ; seulement ici, comme dans le corps de l'humérus et sans doute dans le même but, la substance compacte offre sa plus grande épaisseur du côté interne ; ajoutons encore que le canal médullaire du radius est, toute proportion égale d'ailleurs, beaucoup moins grand que celui de l'humérus.

Développement. Le radius se développe par trois noyaux d'ossification, qui répondent exactement aux trois principales régions que nous avons reconnues dans cet os.

DIFFÉRENCES. 1° Dans les didactyles, de même que dans les tétradactyles réguliers, le radius, proportionnellement plus court et plus courbé que dans les monodactyles, ne s'articule qu'avec les trois premiers os de la rangée supérieure du carpe, et sa surface articulaire inférieure présente une coupe oblique, de haut en bas et de dehors en dedans : une telle disposition a évidemment pour effet de rejeter la plus grande partie du poids du corps sur le côté interne du pied.

2° Dans le chien et le chat, de même que dans l'homme, le radius porte sur le côté externe de son extrémité inférieure une petite facette diarthrodiale pour s'articuler avec le cubitus, et le long de son corps une traînée linéaire d'empreintes destinées à l'insertion du ligament inter-osseux qui l'unit au cubitus.

Dans ces mêmes animaux, le radius ne s'articule qu'avec deux des trois os de la rangée supérieure du carpe et ne répond seulement qu'au condyle de l'humérus.

DU CUBITUS

ou *os du coude.*

Situé verticalement sur le côté externe de la face postérieure du radius avec lequel il est soudé dans la moitié au moins de son étendue, le cubitus est un os allongé, courbé en arc d'avant en arrière, et en forme de pyramide renversée, auquel nous distinguerons trois *faces* qui vont en diminuant graduellement de largeur de haut en bas, et deux *extrémités*, l'une *supérieure*, l'autre *inférieure.*

1° Les faces sont distinguées en *externe, interne* et *antérieure.*

A. La *face externe*, légèrement convexe et garnie d'empreintes ligamenteuses, est recouverte par le muscle fléchisseur externe du métacarpe.

B. La *face interne*, lisse et concave, est en rapport avec les deux muscles fléchisseurs de la région digitée.

C. La *face antérieure*, la moins étendue des trois, présente : tout à fait en haut deux petites facettes diarthrodiales qui répondent à de pareilles facettes du radius; un peu plus bas des empreintes pour l'attache du ligament inter-osseux radio-cubital, et immédiatement au dessous une partie lisse et légèrement excavée qui forme le contour postérieur d'une grande ouverture appelée *arcade cubitale*, dans laquelle passent une artère et un nerf. Dans le reste de son étendue la face antérieure du cubitus est toujours soudée avec le radius à l'époque de l'âge adulte.

2° L'*extrémité supérieure* ou *humérale*, beaucoup plus grosse que l'inférieure, constitue une longue et large apophyse aplatie d'un côté à l'autre, nommée *olé-*

crane, et qui forme le bras de levier des muscles extenseurs de l'avant-bras. Le bord antérieur de cette éminence est creusé d'une cavité diarthrodiale, dite *sygmoïde*,
que couronne un petit prolongement auquel on a donné
le nom de *bec* de l'olécrane. Son extrémité supérieure
porte un gros renflement à surface rugueuse auquel
s'insèrent en commun les cinq muscles extenseurs de
l'avant-bras, le fléchisseur oblique du métacàrpe et le
fléchisseur profond de la région digîtée ; à son extrémité
inférieure le cubitus se termine en une pointe effilée qui
répond au quart inférieur environ du radius.

Résumé des connexions. Articulé avec deux os seulement, le radius et l'humérus, le cubitus donne attache à
sept muscles pairs, savoir : les cinq extenseurs de l'avant-
bras, le fléchisseur oblique du métacarpe., et le fléchisseur profond de la région digitée.

Structure. Comme tous les os allongés à la classe desquels il appartient, puisqu'il manque de canal médullaire, le cubitus est formé à l'intérieur de substance
spongieuse , et à l'extérieur d'une couche de substance
compacte dont l'épaisseur va en augmentant graduellement de son extrémité supérieure vers son milieu.

Développement. Le cubitus se développe par deux
noyaux d'ossification seulement, dont un pour le sommet de l'olécrâne. Dans le fœtus, et assez longtemps
encore après la naissance, le cubitus est simplement
maintenu accolé au radius par une couche de cartilage
que l'ossification a toujours envahie à l'époque de l'âge
adulte.

DIFFÉRENCES. 1° Dans les didactyles, comme dans les
solipèdes, le cubitus est un os allongé, soudé avec le radius dans la plus grande partie de son étendue, mais
articulé par son extrémité inférieure avec le premier

os de la rangée supérieure du carpe, et quelquefois avec le quatrième. Sa surface externe à partir de l'arcade cubitale jusqu'à son extrémité inférieure, est creusée d'une scissure qui loge deux branches vasculaires, l'une artérielle, l'autre veineuse, et son extrémité inférieure porte la coulisse destinée au passage du tendon de l'extenseur latéral des phalanges. Dans ces mêmes animaux bisulques, il existe deux arcades cubitales, l'une supérieure, l'autre inférieure, et le cubitus se développe par trois noyaux d'ossification, dont un pour sa partie moyenne et les deux autres pour ses extrémités.

2° Dans le porc, le cubitus est un os long dont la largeur est telle qu'il recouvre la plus grande partie de la face postérieure du radius, avec lequel il est articulé par contiguité à chacune de ses extrémités. Dans cet animal chez lequel il n'existe point, à proprement parler, d'arcade cubitale, le cubitus répond par son extrémité inférieure au premier et au quatrième os de la rangée supérieure du carpe; cet os se développe par trois noyaux d'ossification comme dans les didactyles, et il ne se soude que très rarement avec le radius auquel il est cependant uni d'une manière très serrée dans la plus grande partie de son étendue.

3° Dans le chien et le chat, le cubitus est comme dans le porc un os long situé sur le côté externe de la face postérieure du radius avec lequel il s'articule par contiguité à ses deux extrémités, et dont il est assez ordinairement séparé dans toute l'étendue de sa partie moyenne par un ligament appelé *inter-osseux*. Le cubitus se développe par trois noyaux d'ossification, et répond au premier et au dernier os de la rangée supérieure du carpe.

DU PIED ANTÉRIEUR.

Comme la main de l'homme à laquelle il correspond, le pied antérieur des animaux quadrupèdes se compose de trois sections qui sont, en les énumérant dans l'ordre où elles se succèdent de haut en bas, le *carpe*, le *métacarpe* et la *région digitée*. Dans les monodactyles seize os contigus, et articulés la plupart en charnière, forment la charpente de cette partie terminale du membre qui, par cela même qu'elle fait spécialement l'office de support élastique, offre dans sa structure tant de conditions de souplesse et de solidité.

DU CARPE [1].

Plus communément le genou [2].

Située entre l'avant-bras et le métacarpe, cette première section du pied se compose de sept petits os, appelés *carpiens*, empilés sur deux rangées l'une *supérieure*, l'autre *inférieure*, entre l'extrémité inférieure du radius et l'extrémité supérieure des trois os du métacarpe.

1° La *rangée supérieure*, *antibrachiale* ou *radiale*, est composée de quatre os distingués par les noms numériques de *premier*, *second*, *troisième* et *quatrième*, en les comptant de dehors en dedans; les *trois* premiers sont placés de champ l'un à côté de l'autre; le *quatrième*, situé hors de rang et derrière le premier, a encore été désigné sous les noms d'*os sus-carpien* ou *os crochu*.

---

[1] De χαρπος, poignet, dérivé de χαρπειν, prendre.

[2] Mais seulement dans les animaux.

2ᵉ La *rangée inférieure* ou *métacarpienne*, est formée de trois os que l'on distingue également par les noms numériques de *premier*, *second* et *troisième*, en les comptant dans le même ordre que ceux de la rangée supérieure.

CARACTÈRES GÉNÉRAUX DES OS CARPIENS.

Tous les os carpiens sont pairs, insymétriques et taillés à pans, dont les uns plans ou légèrement ondulés et enduits de cartilage, sont destinés aux articulations de ces os ; tandis que les autres, non moins nombreux, disposés en relief ou en creux, parsemés d'empreintes et criblés de trous veineux, sont plus spécialement affectés à des insertions ligamenteuses.

CARACTÈRES SPÉCIFIQUES DES OS CARPIENS.

Rangée supérieure. A. Le *premier* os de cette rangée est le plus petit des quatre. Il présente cinq facettes diarthrodiales : une supérieure glénoïdale par laquelle il répond au radius : une inférieure ondulée par laquelle il s'articule avec le premier os de la rangée inférieure : une troisième postérieure concave et de forme ovalaire, pour son union avec l'os sus-carpien : enfin deux autres facettes latérales pour s'articuler avec le second os de la même rangée.

B. Le *second* os carpien supérieur, le moyen en grosseur des trois premiers, présente : six facettes articulaires, une supérieure ou radiale, une inférieure par laquelle il répond au premier et au second os de la rangée inférieure, et quatre latérales, deux externes et deux internes très petites par lesquelles il répond au premier et au troisième os de la même rangée.

C. Le *troisième* os de la rangée supérieure, le plus gros de tous, ne présente que quatre facettes, une supérieure ou radiale, une inférieure qui répond au second et au troisième os de la rangée inférieure, et deux latérales qui, beaucoup moins étendues que les autres, s'adaptent à de pareilles facettes du second os de la même rangée.

D. Le *quatrième*, ou l'os *sus-carpien*, situé hors de rang sur la face postérieure du premier, est aplati d'un côté à l'autre et de forme orbiculaire. Il présente sur la partie antérieure de son contour deux facettes diarthrodiales, l'une concave par laquelle il répond au radius, et l'autre convexe par laquelle il s'articule avec le premier os de la même rangée. Sa face externe convexe est garnie d'empreintes et creusée d'une coulisse dans laquelle glisse le tendon du fléchisseur externe du métacarpe ; sa face interne est concave, et concourt à former l'arcade carpienne.

Rangée inférieure. A. Le *premier* os de cette rangée, le moyen en grosseur des trois, présente quatre facettes diarthrodiales : une supérieure convexe, par laquelle il répond à la fois au premier et au second os de la rangée antibrachiale ; une inférieure pour s'articuler avec le métacarpien principal et le péroné externe, et deux autres latérales qui s'adaptent à deux pareilles facettes du second os de la même rangée.

B. Le *second*, le plus volumineux des trois, présente sept facettes diarthrodiales, une supérieure pour s'articuler avec le second et le troisième os de la rangée supérieure ; une inférieure, par laquelle il répond au métacarpien principal, et quatre latérales, deux externes pour son union avec le premier os de la même rangée, et trois internes, dont l'une répond au péroné interne et les deux autres au troisième os de la même rangée.

C. Le *troisième* os carpien inférieur, le plus petit de tous, présente cinq facettes articulaires : par la supérieure, il répond au troisième os de la rangée supérieure, par l'inférieure il s'articule avec le péroné interne, et par les trois autres il répond au second os de la même rangée.

Particularité. Dans le cheval, on rencontre encore quelquefois sur le contour postérieur des os de la seconde rangée du carpe, un ou deux petits osselets de forme lenticulaire, qui ont la plus grande analogie avec les os appelés sésamoïdes.

Résumé des connexions. 1° **Dans la rangée supérieure,** le *premier* s'articule avec quatre os, le *second* avec cinq, le *troisième* avec quatre, et l'os *sus-carpien* avec deux seulement.

Dans la rangée inférieure, le *premier* s'articule avec cinq os, le *second* avec six, et le *dernier* avec trois seulement.

Les uns et les autres de ces os donnent attache à une multitude de ligaments, et l'os sus-carpien seul sert d'insertion à deux muscles, le fléchisseur externe et le fléchisseur oblique du métacarpe.

Structure et développement. Les os du carpe sont formés, chacun en particulier, d'une petite masse de substance spongieuse très condensée, qu'environne de toutes parts une couche de substance compacte, et tous sans exception se développent par un seul noyau d'ossification.

DIFFÉRENCES. 1° Dans les didactyles, les os du carpe, au nombre de six seulement, *quatre* pour la rangée supérieure et *deux* pour l'inférieure, offrent, à quelques légères différences près, les mêmes dispositions essentielles que dans les monodactyles.

Ainsi le *premier* de la rangée supérieure répond par sa

face supérieure aux deux os de l'avant-bras à la fois, et égale au moins en volume le *second*.

L'os *sus-carpien*, beaucoup plus petit que dans le cheval, et dépourvu de coulisse à sa surface externe, n'a ordinairement aucun rapport de contiguité avec les os de l'avant-bras, et ne porte conséquemment qu'une seule facette destinée à son articulation avec le premier os de la même rangée.

Des *deux* os de la seconde rangée, le *premier* est le plus épais, mais le moins large. le second, plus large se divise en 2

2° Dans le porc comme dans le cheval, le carpe est formé de sept os, *quatre* supérieurs et *trois* inférieurs, qui ressemblent beaucoup à ceux des didactyles.

Des *trois* os supérieurs, qui sont placés de front l'un à côté de l'autre, le *second* est le plus gros et les deux autres sont à peu près égaux en volume.

L'os *sus-carpien*, étroit et courbé en arc, s'articule à la fois avec le cubitus et avec le *premier* os de la rangée supérieure au moyen d'une seule et même facette.

Des *trois* os de la rangée inférieure, le *premier*, le plus gros, répond au métacarpien du grand doigt externe. Le *second*, le moyen en grosseur, s'articule à la fois avec les métacarpiens des deux grands doigts et avec celui du petit doit interne. Le *troisième*, le plus petit, répond seulement au métacarpien de ce dernier doigt.

3° Dans le chien, le carpe se compose de *sept* os, dont *trois* seulement pour la rangée supérieure, y compris l'os crochu, et *quatre* pour l'inférieure.

Les *deux* os carpiens supérieurs placés de champ l'un à côté de l'autre, représentent un condyle brisé ; le *premier* répond à la fois au radius, au cubitus, à l'os crochu, au métacarpien du doigt le plus externe, et au premier os de la rangée inférieure.

Le *second*, le plus gros des deux, répond au radius et aux quatre os de la rangée inférieure à la fois.

L'*os sus-carpien*, articulé avec le cubitus et le premier os de la rangée supérieure, se rapproche beaucoup par sa forme de celui des didactyles.

Les *quatre* os de la rangée inférieure vont en diminuant graduellement de grosseur de dehors en dedans. Le *premier* répond aux métacarpiens des deux doigts les plus externes ; le *second* s'articule avec les métacarpiens du second et du troisième doigt ; le *troisième* répond au métacarpien du quatrième doigt, et le *quatrième* au métacarpien du plus petit des cinq doigts (quand il en existe cinq).

4° Dans le chat, chacune des deux rangées du carpe est formée de *quatre* os qui offrent les mêmes dispositions essentielles que dans le chien. Sous le double rapport de leur nombre et de leur forme ces os ont aussi la plus grande ressemblance avec ceux du poignet de l'homme, qui sont : pour la rangée supérieure, le *scaphoïde*, le *semi-lunaire*, le *pyramidal* et le *pisiforme ;* et pour la rangée inférieure, le *trapèze*, le *trapézoïde*, le *grand os* , et l'*os crochu* ou *unciforme*. (Ce dernier, comme on le voit, n'est point l'analogue de celui qui porte le même nom dans les animaux.)

DU MÉTACARPE [1]

et plus communément le canon.

Cette seconde fraction du pied antérieur est formée de trois os appelés *métacarpiens*, accolés ensemble, et placés dans une direction à peu près verticale entre la seconde

---

[1] Du grec μετα, après, et καρπος, carpe.

rangée des os du carpe et l'extrémité supérieure de la première phalange avec laquelle un seul de ces os vient s'articuler.

De ces trois os l'un a reçu le nom de *métacarpien principal*, ou d'*os principal du canon*, et les deux autres ont été appelés *métacarpiens rudimentaires*, ou *péronés*.

DU MÉTACARPIEN PRINCIPAL

ou os principal du canon.

Situé au devant des deux péronés qu'il supporte, et auxquels il est intimement uni, entre la seconde rangée des os du carpe et la première phalange avec lesquels il s'articule, le métacarpien principal est un os long cylindroïde auquel on doit conséquemment considérer un *corps*, et deux *extrémités*, l'une *supérieure*, l'autre *inférieure*.

1° Le *corps* déprimé d'avant en arrière, et d'un volume à peu près égal dans toute sa longueur, présente deux faces, l'une antérieure, l'autre postérieure.

A. La face antérieure, lisse et arrondie d'un côté à l'autre, est en partie recouverte par les tendons des deux muscles extenseurs de la région digitée.

B. La face postérieure, plane ou à peu près, recouverte par le ligament sésamoïdien supérieur et percée vers son tiers supérieur d'un trou nourricier dont la direction varie, présente sur chacun de ses côtés une série d'empreintes linéaires, destinées à l'implantation des trousseaux ligamenteux qui unissent l'os principal du canon aux péronés.

2° L'*extrémité supérieure* ou *carpienne*, allongée transversalement, présente : tout à fait en haut une grande surface enduite de cartilage dans l'état frais, et composée de deux plans inversement obliques qui répondent au premier et au second os de la rangée inférieure du carpe : sur chacun de ses côtés et postérieurement, deux petites facettes diarthrodiales pour l'articulation des péronés : entre ces diverses facettes articulaires de petites excavations à insertions ligamenteuses; enfin, sur son contour antérieur et un peu du côté interne, une tubérosité à laquelle s'insère le tendon de l'extenseur antérieur du métacarpe.

3° L'*extrémité inférieure* ou *phalangienne* porte une grande surface diarthrodiale allongée transversalement et partagée par un relief antéro-postérieur à côtés inversement obliques en deux condyles que surmonte de côté une excavation à insertion ligamenteuse, et qui, à cette différence près que l'externe décrit une courbe un peu plus brève que l'interne, se ressemblent du reste exactement.

Résumé des connexions. Le métacarpien principal s'articule avec sept os : les deux péronés, le premier et le second os de la rangée inférieure du carpe, la première phalange et les deux grands sésamoïdes. Il donne attache à un seul muscle, l'extenseur antérieur du canon, et à un grand nombre de ligaments qui appartiennent soit à l'articulation du carpe, soit à la première articulation digitée, soit enfin aux jointures inter-métacarpiennes.

Structure. Comme tous les os longs, le métacarpien principal a ses extrémités spongieuses et sa diaphyse compacte. Nous ferons seulement observer que son canal médullaire n'offre qu'un très petit diamètre, que ses parois généralement plus épaisses que dans les autres os de la même classe, le sont cependant encore plus sur son plan antérieur qui semble surtout être la partie sur laquelle se concentrent la plupart des efforts que l'os a à supporter comme colonne de soutien et d'appui.

Développement. Le métacarpien principal se développe par deux noyaux d'ossification seulement, dont un pour le corps et l'extrémité supérieure tout à la fois, et l'autre pour l'extrémité inférieure.

DES MÉTACARPIENS RUDIMENTAIRES

ou *péronés du canon* [1].

Les péronés du canon sont deux os pairs, allongés, pyramiformes très grêles, et légèrement courbés en arc d'avant en arrière, qui occupent les côtés de la face postérieure du métacarpien principal auquel ils sont étroitement unis, et dont ils n'ont que les trois quarts de la longeur environ. Chacun de ces deux os, qui ont entre eux la plus grande ressemblance, présente à considérer deux faces, l'une *antérieure*, l'autre *postérieure*, et deux extrémités, l'une *supérieure*, l'autre *inférieure*.

A. La *face antérieure*, légèrement convexe suivant sa longueur, est dans ses deux tiers supérieurs environ parsemée d'empreintes destinées à l'insertion de l'appareil ligamenteux inter-métacarpien.

B. La *face postérieure*, légèrement concave dans le sens de la longueur de l'os, est lisse et arrondie d'un côté à l'autre.

C. L'*extrémité supérieure* ou la *tête*, beaucoup plus grosse que l'inférieure, répond aux os de la rangée inférieure du carpe, et constitue en quelque sorte la base de l'espèce de pyramide renversée que représente cha-

Du grec πιρόνη, agrafe.

cun' des péronés. On y remarque trois petites *facettes*
diarthrodiales, dont *une supérieure*, et *deux latérales
antérieures*. La première, la plus étendue et continue
avec les deux autres, répond à un ou à deux des trois
os de la rangée inférieure du carpe, et les deux autres,
entre lesquelles se voit une petite excavation rugueuse
à insertion ligamenteuse, s'adaptent à de pareilles facettes du métacarpien principal.

D. A son *extrémité inférieure*, qui est détachée du métacarpien principal, chaque péroné porte un petit renflement que l'on désigne sous le nom de *bouton*.

Résumé des connexions. 1° Le péroné externe le plus
volumineux, mais le moins allongé des deux, donne attache à un seul muscle, le fléchisseur externe du métacarpe, et s'articule avec trois os, qui sont : le métacarpien principal, le premier et le second os de la rangée
inférieure du carpe.

2° Le péroné interne, articulé seulement avec le métacarpien principal et avec le troisième os de la rangée
inférieure du carpe, sert d'insertion à deux muscles,
l'adducteur et le fléchisseur interne du métacarpe.

Ces deux os, à chacun desquels s'attachent en outre
de nombreux et puissants ligaments, ressemblent assez
bien, selon nous, à deux espèces d'éperons qui tout en
augmentant la solidité de l'os principal du canon, augmentent aussi l'étendue de la surface par laquelle le
métacarpe répond au carpe.

Structure et développement. Si les péronés se rapprochent beaucoup des os longs par leur forme, certes ils s'en
éloignent aussi beaucoup sous ce triple rapport, qu'ils
manquent de canal médullaire, qu'ils ne se développent
que par un seul noyau d'ossification, et qu'ils présentent
seulement les deux modes de texture de la fibre osseuse

propres aux os allongés dont ils peuvent être considérés comme des types.

Particularité. Il existe dans le cabinet des collections de l'école d'Alfort un membre antérieur de cheval adulte sur lequel on voit un des péronés du canon porter une région digitée complète et seulement plus petite que celle sur laquelle l'animal faisait son appui.

DIFFÉRENCES. Dans les didactyles, il n'existe que *deux métacarpiens*, dont un principal, et un autre beaucoup plus rudimentaire encore que ne le sont les péronés dans les monodactyles.

Le métacarpien principal, un peu plus large, mais moins épais que dans le cheval, présente sur le milieu de la face antérieure de son corps un sillon longitudinal près de l'extrémité inférieure duquel se voit un trou destiné au passage d'une branche artérielle. Ce sillon, d'autant plus profond qu'il est plus rapproché du foramen où il semble prendre naissance, est la trace de la séparation primitive du métacarpien en deux os longs simplement accolés, et dont les canaux médullaires sont séparés l'un de l'autre par une cloison osseuse qui s'amincit, se perfore, et finit par disparaître presque complètement avec l'âge. En outre, le métacarpien principal ne porte à son extrémité supérieure qu'une seule facette péronéenne qui en occupe le côté externe, et son extrémité inférieure se termine par deux surfaces articulaires semblables entre elles, disposées chacune à peu près comme dans le cheval, et séparées l'une de l'autre par une échancrure profonde destinée au passage de certains ligaments, et à l'insertion de certains autres.

Dans les didactyles il n'existe, comme nous l'avons déjà dit, qu'un seul péroné. Cet os très court et très grêle, occupe le côté externe du métacarpien principal

auquel il répond par une petite facette diarthrodiale
concave, qui manque même complètement dans la brebis,
et cet os n'a rien de commun avec ceux de la rangée inférieure du carpe ; le péroné du canon manque quelquefois
dans la *brebis* et dans la *chèvre*.

2° Dans le porc, le métacarpe se compose de *quatre* os
longs, accolés parallèlement l'un à l'autre et tous construits sur le même type. Ces os présentent de commun
un corps prismatique, une extrémité supérieure taillée
à facettes pour répondre aux os de la rangée inférieure du
carpe ou pour s'articuler entre eux, et une extrémité inférieure par laquelle ils répondent à la première phalange
et aux deux grands sésamoïdes de chacun des doigts.

De ces *quatre* os, les *deux* du milieu qui répondent
aux deux doigts sur lesquels le porc fait son appui,
sont les plus gros et les plus longs ; ils sont égaux
en longueur, et leur surface articulaire inférieure est
disposée comme dans les monodactyles et les didactyles.
Dans les *deux* autres métacarpiens, qui ont aussi, à peu
de chose près, la même longueur, la surface articulaire
de l'extrémité inférieure a dans sa moitié antérieure la
forme d'un condyle, et celle d'une trochlée dans sa
moitié opposée.

3° Dans les tétradactyles irréguliers, suivant qu'il existe
quatre ou cinq doigts, le métacarpe se compose de *quatre*
ou de *cinq* os longs, tous construits sur le même type et
accolés entre eux comme dans le porc. Les *quatre pre-*
miers de ces os, en les comptant de dehors en dedans,
se terminent inférieurement par une surface articulaire
arrondie en condyle sur sa partie antérieure et disposée
comme dans les monodactyles dans le reste de son étendue. Le *cinquième* métacarpien seul se termine par une
trochlée.

16

Le *premier* et le *quatrième* métacarpien sont, à peu de chose près, égaux en longueur ; mais ils sont plus courts que ceux qui répondent au second et au troisième doigt, ceux-ci ont la même longueur ; enfin le *cinquième* métacarpien est le plus petit de tous.

RÉGION DIGITÉE.

Le doigt unique par lequel se termine chacun des membres dans les animaux monodactyles ou solipèdes, se compose de six os, dont trois, articulés l'un à la suite de l'autre dans une direction oblique, sont appelés *phalanges*, et les trois autres *sésamoïdes*. Indépendamment des noms numériques de *première*, *seconde* et *troisième*, par lesquels on désigne communément les phalanges en les comptant de haut en bas, la première, articulée avec le métacarpien principal, a encore été appelée *phalange métacarpienne*, ou simplement *phalange* ; la seconde *phalange moyenne*, ou *phalangine*, et la troisième, qui sert de support à l'ongle, *phalange onguéale*, ou *phalangette*.

Les sésamoïdes sont distingués en *supérieurs* et en *inférieur* ; les deux premiers sont encore appelés les *grands sésamoïdes*, et le troisième le *petit sésamoïde*.

DE LA PREMIÈRE PHALANGE [1].

Phalange métacarpienne, encore nommée os du paturon.

Située dans une direction oblique de haut en bas et d'arrière en avant, entre l'extrémité inférieure du mé-

---

[1] Du grec ϛαλαγξ, qui exprime ici une agglomération de pièces réunies dans un but commun.

tacarpien principal et la face supérieure de la seconde
phalange, la première phalange est un os long auquel
nous considérerons conséquemment un *corps* et deux
extrémités, l'une *supérieure*, l'autre *inférieure*.

1° Le *corps* déprimé d'avant en arrière, et rétréci inférieurement, présente deux *faces*, l'une *antérieure*, arrondie d'un côté à l'autre, et en grande partie recouverte par le tendon de l'extenseur antérieur de la région
digitée ; l'autre *postérieure*, parsemée d'empreintes pour
l'attache de deux des ligaments sésamoïdiens inférieurs,
du ligament postérieur de la première articulation inter-
phalangienne, et de deux des brides fibreuses qui assu-
jettissent les tendons des muscles fléchisseurs.

2° L'*extrémité supérieure*, allongée transversalement,
et beaucoup plus grosse que l'inférieure, porte une
grande surface diarthrodiale composée de trois cavités :
deux *latérales*, de forme glénoïdale, dont l'externe est
toujours la plus petite ; l'autre *médiane* plus profonde,
et en forme de gorge ou de trochlée étroite. Aux extrémités de cette grande surface articulaire par laquelle la
première phalange s'articule en charnière avec le métacarpien principal, on aperçoit deux tubérosités destinées à l'attache des ligaments latéraux de la première
articulation digitée, et sur son contour antérieur quelques légères empreintes pour l'insertion du tendon de
l'extenseur latéral de la région phalangienne.

3° L'*extrémité inférieure*, élargie dans le même sens
que la supérieure, est partagée par une gorge diarthrodiale, médiane, évasée, mais peu profonde, en deux
condyles latéraux, sur le côté desquels se voient deux
petites éminences destinées à l'implantation des ligaments latéraux de la première et de la seconde articulation inter-phalangiennes.

Résumé des connexions. Unie aux deux grands sésamoïdes par des ligaments, la première phalange s'articule
par contiguité avec deux os : le métacarpien principal et la seconde phalange. Elle donne attache à un seul
muscle, le cubito-pré-phalangien, et à onze ligaments,
dont huit appartiennent à la première articulation digitée, et trois seulement à la première jointure inter-
phalangienne.

Structure. Comme tous les os longs à la classe desquels elle appartient bien évidemment, la première phalange a ses extrémités spongieuses et sa diaphyse creusée
d'une cavité médullaire qu'environne de toutes parts
une couche de substance compacte, dont l'épaisseur va
en augmentant graduellement de haut en bas.

Je demande maintenant si l'espèce de division que
présente la première phalange à chacune de ses extrémités, et conséquemment la manière dont la pénètrent
les deux os avec lesquels elle s'articule, ne pourrait
pas rendre jusqu'à un certain point raison de la fréquence des fractures longitudinales ou presque longitudinales dans cet os.

Développement. Dans tous les animaux domestiques,
la première phalange se développe par deux noyaux
d'ossification seulement, dont un pour le corps et l'extrémité inférieure tout à la fois, et l'autre pour l'extrémité
supérieure seulement.

DIFFÉRENCES. 1° Dans les **didactyles** et les **tétradactyles**
réguliers la première phalange de chaque doigt ressemble
beaucoup, mais en petit, à celle des monodactyles, à
cette différence près cependant qu'elle est dépourvue
d'empreintes ligamenteuses sur la face postérieure de
son corps, et qu'elle n'en porte que sur sa face inter-
digitée pour l'attache d'un ligament qui unit les doigts

entre eux; qu'en outre elle présente, sur la rive postérieure de la plus excentrique de ses deux cavités
glénoïdales supérieures, une facette diarthrodiale par laquelle elle répond à un des grands sésamoïdes. Dans le
porc il existe dans ce même point deux facettes au lieu
d'une seule.

2° Dans les **tétradactyles irréguliers** la première phalange
de chaque doigt est aussi un os long qui a la plus grande
ressemblance avec celle des tétradactyles réguliers, seulement cet os ne présente point d'empreintes ligamenteuses sur son corps attendu que les doigts ne sont point
liés entre eux comme dans le porc, et sa surface articulaire supérieure ne constitue qu'une cavité glénoïdale
échancrée en arrière.

DE LA SECONDE PHALANGE.

Phalange moyenne, encore nommée os de la couronne.

Située dans une direction oblique de haut en bas et
d'arrière en avant entre la première et la troisième phalange avec lesquelles elle s'articule en charnière, la seconde phalange est un os court, cuboïde, auquel nous
considèrerons six *faces*.

A. La *face antérieure* très irrégulièrement convexe
d'un côté à l'autre, est garnie d'empreintes auxquelles
s'attache le tendon de l'extenseur antérieur de la région
digitée.

B. La *face postérieure*, concave de haut en bas, présente tout à fait en haut une éminence transversale qui
fait l'office d'une poulie fixe, sur laquelle glisse le tendon
du muscle perforant, et qui par ses extrémités donne
attache aux deux branches par lesquelles se termine le
tendon du muscle perforé.

C. La *face supérieure*, entièrement destinée à former la première articulation inter-phalangienne avec l'extrémité inférieure de la première phalange, est partagée par un relief médian antéro-postérieur peu élevé en deux cavités glénoïdales dont l'externe est toujours sensiblement plus petite que l'interne.

D. La *face inférieure*, par laquelle la seconde phalange répond à la fois à la troisième et au petit sésamoïde, est partagée par une gorge médiane antéro-postérieure en deux condyles qui répètent exactement ceux qui terminent la première phalange.

E. Les *faces latérales*, les moins étendues de toutes, sont garnies de fortes empreintes destinées à l'implantation des divers ligaments des deux articulations inter-phalangiennes.

Résumé des connexions. Articulée avec trois os, la première phalange, la troisième et le petit sésamoïde, la seconde phalange donne attache à huit ligaments et à deux muscles, l'extenseur antérieur et le fléchisseur superficiel de la région digitée.

Structure. Comme tous les os courts et surtout comme ceux de ces os qui sont habituellement soumis à de fortes pressions, la seconde phalange est formée d'un noyau de substance spongieuse très condensée qu'environne extérieurement une couche assez épaisse de tissu compacte.

Développement. La seconde phalange se développe par deux noyaux d'ossification, dont un pour la surface articulaire supérieure y compris l'espèce de sésamoïde fixe sur lequel glisse le tendon du perforant, et l'autre pour le reste de l'os.

DIFFÉRENCES. 1° Dans les didactyles, la seconde phalange est également un os cuboïde, moins large que dans

le cheval, et creusé à l'intérieur d'une cavité médullaire ;
la plus concentrique de ses deux cavités glénoïdales supérieures est incomparablement plus petite que l'autre,
et sa surface diarthrodiale inférieure représente assez
bien une trochlée à gorge oblique, dont le bord externe
est le plus élevé et le plus épais.

2° Dans le porc, comme du reste dans le chien et le
chat, la seconde phalange de chaque doigt est encore
un os long, qui offre d'ailleurs les mêmes dispositions
essentielles que dans les didactyles.

3° Dans les tétradactyles irréguliers la phalange moyenne
n'existe que dans les quatre premiers doigts, et, à part
sa longueur proportionnelle un peu plus grande, elle
ressemble beaucoup par sa forme à celle des monodactyles.

DE LA TROISIÈME PHALANGE.

Phalange onguéale, ou os du pied.

Soutien de la partie cornée dont est armée l'extrémité
du doigt unique qui termine chacun des membres dans
les animaux du genre cheval, la troisième phalange est
un os court dont la forme, quoique très irrégulière,
peut cependant être rapportée à celle d'un conoïde qui
serait interrompu dans son tiers postérieur, et dont le
sommet tronqué regarderait en haut.

On lui reconnaît trois *faces*, une *supérieure*, une *inférieure* et l'autre *antérieure;* deux *bords*, un *supérieur*,
un *inférieur*.

A. La *face supérieure*, allongée d'un côté à l'autre,
oblique en arrière et en bas, revêtue de cartilage dans
l'état frais, et partagée par un relief antéro-postérieur
en deux cavités glénoïdales dont l'externe est la plus

petite, répond à la surface articulaire inférieure de la seconde phalange.

B. La *face inférieure* ou *plantaire,* concave suivant ses deux diamètres antéro postérieur et tranverse, est divisée en deux parties, l'une antérieure, l'autre postérieure, par une crête semi-circulaire, à laquelle s'insère le tendon du fléchisseur profond de la région digitée. La partie *antérieure* de la face plantaire, plus étendue que l'autre et criblée de porosités, répond à la partie de l'ongle que l'on désigne sous le nom de *sole.* La partie *postérieure* de cette même face, inclinée obliquement en avant et en bas, présente une série linéaire d'empreintes destinées à l'insertion du ligament qui unit le petit sésamoïde à la dernière phalange; deux scissures inflexes que parcourent les artéres dites plantaires, et deux trous par lesquels les artères précitées pénètrent dans l'épaisseur de la dernière phalange pour s'y diviser, s'y anastomoser, et en ressortir par les nombreux foramens dont cet os est criblé de toutes parts.

C. La *face antérieure*, inclinée en avant et en bas, c'est à dire dans le même sens que les deux premières phalanges, répond à la partie de l'ongle que l'on désigne sous les noms de *muraille* ou de *paroi :* elle est convexe d'un côté à l'autre, criblée de trous, de porosités et de fentes vasculaires, parcourue sur chacun de ses côtés par une scissure horizontale destinée au passage de l'artère dite préplantaire, et hérissée de petites éminences de formes très variées, qui servent tout à la fois d'attache et de support au réseau vasculaire sous-ongulé. C'est la partie proéminente et très rugueuse de chacune des extrémités de cette face qui a été désignée par M. Bracy-Clark sous le nom d'*éminence patilobe* [1].

---

[1] Du latin *patere*, ouvrir, écarter, et *lobus*, lobe.

perte

D. Le *bord supérieur*, disposé en demi-cercle onduleux, et déclive en arrière, présente : dans son milieu une apophyse en forme de dent de couronne que
l'on désigne communément par le nom générique d'*é-
minence pyramidale* de l'os du pied, et à laquelle s'insère l'extenseur antérieur de la région digitée ; plus en
arrière à la base de cette éminence et de chaque côté,
une petite excavation dans laquelle s'implante un des
ligaments latéraux antérieurs de la dernière articulation
phalangienne ; plus bas et plus en arrière encore, une
petite apophyse sur laquelle est attaché un des deux
grands fibro-cartilages aplatis d'un côté à l'autre et irrégulièrement ellipsoïdes, qui complètent la dernière
phalange ; au même niveau, mais un peu plus bas, un
trou ou simplement une échancrure que traverse une
des artères préplantaires ; plus en arrière enfin, le bord
supérieur se réunit avec le bord inférieur, et concourt à
former une saillie anguleuse qui fait partie de l'éminence patilobe, et sur laquelle s'attache encore le fibro-
cartilage dont il a été parlé ci-dessus.

E. Le *bord inférieur*, disposé en demi-cercle horizontal tranchant et dentelé, répond à l'angle de réunion de
la sole avec la paroi, et porte assez ordinairement sur le
milieu une échancrure qui a été considérée tour à tour,
mais à tort, par les uns comme la trace de la division
primitive de la dernière phalange en deux pièces symétriques, et par les autres comme le résultat de la pression
exercée sur cet os par les espèces de petits prolongements
du fer désignés sous le nom de *pinçons*.

Résumé des connexions. La dernière phalange s'articule avec deux os, savoir : la phalange moyenne et le
petit sésamoïde ; elle sert de support et pour ainsi dire de
moule au sabot, dans lequel elle est renfermée ; et donne

attache à trois ligaments et à deux muscles, l'extenseur antérieur et le fléchisseur profond de la région digitée.

Structure. La dernière phalange est formée de substance compacte et de substance spongieuse, traversées l'une et l'autre par une innombrable quantité de vaisseaux artériels.

Développement. La phalange onguéale se développe par un seul noyau d'ossification; elle est d'autant plus pointue, que les animaux sont plus jeunes; avec l'âge elle devient de plus en plus dense et rugueuse, sa concavité inférieure s'efface, sa face antérieure se creuse d'un sillon médian large et profond, sa surface articulaire semble s'affaisser, et ses cartilages s'ossifient assez ordinairement soit en partie soit en totalité.

DIFFÉRENCES. 1° Dans les didactyles la dernière phalange de chaque doigt représente une espèce de petite pyramide triangulaire posant sur un de ses plans et dont la base coupée obliquement regarde en arrière et en haut. Dans ces animaux, non plus que dans les autres, point de fibro-cartilage qui agrandisse et complète la phalange onguéale. Des trois principaux trous que traversent les artères plantaires dans le bœuf, deux sont placés sur les côtés de l'éminence pyramidale du bord supérieur, et le troisième à la base de l'angle saillant que forment les faces et les bords en se réunissant en arrière; enfin point de crête à la face inférieure de cet os, qui diffère encore de celui du cheval par une plus grande densité.

2° Dans la brebis et la chèvre la dernière phalange ne porte qu'un des deux trous supérieurs qu'elle présente dans le bœuf.

3° Dans le porc la dernière phalange, mais surtout celle de chacun des deux plus grands doigts, ressemble beaucoup à celle des didactyles, avec cette différence cependant qu'elle ne présente que deux principaux trous placés l'un et l'autre en opposition sur ses faces externe et interne.

4° Dans les tétradactyles irréguliers chacune des quatre ou cinq phalanges onguéales, suivant le nombre des doigts, se présente sous la forme d'un petit cône recourbé en crochet, dont la concavité regarde en bas et dont la base est creusée d'une rainure circulaire, dans laquelle l'ongle est reçu.

DES GRANDS SÉSAMOÏDES [1].

Situés dans l'épaisseur d'une espèce de vaste soupente ligamenteuse qui les tient étroitement unis entre eux, les grands sésamoïdes sont deux os pairs de forme irrégulièrement prismatique ou rhomboïdale qui complètent en arrière la grande surface diarthrodiale par laquelle la première phalange répond à l'extrémité inférieure du métacarpien principal.

Par leur *face antérieure*, qui est concave et revêtue de cartilage dans l'état frais, les grands sésamoïdes répondent au métacarpien principal. Par leur *face postérieure*, qui est inclinée en avant vers l'axe de la première phalange, et revêtue d'une couche fibro-cartilagineuse, ces deux os forment une grande coulisse sur laquelle s'infléchissent et glissent les tendons des muscles fléchisseurs de la région digitée. Sur les divers autres points de leur contour, les sésamoïdes sont parsemés d'empreintes à insertions ligamenteuses.

Résumé des connexions. Chacun des grands sésamoïdes

---

[1] Du grec σησάμη, sésame, et ειδος, forme, os qui ressemblent à la graine de sésame (blé de Turquie).

s'articule avec le métacarpien principal, et donne attache à sept ligaments qui les unissent tant entre eux qu'avec les métacarpiens et les deux premières phalanges.

Structure. Les grands sésamoïdes sont essentiellement formés de substance spongieuse, qui ne le cède presque en rien, sous le rapport de sa texture serrée et de sa densité, à la substance compacte qui lui forme une enveloppe extérieure.

Développement. Chacun des sésamoïdes se développe par un seul noyau d'ossification. *Tissu Spongieux*

DIFFÉRENCES. Dans les didactyles, les grands sésamoïdes, au nombre de *quatre*, *deux* pour chaque doigt, sont un peu moins volumineux, et moins régulièrement prismatiques que dans les solipèdes. Les *deux* sésamoïdes du même doigt se correspondent par une petite facette diarthrodiale, et le plus excentrique toujours plus saillant, mais moins allongé que l'autre dans le sens vertical, est pourvu d'une seconde facette diarthrodiale pour s'articuler avec la première phalange. Enfin dans le bœuf on rencontre encore un petit osselet spongieux au centre de chacune des deux productions cornées qui, connues sous le nom d'*ergots*, occupent la face postérieure de l'articulation du métacarpe avec la région digitée.

2° Dans les **tétradactyles réguliers et irréguliers**, il existe autant de paires de sésamoïdes que de doigts, et chacun de ces os s'articule par une petite facette diarthrodiale avec la phalange qui lui correspond ; mais dans le *chien* et le *chat* les deux sésamoïdes du doigt qui correspond au pouce de l'homme, se soudent ordinairement entre eux.

DU PETIT SÉSAMOÏDE,

Encore nommé os naviculaire, ou os de la noix.

Cet os, pair, oblong transversalement, aplati de dessus en dessous, et plus large dans le milieu qu'à ses extrémités, occupe le dessous de la dernière articulation phalangienne qu'il concourt à former.

Sa *face supérieure*, biconcave et revêtue de cartilage dans l'état frais, répond à la surface articulaire de la seconde phalange ; sa *face inférieure*, légèrement ondulée, forme une large poulie sur laquelle s'infléchit et glisse le tendon du fléchisseur profond de la région digitée. Sur son *bord antérieur* le petit sésamoïde porte une facette diarthrodiale allongée d'un côté à l'autre et très étroite par laquelle il répond à la dernière phalange, et un peu plus bas une petite rainure à insertion ligamenteuse ; son *bord postérieur* et ses *extrémités* donnent attache aux ligaments latéraux postérieurs de l'articulation du pied.

Résumé des connexions. Le petit sésamoïde s'articule avec les deux dernières phalanges et donne attache à trois ligaments.

Structure. Comme les os courts, à la classe desquels il appartient, et surtout comme tous ceux de ces os qui supportent habituellement de fortes pressions, le petit sésamoïde est formé d'un noyau de substance spongieuse dont la condensation est telle que cette substance est à peine distincte de la couche de tissu compacte qui l'environne de toutes parts.

Développement. Le petit sésamoïde se développe par un seul noyau d'ossification.

Différences. 1° Dans les didactyles le petit sésamoïde est irrégulièrement quadrilatère, plus large mais beaucoup moins allongé que dans les monodactyles.

2° Dans le porc chacun des quatre doigts est pourvu d'un petit sésamoïde, et cet os est pisiforme dans les deux doigts postérieurs.

3° Dans les tétradactyles irréguliers le petit sésamoïde est remplacé par une saillie de la phalange onguéale représentant encore uue espèce de poulie fixe sur laquelle s'infléchit et glisse le tendon du fléchisseur profond de la région digitée. *Dans le lapin il existe*

DU MEMBRE ABDOMINAL

ou postérieur.

De même que le membre thoracique, le membre abdominal se divise en quatre principales sections qui sont, en les énumérant dans l'ordre où elles se succèdent de haut en bas, la *hanche*, la *cuisse*, la *jambe* et le *pied*.

DE LA HANCHE.

Appuyée en haut sur le sacrum et inférieurement sur l'os de la cuisse, la hanche correspond à l'épaule et a pour base un seul os, le *coxal*, dont la description a déjà été faite à l'article du bassin.

DE LA CUISSE.

Cette deuxième section du membre abdominal, située entre la hanche et la jambe, correspond au bras et a pour base un seul os nommé *fémur*.

DU FÉMUR.

Situé dans une direction oblique de haut en bas d'arrière en avant, et opposée conséquemment à celle de l'humérus auquel il correspond , entre le coxal et deux des os de la jambe , le tibia et la rotule , avec lesquels il s'articule , le fémur est un os long auquel on considère un *corps* et deux *extrémités*, l'une *supérieure*, l'autre *inférieure*.

1° Le *corps*, plus épais en haut, où il est aplati d'avant en arrière, qu'en bas , où il affecte une forme irrégulièrement cylindroïde , présente : deux *faces*, l'une *antérieure*, l'autre *postérieure*.

A. La *face antérieure*, arrondie d'un côté à l'autre , et plus large en haut qu'en bas, est parsemée d'empreintes destinées à l'attache des muscles triceps crural et grêle antérieur qui la recouvrent.

B. La *face postérieure*, dont la largeur va aussi en diminuant graduellement de haut en bas, est plane et de forme triangulaire. On y remarque tout à fait en haut deux petites petites éminences d'implantation dont la plus externe, arrondie sur son contour, donne attache au long vaste , tandis que l'autre, disposée en ligne courbe , sert d'insertion au grêle interne ; plus bas , une série d'empreintes auxquelles s'implante la branche supérieure du biceps de la cuisse, et immédiatement au dessous une large scissure dirigée obliquement en dehors et en bas, que parcourt l'artère crurale.

Ces faces sont séparées l'une de l'autre par *deux angles plans* dont un *externe* et l'autre *interne*. Le premier, le plus saillant des deux, présente : vers ses deux tiers supérieurs une tubérosité allongée de haut en bas, re-

courbée et aplatie d'arrière en avant, à laquelle s'insère
le moyen fessier, et vers ses deux tiers inférieurs une
large fosse dans laquelle s'implantent les muscles bifémoro-calcanéen, et fémoro-phalangien. L'angle plan
interne offre en haut une éminence oblongue verticalement, désignée sous le nom de *trochantin*, et à laquelle
s'insèrent deux des muscles psoas; au dessous et à quelque distance de cette éminence que beaucoup d'anatomistes font appartenir (mais à tort peut-être) à l'extrémité supérieure du fémur, un trou nourricier qui est
environné d'empreintes destinées à l'insertion du muscle
pectiné; plus bas l'origine de la scissure dans laquelle
est logée l'artère crurale; enfin tout à fait en bas une
série de petits tubercules auxquels s'attache la branche
interne du bifémoro-calcanéen.

2° L'*extrémité supérieure* ou *coxale* du fémur, oblongue transversalement, est essentiellement constituée par
deux éminences dont l'une, la plus interne, a reçu le
nom de *tête*, et l'autre celui de *trochanter*. La première
de ces deux éminences, de forme ovoïde, enduite de
cartilage dans l'état frais, et creusée d'une large excavation à insertions ligamenteuses, répond au coxal et
concourt à former l'articulation de la hanche. La seconde plus grosse, plus élevée, et entièrement destinée
à des insertions musculaires, présente un *sommet* auquel s'implante le muscle grand fessier, une *convexité*
qui n'est en réalité qu'une poulie fixe sur laquelle s'infléchit et glisse un tendon appartenant au muscle précité;
une crête à laquelle ce même tendon va s'attacher; enfin
une *fosse* dite *digitale* ou *trochantérienne* dans laquelle
s'insèrent en commun les muscles obturateurs, pyramidal, et jumeaux du bassin.

L'*extrémité inférieure* un peu moins large, mais beaucoup plus épaisse que la supérieure, se compose de deux éminences à peu près semblables nommées *condyles*, par lesquelles le fémur s'appuie sur le tibia, et d'une vaste *trochlée* qui répond à la rotule.

Les *condyles* du fémur, distingués en *externe* et en *interne*, sont séparés l'un de l'autre par une large et profonde échancrure destinée à recevoir une éminence de l'extrémité supérieure du tibia, et qui donne attache aux ligaments internes de l'articulation de la cuisse avec la jambe. Sur le côté le plus excentrique du condyle externe, il existe deux petites excavations dont l'une donne attache au ligament latéral externe de l'articulation fémoro-tibiale, et l'autre au tendon du muscle poplité; le côté le plus concentrique du condyle interne porte une tubérosité à laquelle s'insèrent le ligament latéral correspondant de l'articulation fémoro-jambière et la branche la plus longue du biceps de la cuisse.

La *trochlée* fémorale, située au devant des deux condyles avec lesquels elle se continue, a sa gorge dirigée verticalement et circonscrite par deux bords, dont l'interne est beaucoup plus épais et plus élevé que l'autre.

Enfin, entre le condyle externe et le bord correspondant de la trochlée fémorale, on aperçoit une petite fosse dans laquelle s'implante le tendon commun aux muscles extenseur antérieur des phalanges, et fléchisseur du métatarse.

Résumé des connexions. Le fémur s'articule avec trois os, le coxal, le tibia et la rotule. Il donne attache, 1° à dix-neuf muscles pairs, qui sont le triceps crural, le grêle antérieur, le long vaste, le grêle interne ou carré crural, le psoas de la cuisse, l'iliaque, le pectiné, le biceps fémoral, l'extenseur principal du métatarse, le fléchisseur profond de la région digitée, les grand

17

moyen et petit fessier, les deux obturateurs, le pyramidal et les jumeaux du bassin, le biceps de la jambe,
le muscle poplité, le fléchisseur du métatarse, et l'extenseur antérieur de la région digitée; 2° à dix ligaments, dont trois appartiennent à la jointure de la
hanche, et sept aux deux articulations fémoro-rotu-
lienne et fémoro-tibiale. Enfin par ses faces interne et
postérieure, le fémur est en rapport avec les vaisseaux
cruraux.

Structure. Comme tous les os longs, le fémur a ses
deux extrémités spongieuses, et sa diaphyse creusée
d'un vaste canal qu'environne une couche de substance
compacte dont l'épaisseur quoique assez grande est cependant loin d'être en rapport avec le volume de l'os.

Développement. Le fémur se développe par quatre
noyaux d'ossification : un pour le corps, un pour l'ex-
trémité-inférieure, et deux pour l'extrémité supérieure
dont un pour la tête, et l'autre pour le trochanter.

DIFFÉRENCES. Dans les didactyles, le fémur offre une
très légère courbure dont la concavité regarde en arrière.
Ses extrémités sont généralement plus renflées que dans
les monodactyles, et sa diaphyse un peu moins volumineuse que dans ces derniers animaux, ne porte point de
tubérosité externe; la fosse que porte cette même partie
de l'os dans le cheval est très peu profonde; le trochantin
a la forme d'un gros mamelon, et fait épiphyse dans le
jeune âge. La tête est un peu plus détachée que dans
les monodactyles, et son excavation à insertion ligamenteuse se trouve être tout à la fois et plus centrale et plus
petite. Le trochanter est plus élevé que dans le cheval,
mais sa convexité est beaucoup moins saillante et sa
crête est à peine distincte. La fosse trochantérienne, remarquable par sa grande profondeur, est limitée en bas

par une grosse lèvre rabotteuse qui s'étend obliquement du trochanter au trochantin. Enfin la trochlée fémorale est plus longue, mais plus étroite que dans les monodactyles.

2° A part un volume moindre et une courbure un peu plus prononcée, le fémur du *porc* ressemble assez exactement à celui du bœuf.

3° Dans les tétradactyles irréguliers, le fémur, proportionnellement plus long et plus courbé que dans les autres animaux domestiques, ne porte ni tubérosité ni fosse sur le côté externe de son corps. Cette dernière est remplacée par une petite crête qui surmonte le condyle externe de l'os.

La tête du fémur beaucoup plus détachée que dans aucun autre animal et plus élevée que le trochanter, représente les deux tiers environ d'un sphéroïde. Le trochantin a la forme d'un petit mamelon et occupe la face postérieure de l'os. Enfin chez ces mêmes animaux, on rencontre communément deux petits os sésamoïdes dans l'épaisseur de l'espèce de calotte que forme à chacun des condyles du fémur le ligament postérieur de la jointure fémoro-tibiale.

DE LA JAMBE.

Cette troisième section du membre abdominal, située entre la cuisse et le pied, correspond à l'avant-bras et comprend trois os qui sont : le *tibia*, le *péroné* et la *rotule.*

DU TIBIA [1].

Situé dans une direction oblique de haut en bas et
d'avant en arrière, entre l'extrémité inférieure de l'os de
la cuisse, auquel il sert d'appui, et le premier des os du
tarse sur lequel il reporte seul, dans les grands quadrupèdes domestiques, toute la partie du poids du corps
que lui transmet le fémur, le tibia est un os long, en
forme de pyramide triangulaire renversée, présentant à
considérer : un *corps* et deux *extrémités*, l'une *supérieure*, l'autre *inférieure*.

1° Le *corps* du tibia, beaucoup plus épais en haut qu'en
bas, et tordu suivant son grand axe, présente : trois *faces* et trois *bords* ou *angles plans*. Les faces, distinguées
en *externe*, *interne* et *postérieure*, vont en diminuant
graduellement de largeur de haut en bas.

A. La *face externe*, oblique en avant, et concave suivant les deux diamètres de l'os, est recouverte dans
toute son étendue par le fléchisseur du métatarse auquel elle ne donne attache qu'à sa partie supérieure seulement.

B. La *face interne*, très légèrement convexe d'un côté
à l'autre et simplement recouverte par la peau dans la
plus grande partie de son étendue, présente : tout à fait
en haut deux empreintes dont l'une, la plus supérieure,
est destinée à l'attache du ligament latéral interne de
l'articulation de la cuisse avec la jambe, et l'autre à l'insertion du muscle ischio-tibial postérieur. DEMI TENDINI

C. La *face postérieure*, légèrement convexe de haut
en bas, et parsemée d'empreintes musculaires disposées

[1] Mot latin qui signifie flûte.

la plupart en lignes parallèles, présente deux parties :
l'une supérieure, en forme de triangle isocèle que recouvre le muscle poplité ; l'autre inférieure, sur laquelle
se remarque le trou nourricier de l'os, et qui donne
attache au fléchisseur profond de la région digitée.

Les trois *bords* que présente la diaphyse du tibia sont
distingués en *externe*, *interne* et *antérieur*.

A. Le *bord externe* ou *péronéen* est arrondi et concave;
il forme par sa partie supérieure un des côtés d'une
grande *arcade* dite *tibiale*, dans laquelle passe une des
artères du même nom, et donne attache dans le reste
de son étendue au petit appareil ligamenteux qui unit
le tibia au péroné.

B. Le *bord interne* légèrement convexe, et également
arrondi, donne attache à deux des muscles tibiaux postérieurs et à l'aponévrose jambière.

C. Le *bord antérieur*, qui constitue ce que l'on nomme
encore généralement la *crête du tibia*, est oblique en
bas et en dedans, et décrit une courbe dont la concavité
regarde en dehors ; il donne attache à l'aponévrose jambière et à un anneau ligamenteux, dans lequel passent
ensemble le tendon de l'extenseur antérieur des phalanges et celui du fléchisseur du métatarse.

2° L'*extrémité supérieure* ou *fémorale*, incomparablement plus grosse que l'inférieure, répond au fémur et
présente deux surfaces diarthrodiales ondulées, ovalaires
et d'égale étendue à peu près, qui munies de leur fibro-
cartilage complémentaire, forment deux cavités glénoïdales dans lesquelles sont reçus les condyles du fémur.
Ces deux surfaces dont l'externe, la plus large, est en
outre affectée au glissement du tendon du muscle poplité, sont séparées l'une de l'autre par une éminence
conique qui répond à l'échancrure inter-condylienne du

femur dans laquelle elle s'enfonce. Cette éminence,
nommée *épine* du tibia, est revêtue de cartilage sur
chacun de ses côtés par lesquels elle s'adapte aux condyles du fémur, et creusée dans son milieu d'un large
sillon antéro-postérieur, où s'insèrent l'un au devant de
l'autre les fibro-cartilages et les ligaments internes de
l'articulation fémoro-tibiale.

Trois grosses *tubérosités*, distinguées en *externe*, *interne*
et *antérieure*, circonscrivent les deux plans articulaires
de l'extrémité supérieure du tibia et semblent leur servir
de support. La tubérosité *externe*, la plus détachée, mais
la moins volumineuse des trois, porte une petite facette
diarthrodiale qui répond à une pareille facette du péroné
et quelques empreintes pour l'attache de l'appareil ligamenteux tibio-péronéen. La tubérosité interne peu saillante, mais très large, présente des empreintes pour l'insertion des muscles long et court adducteur de la jambe;
une coulisse verticale dans laquelle glisse le ligament latéral interne de l'articulation fémoro-tibiale, et un peu
plus bas une surface chagrinée et légèrement en relief sur
laquelle s'implante le ligament précité. La tubérosité antérieure dont la forme se rapproche assez de celle d'une
pyramide triangulaire renversée, fait continuité à la crête
du tibia, donne attache aux trois ligaments antérieurs de
la rotule, et présente dans son milieu une excavation
dans laquelle est reçu un des ligaments précités. Cette
dernière tubérosité est séparée de l'externe par une large
et profonde coulisse dans laquelle glisse le tendon commun aux muscles fléchisseur du métatarse et extenseur
antérieur des phalanges.

3° *L'extrémité inférieure* ou *tarsienne*, allongée transversalement, présente une surface articulaire diarthrodiale quadrilatère, par laquelle le tibia répond au pre-

mier des os du tarse, et deux tubérosités, l'une *externe*, l'autre *interne*, qui correspondent aux *malléoles* du pied de l'homme. La surface articulaire, enduite de cartilage dans l'état frais, se compose de deux gorges profondes, obliques en avant et en bas, que sépare l'une de l'autre une éminence diarthrodiale disposée en forme de tenon, et ordinairement creusée à son centre d'une fossette synoviale.

Des deux tubérosités de l'extrémité inférieure du tibia, l'*externe*, la moins saillante, est garnie d'empreintes pour l'attache de deux des quatre ligaments latéraux du tarse, et creusée d'une coulisse verticale dans laquelle glisse le tendon de l'extenseur latéral des phalanges. La tubérosité *interne*, d'un développement parfois très considérable et qui alors a été considérée, mais à tort, par les anciens hippiatres comme une cause de claudication [1], est garnie d'empreintes ligamenteuses, et côtoyée en arrière par une coulisse oblique dans laquelle glisse le tendon du fléchisseur oblique de la région digitée.

Résumé des connexions. Uni à la rotule par l'intermédiaire de trois ligaments extrêmement forts, le tibia s'articule avec le fémur, le péroné et le premier des os du tarse; il donne attache à dix ligaments, aux deux fibro-cartilages de l'articulation fémoro-tibiale, et à huit muscles pairs qui sont: le fléchisseur du métatarse, le fléchisseur profond et le fléchisseur oblique de la région digitée, le poplité, le long vaste, les deux adducteurs et le biceps de la jambe.

Cet os est en rapport par sa face antérieure avec la plus considérable des deux artères tibiales, et par sa face interne avec les vaisseaux et nerfs saphènes.

[1] Et désignée dans ce cas sous le nom de courbe.

Structure. Le tibia a ses extrémités spongieuses, et sa diaphyse creusée suivant sa longueur d'un grand canal de forme triangulaire, que circonscrit une couche de tissu compacte dont l'épaisseur va en augmentant graduellement de haut en bas.

Développement. Le tibia se développe par quatre et quelquefois, mais plus rarement, par cinq noyaux d'ossification, un pour le corps, deux pour l'extrémité supérieure, dont un pour la tubérosité antérieure, un quatrième pour l'extrémité inférieure, et celui-ci se trouve quelquefois divisé en deux dont l'un répond à la tubérosité externe de l'os.

DIFFÉRENCES. 1° Dans les didactyles, le tibia offre une courbure de torsion suivant son axe un peu plus prononcée que dans les solipèdes. La tubérosité externe de l'extrémité fémorale du tibia ne porte point de facette diarthrodiale péronéenne, attendu que, dans ces animaux, le péroné est ordinairement ligamenteux dans toute son étendue, et que, dans le cas où cet os existe à l'état de vestige, il est toujours soudé avec le tibia.

La tubérosité antérieure de cette même extrémité du tibia ne présente point d'excavation. L'externe des deux tubérosités de l'extrémité inférieure est taillée à facettes pour s'articuler par contiguité avec un des os de la rangée supérieure du tarse, et l'interne se prolonge en bas en formant une pointe qui encastre l'astragale.

2° Dans le porc, le tibia un peu moins tordu et plus régulièrement prismatique que dans les didactyles, s'articule par contiguité avec l'extrémité inférieure du péroné, et par continuité, c'est à dire par l'intermédiaire d'un ligament avec l'extrémité supérieure du même os.

3° Dans les tétradactyles irréguliers, le tibia, proportionnellement plus long que dans les autres animaux,

présente deux courbures alternatives et opposées ; sa
crête est très élevée et tranchante, son épine est moins
saillante que dans les autres animaux, et la tubérosité
externe de chacune de ses deux extrémités porte une
facette diarthrodiale pour son articulation avec le
péroné.

DU PÉRONÉ [1].

Le péroné est un os pair, allongé et très grêle, dirigé
dans le même sens que le tibia auquel il est accolé par
ses extrémités, et dont il longe le bord externe dans les
trois quarts supérieurs environ de son étendue.

A. L'*extrémité supérieure* ou la *tête* du péroné, aplatie
d'un côté à l'autre, présente sur sa face interne une petite facette diarthrodiale qui s'adapte à une pareille facette de la tubérosité externe du tibia, et sur sa face opposée des empreintes pour l'attache du ligament latéral
externe de l'articulation fémoro-tibiale.

B. A son *extrémité inférieure*, le péroné se termine
par une pointe aiguë à laquelle est attaché un faisceau
ligamenteux qui le prolonge jusque sur la tubérosité
externe de l'extrémité inférieure du tibia où ce ligament
va aboutir.

Dans le reste de son étendue, le péroné est couvert
d'aspérités et donne attache aux diverses productions ligamenteuses, par l'intermédiaire desquelles il est tenu
attaché au tibia ; enfin tout à fait en haut, cet os concourt
à former la grande *arcade* dite *tibiale* et mieux *tibio-
péronière*, dans laquelle passent les vaisseaux tibiaux
antérieurs.

[1] Du grec περονη, qui signifie agrafe.

Résumé des connexions. Dans les monodactyles, le péroné ne s'articule qu'avec le tibia, et ne donne attache qu'à un seul muscle, l'extenseur latéral de la région digitée.

Structure. Comme tous les os allongés à la classe desquels il appartient, le péroné est formé de substance compacte enveloppant de toutes parts une couche excessivement mince de substance spongieuse qui finit même par disparaître avec l'âge dans les trois quarts inférieurs de l'os.

Développement. Le péroné dans les monodactyles se développe par un seul noyau d'ossification.

Particularités. De même que le péroné manque quelquefois dans des chevaux de petite taille, de même aussi il n'est pas rare de voir cet os se prolonger jusqu'à l'extrémité inférieure du tibia, et s'y terminer par un renflement sur le milieu duquel est creusée la coulisse destinée au glissement du tendon de l'extenseur latéral des phalanges. Mais jamais même dans ce cas, le péroné ne répond encore directement à aucun des os tarsiens.

DIFFÉRENCES. 1° Dans les didactyles, le péroné est constitué par un cordon ligamenteux, à l'extrémité supérieure duquel on rencontre assez fréquemment une petite pièce osseuse styloïde qui fait continuité à la tubérosité externe du tibia dont elle semble n'être qu'un prolongement. Dans la *brebis* et dans la *chèvre*, le péroné est quelquefois osseux dans la plus grande partie de son étendue, seulement, il ne s'articule jamais par contiguité avec le tibia, comme dans les monodactyles.

2° Dans les tétradactyles réguliers et irréguliers, le péroné, quoique bien plus considérable que dans les monodactyles, n'en est pas moins encore un os allongé, c'est

à dire un os sans canal médullaire, qui s'étend de l'extrémité supérieure du tibia à la rangée supérieure du tarse.

Dans le *porc*, le péroné est rectiligne, aplati d'un
côté à l'autre et articulé inférieurement avec les deux os
de la rangée supérieure du tarse; il n'a, par son extrémité supérieure, aucun rapport de contiguité avec le
tibia, et il se développe par deux noyaux d'ossification
seulement, dont un pour l'extrémité inférieure.

Dans le *chien* et le *chat*, le péroné courbé suivant sa
longueur, et tordu suivant son axe, répond directement
au tibia par ses deux extrémités, qui sont pourvues chacune à cet effet d'une facette diarthrodiale : inférieurement cet os s'articule avec l'astragale seulement, et il se
développe par trois noyaux d'ossification, dont un pour
sa partie moyenne et les deux autres pour ses extrémités.

DE LA ROTULE [1].

La rotule que la plupart des anatomistes de nos jours
s'accordent à placer au premier rang dans cette classe
d'osselets appelés *sésamoïdes*, est un os court situé sur le
devant de l'extrémité inférieure du fémur, et auquel sa
forme rhomboïdale permet de distinguer trois *faces*, une
antérieure, une *postérieure* et l'autre *supérieure*.

A. La *face antérieure* ou *cutanée*, convexe suivant ses
deux diamètres, et quadrilatère, est parsemée d'empreintes, les unes aponévrotiques, les autres tendineuses,
et creusée d'une cavité dans laquelle s'insère la branche
supérieure du long vaste.

B. La *face postérieure* ou *fémorale*, enduite de cartilage et assez exactement moulée sur la trochlée de l'ex-

[1] Dérivé en diminutif de *rota*, roue.

trémité inférieure du fémur à laquelle elle répond, présente : dans son milieu un relief oblique dans le même sens que la gorge de la trochée qui le reçoit ; puis de chaque côté une partie excavée qui se moule sur le bord correspondant de la trochlée fémorale : et de même que le bord interne de la poulie du fémur est plus élevé et plus épais que l'externe, de même aussi la concavité interne de la rotule est plus large et plus profonde que celle du côté opposé. La différence d'étendue qui existe entre ces deux concavités diarthrodiales est tellement sensible, qu'elle suffit même pour faire distinguer au premier coup d'œil la rotule droite de la rotule gauche.

C. La *face supérieure* de la rotule, la moins étendue des trois, est convexe d'un côté à l'autre, concave d'avant en arrière, et garnie d'empreintes pour l'attache en commun des muscles triceps crural et droit antérieur de la cuisse.

Résumé des connexions. Unie par des ligaments au tibia et à l'extrémité inférieure du fémur, la rotule s'articule avec ce dernier os seulement, et donne attache à quatre muscles, qui sont le fascia-lata, le triceps crural, le droit antérieur de la cuisse et le long vaste.

Structure. Comme tous les os courts, et surtout comme ceux de ces os qui supportent habituellement de fortes et incessantes pressions, la rotule est formée d'un noyau de substance spongieuse qui ne le cède presque en rien pour la densité à la couche de tissu compacte qui l'environne de toutes parts.

Développement. La rotule se développe par un seul noyau d'ossification qui, ainsi que je l'ai constaté, suit toutes les phases de l'ostéogonie normale ; en cela, comme on le voit, je suis loin de partager l'opinion des anatomistes qui admettent que la rotule passe immédiatement de l'état muqueux à l'état osseux, sans jamais passer par l'état cartilagineux.

DIFFÉRENCES. 1° Dans les didactyles, la rotule beaucoup moins large que dans les monodactyles, a la forme d'un cône renversé ; elle ne porte point d'excavation sur sa face antérieure, et sa face fémorale est régulièrement arrondie d'un côté à l'autre. Enfin dans la *brebis* et dans la *chèvre*, la rotule est légèrement courbée en arc dont la concavité regarde en arrière.

2° Dans le porc, la rotule, proportionnellement plus épaisse, mais moins large encore que dans les didactyles, a un peu la forme d'un casque dont le cimier regarderait en avant.

3° Dans le chien et le chat, la rotule est un peu plus aplatie d'avant en arrière que dans les autres animaux, et affecte une forme ellipsoïde.

DU PIED POSTÉRIEUR.

De même que le pied antérieur, avec lequel il a une si parfaite ressemblance dans tous les animaux quadrupèdes, le pied postérieur se compose de trois fractions principales, qui sont, en les énumérant de haut en bas, le *tarse*, le *métatarse* et la *région phalangienne* ou *digitée*.

Dans le cheval qui nous sert de type, quinze os contigus et articulés, la plupart en charnière, entrent dans la structure de cette partie terminale du membre abdominal, dont la destination dans l'attitude quadrupède est exactement la même que celle qui termine le membre thoracique.

DU TARSE [1],

ou plus communément le jarret[2].

Située entre la jambe et le métatarse, cette première fraction du membre postérieur se compose de six ou sept petits os appelés *tarsiens*, et empilés sur deux rangées superposées entre l'extrémité inférieure du tibia et l'extrémité supérieure des trois os du métatarse.

La *rangée supérieure*, *tibiale* ou *jambière*, est formée de deux os seulement, placés l'un au devant de l'autre : le premier a été nommé *astragale*, et le second *calcanéum*.

La *rangée inférieure* ou *métatarsienne* est ordinairement composée de quatre os, qui sont le *scaphoïde*, le *cuboïde* et les deux *cunéiformes*.

Le *scaphoïde* et le *premier* des os cunéiformes ont encore été désignés en vétérinaire sous le nom générique d'*os plats*, et les deux autres, c'est à dire le cuboïde et le dernier des os cunéiformes, sous le nom d'*os irréguliers*.

CARACTÈRES GÉNÉRAUX DES OS TARSIENS.

Tous les os tarsiens sont pairs et taillés à facettes, dont les unes planes, concaves ou simplement ondulées et enduites de cartilage dans l'état frais, sont destinées aux diverses articulations de ces os, tandis que les autres, disposées en relief ou en cavités, parsemées d'em-

---

[1] De ταρσοω, j'enlace.
[2] Dans l'homme, on nomme jarret la face postérieure ou le pli de l'articulation de la cuisse avec la jambe.

preintes et percées de trous vasculaires, sont plus spécialement affectées à des insertions ligamenteuses.

CARACTÈRES SPÉCIFIQUES DES OS TARSIENS.

Rangée supérieure.

DE L'ASTRAGALE [1].

Enchassé entre le calcanéum, le scaphoïde, le cuboïde d'une part, et le tibia d'autre part avec lequel il forme la vaste articulation en charnière de la jambe avec le pied, l'astragale est un os court, polyédrique, auquel nous distinguerons *cinq faces*.

A. La face *antérieure*, *tibiale* ou *jambière*, est disposée en une trochlée oblique en dehors et en bas, qui s'emboîte avec l'extrémité inférieure du tibia, et présente à chacune de ses extrémités des empreintes ligamenteuses.

B. La *face postérieure* ou *calcanéenne* offre quatre facettes diarthrodiales, que sépare l'une de l'autre une grande excavation à insertion ligamenteuse.

C. La *face inférieure* ou *scaphoïdo-cuboïdienne*, légèrement convexe d'avant en arrière, enduite de cartilage dans l'état frais, et creusée à son centre d'une petite rainure inflexe à insertion ligamenteuse, s'articule avec le scaphoïde et le cuboïde, et correspond exactement à la *tête* de l'astragale de l'homme. Entre ce plan et le bord externe de la trochlée astragalienne il existe un espace rugueux qui correspond aussi au *col* de l'astragale de l'homme.

D. Les deux *faces latérales* (*faces malléolaires* dans l'homme), distinguées en *externe* et en *interne*, sont parsemées d'empreintes ligamenteuses, et l'interne la plus

[1] De αστραγαλος, qui signifie talon.

étendue est creusée d'une coulisse oblique dans laquelle glisse le tendon du fléchisseur oblique de la région digitée.

DU CALCANEUM [1].

Situé obliquement en avant et en bas sur la face postérieure de l'astragale avec lequel il s'articule, le calcanéum, est encore un os court, aplati d'un côté à l'autre et plus épais en bas qu'en haut, auquel nous distinguerons deux *faces*, l'une externe, l'autre interne ; deux *bords*, un antérieur, un postérieur, et deux *extrémités*, l'une supérieure, l'autre inférieure.

A. La *face externe* est sous-cutanée, plane et parsemée de quelques empreintes ligamenteuses.

B. La *face interne*, lisse et excavée en coulisse, concourt à former la grande *arcade* dite *tarsienne*, dans laquelle passe le tendon du muscle perforant.

C. Le *bord antérieur*, légèrement concave, est lisse et arrondi d'un côté à l'autre.

D. Le *bord postérieur*, beaucoup plus épais et plus long que l'antérieur, est rectiligne et garni de fortes empreintes pour l'attache d'un des plus vastes ligaments du tarse.

E. L'*extrémité supérieure* ou le *sommet* constitue un gros renflement divisé par une dépression transversale en deux parties, l'une antérieure rugueuse, à laquelle s'insèrent les muscles extenseurs du métatarse, l'autre postérieure, lisse et arrondie, sur laquelle s'infléchit et glisse le tendon du muscle perforé.

F. L'*extrémité inférieure* ou *astragalo-cuboïdienne*,

---

[1] Mot latin qui signifie talon.

beaucoup plus grosse que la supérieure, et taillée en large mortaise, pour répondre à la fois à l'astragale et au cuboïde, présente cinq facettes diarthrodiales que sépare l'une de l'autre une grande excavation à insertion ligamenteuse.

RANGÉE INFÉRIEURE.

La rangée inférieure, dans la composition de laquelle il entre quatre os, et même quelquefois cinq, lorsque le plus petit des os cunéiformes se trouve divisé en deux, est constituée en dehors par le cuboïde seulement; mais en avant et en dedans elle se subdivise en deux rangées secondaires dont la supérieure est formée par le scaphoïde, et l'inférieure par les deux os cunéiformes.

DU CUBOÏDE [1],

ou grand os irrégulier.

Situé au côté externe du tarse, entre l'extrémité inférieure du calcanéum et l'extrémité supérieure du péroné externe du canon, le cuboïde est un petit os un peu allongé d'avant en arrière, auquel on distingue *six faces :* la *supérieure* répond au calcanéum et à l'astragale; l'*inférieure* au métacarpien principal et au péroné externe; *l'interne*, articulée avec le scaphoïde et le plus grand des os cunéiformes, porte une excavation par laquelle elle concourt, avec les deux os précités, à la formation d'un conduit inflexe que traverse une grosse branche anastomotique entre les deux artères tibiales. Les trois autres faces *antérieure, externe* et *postérieure,* sont couvertes d'empreintes ligamenteuses et tendineuses.

[1] De κυϐος, cube, et εἶδος, forme.

DU SCAPHOÏDE [1],

ou grand os plat.

Situé entre l'astragale et le plus grand des os cunéiformes, le scaphoïde est un os aplati, incurvé de dessus en dessous, et auquel on peut distinguer deux *faces*, l'une *supérieure*, l'autre *inférieure* et une ~~circonférence~~. *contour*

A. La *face supérieure*, concave d'avant en arrière, enduite de cartilage, et creusée d'un petit sillon à insertion ligamenteuse, répond à l'astragale.

B. La *face inférieure* convexe d'avant en arrière, diarthrodiale, et parcourue par une petite rainure destinée à l'insertion d'un ligament, répond à la fois au cuboïde et aux deux os cunéiformes.

C. La ~~circonférence~~ du scaphoïde est couverte d'empreintes à insertions ligamenteuses.

DES OS CUNÉIFORMES [2].

Ces petits os, au nombre de ~~deux et quelquefois~~ de *trois*, peuvent être distingués par des noms numériques, en les comptant d'avant en arrière et de dehors en dedans.

1° Le **PREMIER** ou le **GRAND OS CUNÉIFORME**, encore appelé os *plat inférieur* ou *petit os plat*, est aplati et de forme assez régulièrement triangulaire. Sa *face supérieure*, concave et partagée en deux facettes diarthrodiales par un sillon transverse à insertion ligamenteuse, répond au scaphoïde ; sa *face inférieure*, légèrement convexe d'a-

---

[1] De σκαφη, nacelle, et εἶδος, forme.

[2] De *cuneus*, coin, et *forma*, forme.

vant en arrière, et creusée à son centre d'une cavité dans laquelle s'insère un ligament, s'adapte à l'extrémité supérieure du métatarsien principal ; sa ▬▬▬▬ porte de nombreuses empreintes ligamenteuses, et trois petites facettes, dont les deux externes, répondent au cuboïde, et l'interne au second os cunéiforme.

2° Le SECOND OS CUNÉIFORME, encore appelé *petit os irrégulier*, occupe le côté interne du tarse, et se trouve quelquefois divisé en deux ; il est irrégulièrement aplati d'avant en arrière, parsemé d'empreintes ligamenteuses, et présente trois facettes diarthrodiales pour s'articuler, d'une part, avec le scaphoïde et le premier os cunéiforme ; et d'autre part, avec le métacarpien principal et le péroné interne du canon.

Résumé des connexions. L'astragale s'articule avec quatre os, le calcanéum avec trois, le cuboïde et le scaphoïde chacun avec cinq, et chacun des deux os cunéiformes avec quatre seulement. Tous les os tarsiens servent d'implantation à une foule de ligaments. L'astragale donne en outre attache au muscle tarso-préphalangien ; le calcanéum aux deux extenseurs du métatarse ; le cuboïde et le second os cunéiforme servent d'insertion au muscle fléchisseur de cette dernière région.

Structure. Tous les os du tarse sont formés à l'intérieur d'une petite masse de substance spongieuse très condensée, et à l'extérieur d'une couche assez épaisse de tissu compacte.

Développement. Des six os tarsiens, cinq se développent par un seul noyau d'ossification ; ce sont : l'astragale, le cuboïde, le scaphoïde et les deux os cunéiformes ; le calcanéum seul en présente deux, dont un pour l'extrémité supérieure.

DIFFÉRENCES. 1° Dans les didactyles, le tarse est formé

de sept os, dont trois pour la rangée supérieure et quatre pour l'inférieure.

Des trois os de la *rangée supérieure*, deux, le *calcanéum* et l'*astragale*, correspondent exactement à ceux du tarse des monodactyles; le troisième, connu en vétérinaire sous le nom de *grand os irrégulier*, bien qu'il ne corresponde nullement à celui qui porte ce nom dans le cheval, est enclavé sur le côté externe du tarse entre le tibia, le calcanéum et l'astragale, avec lesquels il s'articule. Cet os, qui complète la surface articulaire inférieure du tibia, et donne attache à plusieurs ligaments, répète assez bien, selon nous, le petit renflement appelé *tête*, par lequel se termine le péroné dans les animaux chez lesquels cet os se prolonge jusqu'au tarse.

Le *calcanéum*, un peu plus allongé, mais moins gros que dans les solipèdes, est creusé en coulisse à son sommet.

L'astragale présente trois poulies; la supérieure répond au tibia, l'inférieure aux deux premiers os de la rangée inférieure, et la postérieure au calcanéum. Des excavations à insertions ligamenteuses séparent ces trois trochlées l'une de l'autre.

Rangée inférieure. Le *cuboïde* et le *scaphoïde* sont soudés ensemble, et ne forment conséquemment qu'une seule et même pièce désignée dans les anatomies vétérinaires sous le nom assez impropre de *grand os plat*. Cet os répond au calcanéum, à l'astragale, à deux des os cunéiformes et au métatarsien. Des trois autres os de la rangée inférieure du tarse auxquels nous donnerons le nom générique de *cunéiformes*, le *premier*, ou plus communément le *petit os plat*, le plus gros, est aplati de dessus en dessous, et enclavé à la manière d'un coin horizontal entre la pièce *scaphoïdo-cuboïdienne*, le second cunéiforme et l'extrémité supérieure du métatarsien. Le *second*, très petit et de forme cubique, répond à trois os et complète en arrière et du côté interne la seconde rangée. Le *troisième*, situé hors de rang sur le derrière de l'extrémité supérieure du métatarsien auquel il répond par une petite facette, se présente sous la forme d'une lentille; il n'a d'ailleurs aucun rapport direct avec les autres os du tarse.

2° Dans le porc, le tarse est composé de sept os. L'*astragale* et le *calcanéum*, qui forment seuls la rangée supérieure, ressemblent tout à fait à ceux des didactyles.

Les cinq autres os, c'est à dire le *cuboïde*, le *scaphoïde* et les trois *cunéiformes*, offrent les mêmes dispositions essentielles que dans les tétradactyles irréguliers. Nous ajouterons de plus que c'est principalement dans le porc que l'extrémité inférieure du péroné, eu égard à sa forme et à ses rapports avec le calcanéum et l'astragale, répète très bien le troisième petit os que l'on rencontre à la rangée supérieure du tarse dans les animaux didactyles.

3° Dans le chien et le chat, le tarse est aussi composé de sept os, qui, sous le double rapport de leur forme et de leur agencement, ont la plus grande analogie avec ceux de l'homme.

Deux de ces os seulement, l'*astragale* et le *calcanéum*, font partie de la rangée supérieure; les cinq autres, c'est à dire le *cuboïde*, le *scaphoïde* et les trois os *cunéiformes*, appartiennent à la seconde.

L'*astragale*, proportionnellement plus allongé que dans les autres animaux, présente en avant de sa trochlée un étranglement circulaire tout à fait semblable à celui désigné dans l'homme sous le nom de *col*. Sa surface articulaire inférieure, ou scaphoïdienne est aussi disposée en forme de *tête*.

Le *calcanéum* n'a aucun rapport direct avec les os de la jambe, et son sommet n'est point divisé en deux surfaces, d'insertion et de glissement.

Le *cuboïde* offre beaucoup plus de hauteur que dans les autres animaux.

Le *scaphoïde* est disposé en forme de cupule.

Des trois os *cunéiformes*, le *premier* (en les comptant d'avant en arrière) est le plus gros, le *second* est le plus petit, et le *troisième* est le moyen en grosseur.

DU MÉTATARSE [1].

Cette seconde section du pied postérieur intermédiaire au tarse et à la région digitée se compose de trois os, nommés *métatarsiens*, un *principal* et deux *rudimentaires*, dont la ressemblance avec les métacarpiens est si parfaite que nous ne croyons pouvoir mieux faire que de renvoyer pour leur description à ce que nous avons déjà dit de ces trois derniers os en traitant du pied antérieur.

Nous ferons remarquer toutefois que les *métatarsiens* sont généralement plus longs que les métacarpiens, et qu'ils tiennent une direction légèrement oblique de haut en bas et d'arrière en avant. Nous ajouterons encore, 1° que le *métatarsien principal* se rapproche plus de la forme cylindrique que le métacarpien auquel il correspond; 2° qu'il porte sur le côté externe de son

---

[1] De μετα après, et ταρσος tarse,

corps et le long de la surface raboteuse par laquelle il répond au péroné externe, une scissure oblique que parcourt l'artère latérale superficielle du canon ; 3° que les extrémités de cet os ont un peu moins de largeur et un peu plus d'épaisseur que celles du métacarpien principal ; 4° que son canal est sensiblement plus étroit, et que les parois en sont plus épaisses que dans l'os principal du canon antérieur ; qu'enfin des deux *métatarsiens rudimentaires* ou *péronés*, *l'externe* est non seulement le plus gros et le plus allongé, mais que de plus il présente deux facettes diarthrodiales pour s'adapter au cuboïde, tandis que *l'interne* n'en offre qu'une pour s'articuler avec le second des os cunéiformes.

Dans certains chevaux d'une constitution athlétique, le métatarsien principal présente assez souvent dans le milieu de la face antérieure de son corps une saillie allongée, sorte d'angle plan qui coïncide toujours avec une épaisseur plus considérable de substance compacte que dans les sujets chez lesquels cette disposition, évidemment avantageuse à la solidité de l'os, ne se fait point observer.

DIFFÉRENCES. 1° Dans les **didactyles** le métatarse est formé d'un seul os qui ne diffère du métacarpien principal que par un peu plus de longueur, par la forme quadrangulaire de son corps, par la profondeur du sillon artériel dont cet os est creusé sur le milieu de sa face antérieure, et par un conduit vasculaire particulier qui le traverse obliquement de son plan articulaire supérieur à sa face postérieure.

2° Dans les **tétradactyles** les os du métatarse ont tant d'analogie avec ceux du métacarpe, qu'il nous paraît même sans importance aucune d'indiquer les quelques caractères qui les distinguent les uns des autres.

DE LA RÉGION DIGITÉE.

Cette partie terminale du membre abdominal est formée de six os qui offrent, sous le rapport de leur configuration, de leur structure, de leur développement et
de leurs connexions, une si parfaite conformité avec
ceux du membre thoracique, qu'il faut une assez grande
habitude pour les en distinguer.

Nous dirons toutefois 1° que la première phalange du
membre postérieur est un peu moins longue, plus rétrécie à la partie inférieure de son corps, plus épaisse à
sa partie supérieure, et moins large à ses extrémités que
celle du membre thoracique ; 2° que la deuxième phalange est aussi un peu moins large que celle du pied antérieur ; 3° que la phalange onguéale, comparée à celle
du membre antérieur, moins évasée à son bord inférieur et moins régulièrement semi-circulaire, se rapproche de la forme d'un V ; que sa face inférieure offre
une concavité plus profonde, qu'elle est percée d'une
moins grande quantité de conduits et de trous vasculaires ; que ses éminences patilobes sont moins saillantes ;
que ses cartilages complémentaires ont moins d'étendue,
et qu'ils s'ossifient plus rarement ; 4° que les deux grands
sésamoïdes sont un peu moins larges, mais un peu plus
épais que dans le pied antérieur ; 5° enfin que l'os naviculaire est un peu plus large, mais moins allongé que
celui du membre thoracique.

DIFFÉRENCES. Dans tous les animaux domestiques autres que les monodactyles, les os de chacun des doigts
par lesquels se termine le membre abdominal offrent,
sous tous les rapports, une identité si parfaite avec ceux
des doigts du membre thoracique, que tout ce que nous

avons dit de ces derniers leur est à très peu de chose près rigoureusement applicable.

DES MEMBRES EN GÉNÉRAL ET DE LEUR PARALLÈLE.

Tout à la fois organes de repos actif et de mouvement, de résistance et de force, de support et de transport, les membres placés en opposition et par paire sur les côtés du tronc auquel ils ne tiennent que par leur extrémité supérieure, représentent, dans l'attitude quadrupède, quatre colonnes-leviers, qui, bien qu'évidemment construites sur le même type, et dès lors analogues, n'en offrent pas moins, les antérieures comparées aux postérieures, quelques différences d'agencement et de structure que nécessitaient les fonctions spéciales que les unes et les autres sont destinées à remplir.

Ainsi, les *membres antérieurs* qui, en raison de leur proximité du centre de gravité et de leur élévation moindre, doivent être par cela même plus spécialement destinés à faire office de supports, sont aussi moins détachés du corps que les postérieurs; leur union avec le tronc se fait, non d'une manière immédiate, mais bien par l'intermédiaire de parties molles élastiques, dont l'effet d'ensemble peut être comparé à celui d'un grand ressort multiple dans le jeu duquel tout mouvement ou pression quelconque doit nécessairement se décomposer, c'est à dire s'atténuer et se perdre en partie en se communiquant à la fois à toutes les pièces de l'appareil. Remarquons encore que l'appareil élastique d'attache et de soutien, placé à l'extrémité supérieure de chacun des membres thoraciques, trouve encore un heureux complément dans la disposition des deux omoplates qui, inclinées l'une vers l'autre par leur partie supérieure, et

terminées chacune comme elles le sont par un prolongement cartilagineux élastique, représentent assez bien
une voûte en ogive, à côtés flexibles, au centre de laquelle
le tronc, à la manière d'une clef, serait suspendu et incessamment balancé. A ces grandes dispositions, si éminemment propres à assurer la solidité et à atténuer la vio-
lence des secousses, s'en joignent encore d'autres qui,
pour être moins saillantes peut-être, n'en sont pas moins
efficaces pour cela : telle est, par exemple, l'obliquité en
sens inverse des principaux rayons osseux, obliquité qui,
en changeant la direction du mouvement, le disperse, et
comme conséquence aussi l'atténue.

Plus spécialement destinés au transport de toute la
machine animée en agissant chacun à la manière d'un
ressort toujours prêt à se fléchir et à se détendre entre
deux résistances inégales et opposées, les *membres postérieurs* ont dû par cela même être unis immédiatement
au tronc, afin que leur action transmise fût aussi complète qu'instantanée. Leurs rayons osseux, superposés
obliquement et en sens inverse l'un de l'autre, sont, eu
égard à la double destination de ces membres, plus volumineux, plus longs, et d'un poids beaucoup plus considérable que les rayons correspondants des membres
antérieurs, avec lesquels ils ont d'ailleurs (bien que leur
direction soit généralement inverse) la plus parfaite ressemblance, sous les différents rapports du nombre, de la
forme, de la structure, du développement, du mode d'a-
gencement, et conséquemment aussi du mécanisme [1].

1° Ainsi le scapulum est évidemment l'analogue du
coxal, sinon tout entier, au moins de cette partie de l'os

[1] Pour bien saisir ces analogies, il convient de rapprocher l'un de
l'autre les plans opposés des os que l'on compare ; ainsi le plan postérieur avec l'antérieur, et *vice versâ*.

des îles appelée *ilium;* de même que l'omoplate fournit
un point d'appui au membre thoracique, de même aussi
le coxal en fournit un au membre abdominal, avec cette
différence toutefois que dans tous les animaux non
claviculés les deux omoplates ne forment pas une
ceinture complète comme les deux coxaux, et que
par conséquent les membres antérieurs sont tout à
fait séparés, et indépendants l'un de l'autre, tandis que
les membres postérieurs, liés entre eux, du moins par
leur rayon supérieur, sont au contraire solidaires l'un
de l'autre. Quant à la prédominance de volume de
l'os des îles sur le scapulum, elle est évidemment ·
commandée par la double destination des membres
postérieurs qui sont tout à la fois des organes de support et de transport. La fosse iliale du coxal est analogue aux deux fosses sus-scapulaires, et cette analogie
devient surtout frappante dans les animaux tels que le
porc et la brebis, chez lesquels la fosse iliaque externe
se trouve divisée en deux compartiments distincts, mais
à la vérité peu profonds, par une éminence qui rappelle assez bien l'épine de l'omoplate. La lèvre rabotteuse épiphysaire par laquelle se termine le bord lombaire de l'ilium, répond évidemment au cartilage que
porte le bord spinal du scapulum, et mieux encore à la
lèvre également rabotteuse et épiphysaire que présente
le bord supérieur de l'omoplate des animaux carnivores.

La surface iliaque, qui est profondément excavée dans
l'homme, représente exactement la fosse sous-scapulaire;
les épines iliaques antérieures correspondent évidemment aux deux angles supérieurs de l'omoplate, et la
cavité cotyloïde, à part sa profondeur et sa forme plus
régulièrement circulaire, répète de la manière la plus

rigoureuse la cavité glenoïde de l'omoplate ; enfin,
sans trop forcer les analogies , ne pourrait-on pas
admettre que l'ischium et le pubis sont représentés,
mais à l'état de vestige, par les deux parties de l'apophyse coracoïde, et mieux encore peut-être par la clavicule lorsque cet os existe, avec cette différence toutefois
que la clavicule est articulée avec l'omoplate, tandis que
le pubis et l'ischium ne font qu'un avec l'ilium.

2° Le bras répond exactement à la cuisse ; et bien que
l'humérus soit beaucoup moins long et moins volumineux que le fémur , que son obliquité en arrière et
en bas contraste tout à fait avec la direction inverse
qu'affecte l'os de la cuisse, il n'en est pas moins constant que ces deux os ont entre eux la plus grande
ressemblance. Ainsi , la face postérieure du corps de
l'humérus, arrondie d'un côté à l'autre et recouverte
par les muscles extenseurs de l'avant-bras, répond
exactement, sinon par sa position, au moins par sa
forme et ses rapports avec la face antérieure du fémur
que recouvrent les muscles extenseurs de la jambe. La
tubérosité externe du corps de l'humérus à laquelle
s'insère le long abducteur du bras, a pour analogue
celle que présente vers ses deux tiers supérieurs la
diaphyse du fémur, et à laquelle s'attache le moyen
fessier. De même qu'au fémur, ne trouvons-nous pas
à l'extrémité supérieure de l'humérus une éminence
articulaire diarthrodiale en forme de sphéroïde, un
grand et un petit trochanter, ou en d'autres termes,
deux grosses tubérosités à insertions musculaires, avec
cette différence toutefois, qu'à l'humérus ces deux éminences d'implantation sont séparées l'une de l'autre
par une double coulisse, dont on ne retrouve aucun vestige dans le fémur, à moins cependant qu'on ne veuille

considérer comme tel le prolongement de la tête du
fémur sur lequel s'enroulent les muscles, obturateur interne, jumeaux et pyramidal réunis. N'est-il pas évident
encore que la trochlée rotulienne du fémur est l'analogue de celle par laquelle l'humérus répond à l'olécrâne, et que de plus les condyles fémoraux, à la forme
près, sont représentés par les deux parties, l'une condylienne, et l'autre trochléenne, qui composent la surface articulaire antibrachiale de l'humérus ; enfin ne
trouve-t-on pas, aux extrémités de la trochlée fémorale,
des cavités qui répètent assez exactement les fosses co-
ronoïdienne et olécrânienne de l'extrémité inférieure de
l'humérus.

3° L'avant-bras est encore évidemment au membre
thoracique ce qu'est la jambe au membre abdominal ;
ainsi le radius correspond au tibia, le cubitus au peroné,
et l'olécrâne à la rotule, à cette différence près cependant, que ce dernier osselet se trouve uni au tibia par
des ligaments, tandis que l'olécrâne fait corps avec le
cubitus, dont il ne constitue en réalité qu'une longue
apophyse qui donne néanmoins attache aux muscles
extenseurs de l'avant-bras comme la rotule aux muscles
extenseurs de la jambe.

4° Le carpe correspond au tarse, et sans chercher à
établir pièce par pièce, ce qui serait sans importance aucune, l'analogie qui peut exister entre ces deux premières régions de chaque pied, nous dirons que, eu égard
à leur position, à leur mode d'agencement et à leur mécanisme, ces régions ont entre elles des rapports de
conformité évidents ; qu'enfin, les différentes pièces osseuses des deux fractions terminales du pied antérieur,
c'est à dire celles du métacarpe et de la région digitée,
ressemblent encore tellement sous tous les rapports aux

pièces des deux fractions correspondantes du pied postérieur, qu'il faut, ainsi que nous l'avons déjà dit, une très grande habitude pour saisir les différences qui les distinguent.

DES DENTS.

Instruments immédiats et passifs de la mastication, les dents sont des parties ostéides d'une dureté pierreuse, qui garnissent le bord alvéolaire des os maxillaires dans l'épaisseur desquels elles sont fichées et reçues à la manière d'une cheville ou d'un clou [1].

Les dents ne sont point des os, et bien que, sous le rapport de leurs propriétés tant physiques que chimiques, elles aient incontestablement de l'analogie avec ces organes, elles en diffèrent cependant sous une infinité de rapports, et se rapprochent sous beaucoup d'autres des productions cornées et épidermiques.

Implantées l'une à la suite de l'autre, chacune dans un alvéole particulier, les dents sont rangées suivant deux courbes paraboliques, dites *arcades dentaires*, l'une *supérieure* plus grande, l'autre *inférieure* plus petite, et qui, interrompues toutes les deux dans une partie de leur étendue, répètent assez exactement l'espèce d'arc plein cintre que décrivent les bords alvéolaires dans lesquels les dents se trouvent solidement retenues, tant par les gencives que par le périoste qui tapisse l'intérieur de chaque alvéole.

On reconnaît dans tous les animaux deux époques de formation des dents qui constituent une *première* et une *seconde dentition*.

---

[1] D'où le nom de *gomphose* (de γομφος, clou) donné au mode d'articulation des dents.

Les dents de la *première dentition*, les plus hâtives dans leur développement, sont aussi désignées sous les noms de *dents fœtales*, *dents de lait*, *dents temporaires*, ou encore *dents caduques*, parce que, à une certaine époque de la vie, elles tombent et font place à d'autres. Les dents de la seconde période, plus tardives dans leur évolution que les précédentes, sont encore appelées dents *permanentes* ou *persistantes*; enfin parmi ces dernières, celles qui succèdent aux caduques sont appelées dents de *remplacement* ou simplement *remplaçantes*.

Dans les monodactyles adultes, le nombre total des dents varie de trente-six à quarante-quatre, et dans tous les animaux, les dents, quel qu'en soit d'ailleurs le nombre, sont distinguées, eu égard à leur usage spécial, en *incisives* [1], en *laniaires* [2], et en *molaires* [3].

CARACTÈRES GÉNÉRAUX DES DENTS.

Toute dent qui a complété son évolution présente deux parties distinctes; l'une saillante de vingt millimètres environ au dehors de l'alvéole, c'est la *partie libre*, la *couronne* ou le *corps* de la dent; l'autre moins épaisse, toujours plus longue et enchâssée dans la cavité alvéolaire, c'est la *racine*.

La configuration de toute dent dont le développement est complet, peut être rapportée à celle d'une pyramide à trois ou quatre pans, creuse et curviligne, ou mieux encore peut-être à celle d'un conoïde courbé en arc et déprimé sur plusieurs sens, dont la base répond à l'extrémité libre du corps de la dent, et dont le sommet, constitué par l'extrémité simple ou multiple de la racine,

[1] De *incidere*, couper.

[2] De *laniare*, déchirer.

[3] De *mola*, meule

est percé d'une ouverture qui pénètre dans la cavité intérieure de la dent. Cette forme pyramidale ou conoïde qu'affectent les racines dentaires a évidemment pour avantages, 1° de faire en sorte que les dents occupent un espace de moins en moins considérable ; 2° de disséminer sur tous les points latéraux de l'alvéole l'effort que chaque dent supporte pendant l'acte de la mastication; 3° enfin d'empêcher que les dents ne viennent, en s'enfonçant, exercer une trop forte pression sur les vaisseaux et les nerfs qui les pénètrent par l'extrémité de leur racine.

Ajoutons encore que toutes les dents font saillie au dehors de leurs alvéoles d'une quantité à peu de chose près égale pour chacune, que conséquemment elles se nivellent assez exactement par l'extrémité libre de leur corps au moyen de laquelle elles se mettent en rapport et frottent les unes contre les autres ; que leur axe n'est jamais vertical comme dans l'homme, qu'il est au contraire toujours incliné dans un sens ou dans l'autre, et le plus ordinairement vers le centre de la courbe que décrit le bord alvéolaire; qu'enfin, dans toute l'étendue de leur partie enchâssée, les dents sont séparées les unes des autres par des cloisons osseuses dites interalvéolaires, tandis qu'elles se touchent presque toutes et se prêtent un mutuel appui par leur partie libre. Le contact mutuel des dents d'une même série a évidemment encore pour avantages de donner plus de précision à la mastication, et de prévenir le séjour des substances alimentaires dans la bouche.

Indépendamment de leur usage relatif à la division des aliments, les dents servent encore à former une espèce de chaussée qui contribue à retenir la salive dans la bouche.

DENTS INCISIVES.

8 Machoire

CARACTÈRES GÉNÉRAUX. Ces dents, au nombre de douze dans les monodactyles, six à chaque mâchoire, sont disposées en demi-cercle à la partie antérieure et moyenne de chacune des deux arcades dentaires.

Dans l'une et dans l'autre mâchoire, les deux dents qui occupent le centre de la courbe incisive, ont reçu le nom de *pinces*; celles qui viennent ensuite à droite et à gauche des pinces sont appelées *mitoyennes*, et les deux dernières sont connues sous le nom de *coins*.

1° Dans toute dent incisive de seconde dentition, qui a complété son évolution, la *partie libre*, longue de dix-huit à vingt millimètres terme moyen, et en forme de conoïde renversé et déprimé d'avant en arrière, présente : une *face antérieure* légèrement convexe de sa base à son sommet, et creusée d'une ou de deux cannelures ; une *face postérieure* toujours moins étendue que la précédente, concave d'avant en arrière et convexe d'un côté à l'autre; enfin deux *faces latérales*, dont l'externe, toujours plus étroite que l'interne, ne constitue, à proprement parler, qu'un bord arrondi, au moyen duquel quatre des incisives, les pinces et les mitoyennes, s'appuient l'une sur l'autre. A la base de la *couronne*, qui porte encore les noms de *table* et de *surface de frottement*, toute incisive *vierge*, c'est à dire qui n'a point encore éprouvé d'usure, présente une cavité oblongue à laquelle on a donné le nom de *cornet dentaire extérieur*. Cette cavité, prolongée en forme de cône courbe dans l'épaisseur de la couronne, et particulière aux incisives des solipèdes, est circonscrite par deux bords tranchants dont le *postérieur*, toujours moins saillant et moins long que

19

l'antérieur, porte une ou deux petites découpures qui
le divisent en plusieurs lobes.

2° La *partie enchâssée* ou la *racine* des incisives , inclinée vers la ligne médiane et courbé en arc dont la
concavité regarde tout à la fois en arrière et en dedans ,
est toujours uni-cuspide , parsemée de quelques stries, *cannelures*
perforée à son extrémité, et creusée à son centre d'une
cavité qui diminue graduellement d'étendue avec l'âge ,
et finit par s'effacer complètement. Cette partie radicale,
d'autant plus courte, plus creuse, et plus régulièrement
conoïde qu'on l'examine dans une dent plus jeune, croît,
s'allonge, s'effile, change de forme et devient successivement *ovalaire, ovale, arrondie, ronde, triangulaire*, puis
aplatie d'un côté à l'autre avec l'âge, ainsi qu'il est facile de
le constater en coupant transversalement et à différentes
hauteurs une dent incisive quelconque, ou mieux encore
une des pinces dans lesquelles ces différentes formes sont
toujours plus régulièrement dessinées que dans les deux
autres paires de dents. S'il est vrai, et l'on ne saurait
en douter , que les dents incisives permanentes , après
avoir complété leur éruption , continuent à croître en
longueur par l'extrémité de leur racine , pendant une
partie de la vie , et que leur accroissement continuel soit
accompagné d'une tendance proportionnelle de ces dents
à pousser au dehors , n'est-il pas évident que les parties
usées par le frottement sont constamment remplacées par
d'autres, et que conséquemment telle portion de la dent
qui, à une certaine époque de la vie, appartenait à la racine,
doit venir avec une de ses formes particulières constituer
la surface de frottement à un âge plus avancé. Il a donc
suffi, comme on le voit, de déterminer les époques auxquelles ces changements de forme dans la table dentaire,
s'opéraient pour avoir des données assez précises sur l'âge

du cheval. Le *rasement* des incisives, qui fournit aussi sur l'âge des notions assez précises, consiste tout à la fois dans le *nivellement* des deux bords qui circonscrivent la cavité dentaire extérieure, et dans *l'effacement* à peu près complet de cette cavité, à laquelle succède une partie légèrement enfoncée qui en constitue ce que l'on a appelé le *cul de sac.*

CARACTÈRES DIFFÉRENTIELS ET SPÉCIFIQUES DES DENTS INCISIVES. 1° Les *incisives supérieures*, plus longues, plus larges, plus épaisses et généralement plus hâtives dans leur évolution que les *inférieures*, présentent deux cannelures parallèles sur la face antérieure de leur corps, tandis que celles-ci n'en présentent le plus ordinairement qu'une seule. Leur cavité extérieure, plus large et plus profonde, contient aussi proportionnellement une moindre quantité de cette substance calcaire désignée sous le nom de *cément.* La grandeur plus considérable de la cavité dentaire extérieure dans les incisives supérieures, et la résistance plus grande que ces dents opposent à toutes les causes qui en opèrent l'usure, expliquent très bien comment il se fait que d'une part leur rasement soit toujours plus tardif que celui des incisives inférieures, et que d'autre part le cul de sac de leur cavité extérieure persiste encore assez longtemps après l'époque à laquelle il a complètement disparu dans ces dernières.

2° Dans l'une et l'autre mâchoire les *dents incisives* vont en diminuant graduellement de longueur des *pinces* aux *coins*, et le cornet dentaire extérieur diminue de profondeur dans le même rapport; les différentes formes que revêt successivement la partie enchâssée de chacune de ces dents, et conséquemment aussi celles qu'affecte leur table à différentes époques de la vie, sont toujours beaucoup mieux dessinées dans les *pinces* que dans les *mitoyennes*, et dans celles-ci mieux encore que dans les *coins* dont l'usure se fait toujours obliquement et souvent par encoche.

L'éruption des dents incisives n'a point lieu simultanément, mais successivement; et l'ordre dans lequel cette éruption a lieu est assujetti à des lois qui ne comportent presque jamais d'exception, au moins pour les dents de la même série. Ainsi, dans l'une et l'autre mâchoire les deux *pinces* sont les premières qui apparaissent, puis les deux *mitoyennes*, et enfin les *coins*.

3° Les *dents incisives caduques*, dont le nombre égale celui des incisives persistantes, offrent proportionnellement plus de largeur dans leur corps, et beaucoup moins de longueur que celles-ci. Leur couleur d'un blanc mat, laiteux ou bleuâtre, contraste avec l'aspect vitreux que présentent les dents persistantes; les dents de lait sont irrégulièrement striées, et non cannelées sur la face antérieure de leur couronne, qui se trouve très nettement séparée de la racine (au moins quelque temps après l'éruption de ces dents) par un étranglement circulaire ou un *collet*, que l'on ne rencontre presque jamais dans les dents persistantes, à moins qu'elles ne soient excessivement vieilles.

DENTS LANIAIRES, CANINES, OU CROCHETS.

CARACTÈRES GÉNÉRAUX. Ces dents, au nombre de quatre, deux à chaque mâchoire, sont situées dans l'un et dans l'autre des deux grands intervalles qui séparent les incisives des molaires.

Toute *laniaire* de seconde dentition, considérée à l'époque où elle vient de compléter son éruption et avant qu'elle n'ait éprouvé d'usure, se présente sous la forme d'un cône curviligne et creux intérieurement, dont la base est à l'extrémité de la racine et le sommet à l'extrémité du *corps* de la dent. Cette dernière partie, aplatie de dedans en dehors, et plus longue que l'autre, présente deux faces, l'une externe ou labiale, l'autre interne ou buccale ; la première est convexe et parsemée de stries parallèles au grand axe de la dent ; la seconde présente dans son milieu un petit relief conique que circonscrit une cannelure étroite et profonde. C'est dans *l'effacement* de ces deux parties que consiste, à proprement parler, le *rasement* des crochets.

Plus courte que la couronne, mais courbée dans le même sens et percée d'une ouverture à son extrémité, la *racine* des laniaires croît, se remplit, s'allonge, s'effile avec l'âge et prend une forme telle, qu'à une certaine époque de la vie chaque crochet représente un double cône plein, qui jaunit et s'émousse de plus en plus par l'extrémité de sa partie libre.

CARACTÈRES DIFFÉRENTIELS DES LANIAIRES. Les laniaires des deux mâchoires diffèrent peu les unes des autres ; cependant celles de la mâchoire inférieure sont généralement plus longues, plus volumineuses, plus saillantes et plus rapprochées des incisives que les supérieures ; aussi les crochets ne se correspondent-ils point directement, et n'usent-ils point en frottant l'un contre l'autre comme les autres dents.

Dans la *jument* les crochets manquent assez souvent ; quand ils existent ils sont presque toujours dans l'état rudimentaire, et affectent une forme irrégulièrement cylindrique.

Les *laniaires* de *première dentition* sont, selon nous, l'existence est tout aussi constante que celle des dents qui leur succèdent, sont très petites, irrégulièrement

aplaties, et simplement maintenues accolées aux os maxillaires par la muqueuse gyngivale qui les recouvre, et
qu'elles ne traversent qu'au moment où elles sont pous-
sées par les dents persistantes.

DENTS MOLAIRES OU MACHELIÈRES.

CARACTÈRES GÉNÉRAUX. Ces dents, dont le nombre,
dans le cheval adulte, varie de douze à seize pour chaque
mâchoire, forment les côtés de l'une et l'autre des arcades dentaires, et se distinguent en *grosses* et en *petites
molaires*, ou *molaires supplémentaires*. Des six grosses
molaires de chaque côté ; les trois premières sont appelées *avant-molaires*, et les trois dernières sont nommées
arrière-molaires.

Toute *grosse molaire* d'adulte, considérée à l'époque
où elle vient de compléter son éruption, et avant qu'elle
n'ait éprouvé d'usure, se présente sous la forme d'un
prisme quadrangulaire légèrement incurvé, creux intérieurement, et cannelé sur deux de ses plans. Dans chacune de ces dents la *couronne* est cubique, et la table est
constituée par une série continue de circonvolutions anguleuses que séparent des anfractuosités plus ou moins
profondes. Par l'effet du frottement les reliefs s'aplanis-
sent, les creux se remplissent de substance *cémenteuse*,
et l'extrémité libre de la couronne dentaire se change
en une large surface taillée obliquement et parsemée
d'une série de petits reliefs rubanés qui décrivent des on-
dulations d'un côté à l'autre. Cette obliquité de la table
des molaires, tant supérieures qu'inférieures, a évidemment pour effet de rendre l'action triturante de ces dents
d'autant plus forte, que le mouvement de projection en
dehors de la mâchoire inférieure est porté plus loin,
comme aussi d'éloigner de plus en plus les incisives

inférieures des supérieures pendant l'acte de la mastication.

La *racine*, toujours multiple à son extrémité, et percée de plusieurs ouvertures qui communiquent avec la cavité intérieure de la dent, n'offre ni la même direction ni le même nombre de divisions ou radicules dans toutes les dents de la même série. Ainsi, dans la première molaire, tant supérieure qu'inférieure, la racine est dirigée en avant; dans la seconde et la troisième cette partie est à peu près droite, et dans les trois dernières elle est inclinée en arrière.

CARACTÈRES DIFFÉRENTIELS DES MOLAIRES. 1° Les dents *molaires supérieures* sont plus grosses, un peu plus courbées, et généralement plus divisées à l'extrémité de leur racine que les *inférieures*, qu'elles débordent de chaque côté ; leurs cannelures sont aussi plus nombreuses et plus profondes. Dans les molaires de la mâchoire supérieure, le plan externe de la couronne est plus prolongé que l'interne, tandis que c'est le contraire dans les dents de la mâchoire inférieure.

2° Les *molaires supplémentaires*, encore désignées quelquefois sous le nom de *dents de loup*, sont très petites, légèrement tuberculées à l'extrémité de leur couronne, et le plus ordinairement leur racine est unicuspide.

3° Les *molaires* de *première dentition*, au nombre de douze, six à chaque mâchoire, trois de chaque côté, sont beaucoup plus courtes et moins cannelées que les trois avant-molaires permanentes qui les remplacent à une certaine époque de la vie.

STRUCTURE DES DENTS.

Toutes les dents, quelles qu'elles soient, et à quelqu'animal qu'elles appartiennent, sont formées de deux parties bien distinctes ; l'une *extérieure*, de nature calcaire, à laquelle ces organes doivent la solidité qui les caractérise, c'est la *portion dure* ; l'autre *intérieure*, vasculo-nerveuse, c'est la *portion molle* ou la *pulpe*, à laquelle les dents doivent la vitalité dont elles jouissent.

La première de ces deux parties est composée de deux substances excessivement dures qui s'enveloppent sans se pénétrer ni s'entrelacer ; de ces deux substances dentaires qui ne sont en réalité que des produits de sécrétion, l'une toujours la plus extérieure est appelée *émail*, et l'autre *ivoire*.

1° Dans les herbivores, l'*émail* recouvre non seulement toute la partie libre de chaque dent, comme dans les autres espèces de quadrupèdes domestiques, mais il se prolonge un peu sur la racine en diminuant graduellement d'épaisseur, et se replie sur lui-même pour constituer les reliefs et les enfoncements de toute espèce que l'on remarque sur la partie par laquelle les dents de ces animaux se mettent en rapport les unes avec les autres ; cette substance dentaire, d'un blanc mat, et assez facile à entamer avant que les dents n'aient fait leur éruption, devient luisante au contact de l'air, et y acquiert une dureté telle qu'en la percutant avec l'acier on peut en tirer du feu. Incomparablement plus dur que l'ivoire qu'il recouvre et protège contre l'usure, l'émail apparaît composé de fibres parallèles entre elles et perpendiculaires au grand axe des dents.

L'émail est plus spécialement composé de phosphate de chaux, qui a pour moyen d'agrégation une matière animale dont la quantité est évaluée à un ou deux centièmes.

2° L'*ivoire* que l'on désigne encore mais improprement sous les noms de *substance osseuse*, existe dans toute l'é-

tendue de chaque dent, quelle que soit l'espèce à laquelle
elle appartienne. Il constitue à lui seul la plus grande
partie de la racine, et concourt à former la couronne
avec l'émail dont il double intérieurement toutes les
circonvolutions. Cette substance dentaire, dont la couleur jaunâtre contraste avec celle de l'émail, est formée
de couches concentriques, composées elles-mêmes de
fibres qui sont parallèles à la longueur des dents. De
même que l'émail, l'ivoire fournit à l'analyse chimique
beaucoup de phosphate de chaux et une matière animale
dont la quantité est évaluée à trente pour cent.

C'est évidemment à la différence de densité de ces deux
substances calcaires qu'il faut attribuer les inégalités
que présentent les dents à leur surface de frottement,
car la substance émailleuse, résistant davantage à toutes
les causes d'usure, doit conséquemment toujours se
trouver en relief sur la substance éburnée.

Indépendamment de ces deux substances dentaires, il
en existe encore une troisième, que l'on désigne sous le
nom de *cortical* ou *cément*. Beaucoup moins dure que
l'émail qu'elle recouvre et protège contre l'action destructive des aliments et des liquides qui sont incessamment versés dans la bouche pendant l'acte de la mastication, cette substance s'amasse par couches successives
dans les anfractuosités des dents aussitôt que celles-ci
apparaissent au dehors ; elle s'y dessèche, s'y durcit, et
y prend une couleur qui varie du blanc grisâtre au noir
le plus foncé.

Certains auteurs pensent que cette espèce de *tartre
dentaire* est un simple dépôt fourni par les fluides
salivaires et muqueux, tandis que d'autres le considèrent
comme un produit sécrété par des glandes particulières
situées dans l'épaisseur des gencives.

3° Contenue dans la cavité intérieure de la dent, qu'elle remplit exactement, la *pulpe* ou le *bulbe dentaire* n'est autre qu'une grosse *papille* conique rougeâtre, molle et d'apparence granuleuse attachée par sa base au fond de chaque alvéole, et résultant essentiellement de l'association dans un ordre indéterminé des vaisseaux et des nerfs qui pénètrent en faisceau dans l'intérieur des dents par l'ouverture dont est percée l'extrémité de chacune de leurs racines. Suivant quelques anatomistes une membrane très difficile à démontrer en raison de son excessive ténuité envelopperait la pulpe dentaire, et lui servirait de moyen d'union avec la substance éburnée qui l'emboîte et se moule à sa surface.

Au fur et à mesure que les animaux avancent en âge, la pulpe dentaire s'atrophie de plus en plus et finit par disparaître complètement de même que la cavité dentaire intérieure qui se remplit de substance éburnée.

DÉVELOPPEMENT DES DENTS.

Toutes les dents sans distinction d'espèces se forment dans l'intérieur des os maxillaires, où elles apparaissent tout d'abord sous l'aspect de petits *sacs* renfermant une substance molle, demi-fluide, rougeâtre et d'apparence muqueuse, au milieu de laquelle on voit bientôt paraître un petit corps spongieux d'un rouge livide, qui n'est autre que la *pulpe dentaire* autour de laquelle viennent ensuite se déposer et se mouler les substances calcaires qui donnent aux dents leur densité caractéristique. Bientôt après, et toujours plutôt dans certaines dents que dans d'autres, on aperçoit à la surface de cette pulpe, que l'on a encore appelée *papille* ou *ganglion dentaire*, de petites lames ou écailles très minces, souples et élastique d'abord, puis de plus en plus fermes et résistantes, et toujours en nombre égal à celui des saillies que présentera plus tard l'extrémité libre de la couronne dentaire dont la pulpe offre déjà l'image la plus exacte. Ces petites lames ou écailles *éburnées* qui constituent comme autant de petits noyaux principaux que l'on a comparés à ceux par lesquels les os se développent, augmentent peu à peu de largeur, s'unissent les unes aux autres, et finissent par constituer une sorte d'étui ou de cornet qui emprisonne la pulpe, en s'étendant de plus en plus du côté de l'espèce de pédicule vasculo-nerveux qui tient cette partie de la dent attachée au fond de la cavité alvéolaire. A l'intérieur de ce premier cornet d'*ivoire* on en voit bientôt apparaître un second, puis un troisième, et ainsi de suite. Suivant les uns, c'est la surface externe de la pulpe dentaire qui sécrète l'ivoire, et suivant les autres, cette substance n'est qu'une simple cristallisation ou solidification d'une partie du fluide muciforme qui constitue primitivement la dent.

L'*émail* qui apparaît ensuite tout autour de la substance éburnée serait sécrété suivant certains auteurs par la face interne de la membrane qui forme le *sac* ou la *matrice dentaire*, et suivant d'autres par un feuillet excessivement ténu qui doublerait cette même membrane; enfin, suivant Hunter, dont l'opinion semble prévaloir aujourd'hui sur toutes les autres, la substance émailleuse serait un produit de sécrétion fourni par des glandules vésiculaires situées sur la face interne du sac dentaire, et dont l'atrophie suivrait toujours de très près la formation de l'émail.

Quant à la *substance cémenteuse*, elle ne paraît être, ainsi que nous l'avons déjà dit, qu'un simple dépôt de parties salines provenant des fluides salivaires, muqueux et alimentaires.

De tout ce qui précède il résulte donc : 1° que les dents offrent la même structure et le même mode de développement dans tous les animaux, 2° que des deux parties constituantes de chaque dent (sans distinction d'espèces), la pulpe et l'étui calcaire, c'est la pulpe qui apparaît la première ; 3° que des deux substances calcaires de la dent, c'est l'ivoire qui se forme le premier ; 4° que c'est par l'extrémité de la couronne que débute la formation de l'une et de l'autre de ces deux substances dentaires ; 5° enfin que la pulpe dentaire diminue graduellement de volume avec l'âge, et qu'elle finit par disparaître complètement, de même que la cavité qui la contenait.

L'âge du cheval, appréciable à certains caractères fournis par les dents, peut être divisé en sept *périodes* assez distinctes.

A. LA PREMIÈRE PÉRIODE , qui commence à la naissance et finit à dix mois, est caractérisée par l'éruption successive des trois paires d'incisives de première dentition dans les deux mâchoires à la fois, savoir :

Les pinces de six à huit jours après la naissance ;

Les mitoyennes de vingt à trente jours ;

Les coins de quatre à dix mois.

Les trois avant molaires et la première molaire surnuméraire font aussi leur éruption dans les trente premiers jours qui suivent la naissance du poulain ; les crochets de lait existent aussi, mais ils ne sont point visibles.

B. LA SECONDE PÉRIODE , qui commence à dix mois et finit à trente, est caractérisée par le rasement successif des dents incisives de lait, et plus spécialement par celui des dents inférieures ainsi qu'il suit :

Les pinces à un an et même assez souvent avant cette époque ;

Les mitoyennes à dix-huit mois ;

Les coins inférieurs et toutes les incisives supérieures à trente mois.

C. LA TROISIÈME PÉRIODE, qui commence à deux ans et demi et finit à cinq, est caractérisée par l'éruption successive des trois paires d'incisives de la seconde dentition dans les deux mâchoires à la fois, savoir :

Les pinces à trois ans.

Les mitoyennes à quatre ans.

Les coins à cinq ans.

La première et la seconde avant molaires permanentes font aussi leur éruption en même temps que les pinces, et les crochets de seconde dentition sortent de trois ans et demi à cinq.

D. LA QUATRIÈME PÉRIODE, qui commence à cinq ans et se termine à huit ans inclusivement, est caractérisée par le rasement successif des trois paires d'incisives inférieures de remplacement dans l'ordre où elles ont fait leur éruption ; de plus par le nivellement des deux bords des coins inférieurs, par la formation d'une petite échancrure aux coins de la mâchoire supérieure, enfin par l'apparition, sur la table des pinces inférieures, de la substance éburnée dont la cavité pulpeuse des dents se remplit au fur et à mesure que les animaux avancent en âge, ainsi :

1° *A six ans*, rasement complet des pinces et des mitoyennes. Bord postérieur des coins inférieurs de niveau avec l'antérieur, mais sans usure.

2° *A sept ans*, apparition sur la table des pinces inférieures de la substance éburnée qui a été sécrétée dans la cavité pulpeuse de ces dents ; usure déjà assez notable du bord postérieur des coins inférieurs dans lesquels le cornet dentaire extérieur n'a cependant point encore disparu ; enfin formation d'une petite échancrure sur la table des coins supérieurs.

3° *A huit ans*, rasement complet des coins de la mâchoire inférieure, *ovalité* de la table des pinces inférieures, apparition sur la table des mitoyennes de l'ivoire qui s'est formé dans la cavité intérieure de ces dents ; enfin échancrure des coins supérieurs très prononcée.

Comme ce dernier âge fait la transition d'une période à l'autre, et que conséquemment les caractères fournis par les dents sont peu tranchés, sa détermination devient par cela même, comme on le voit, assez difficile.

E. **LA CINQUIÈME PÉRIODE**, qui commence à huit ans accomplis et finit à douze, est caractérisée : 1° par les formes successivement *ovale*, *arrondie*, et *ronde* que prend la table des incisives inférieures dans l'ordre où le rasement de ces dents s'est effectué ; 2° par les formes analogues que revêt le cul de sac qui a succédé au cornet extérieur de ces dents; 3° par le rapprochement de plus en plus prononcé de ce cul de sac, du contour postérieur de la table dentaire ; 4° par la diminution d'étendue progressive de ce même cul de sac ; 5° enfin par sa disparition complète, ainsi :

1° *A neuf ans*, les pinces inférieures sont arrondies, le cul de sac de leur cornet extérieur affecte à peu près la même forme, et se trouve déjà très rapproché du contour postérieur de la table dentaire ; les mitoyennes et les coins sont ovales, le cul de sac de leur cornet extérieur offre une forme analogue, et le rasement des pinces supérieures est ordinairement complet.

2° *A dix ans*, les pinces inférieures sont rondes, le cul de sac du cornet extérieur de ces dents est également rond, très petit et très rapproché du bord postérieur de la table dentaire; les mitoyennes et les coins sont arron-

dis; enfin à partir de cette époque, les coins supérieurs
semblent user davantage que les autres dents de la même
mâchoire.

3° *A onze ans*, toutes les dents incisives inférieures sont
rondes, et le cul de sac de leur cornet extérieur, qui
affecte exactement la même forme, est très petit et
presque contigu au bord postérieur de la table dentaire.

4° *A douze ans*, les incisives inférieures sont encore
rondes comme à onze ans, mais le cul de sac du cornet
extérieur de ces dents a complètement disparu, et il est
sur le point de disparaître dans les coins supérieurs.

F. LA SIXIÈME PÉRIODE, qui commence à treize ans
et se termine à dix-huit, est caractérisée tout à la fois :
par la forme *triangulaire* que prend successivement la
table des trois paires d'incisives inférieures en commençant par les pinces, et par la disparition successive
du cul de sac de la cavité dentaire extérieure dans les
trois paires d'incisives supérieures en commençant par
les coins dans lesquels ce cul de sac est presque toujours
effacé à treize ans accomplis, tandis qu'il n'a ordinairement disparu dans les pinces et les mitoyennes de la
même mâchoire que vers dix-huit ans.

G. LA SEPTIÈME ET DERNIÈRE PÉRIODE, qui commence à dix-neuf ans et finit avec la vie, est caractérisée par la forme *aplatie d'un côté à l'autre* que prennent successivement les trois paires d'incisives inférieures en commençant par les pinces.

DENTS DU BŒUF.

Dans le bœuf, les dents sont au nombre de trente-six,
vingt-huit molaires, douze grosses et deux petites à
chaque mâchoire, et huit incisives pour la mâchoire
inférieure seulement, attendu que dans la mâchoire su-

périeure les dents incisives sont remplacées par un bourrelet fibro-muqueux.

La première dentition se compose de vingt dents qui
sont les huit incisives et les trois premières grosses molaires de chaque demi-mâchoire.

Toutes les dents du bœuf sont coletées et offrent des
dimensions moins considérables que celles du cheval.

Les *incisives* sont mobiles dans leurs alvéoles ; leur
partie libre, élargie en forme de palette, aplatie d'avant
en arrière, et striée sur sa face antérieure, est taillée sur
sa face postérieure en un long biseau oblique en arrière et en bas, que l'on a désigné sous le nom d'*avale*,
et sur lequel se remarquent deux petits enfoncements
que sépare l'un de l'autre une saillie moyenne plus large
en haut qu'en bas. Cette surface oblique constitue à
proprement parler la *table* des incisives , et le rasement
de ces dents consiste tant dans l'*aplanissement* du bord
convexe qui termine la partie libre de chacune d'elles,
que dans la *disparition* par usure des creux et du relief
qu'elles présentent sur leur face postérieure.

La *racine* des dents incisives est cylindroïde dans toute
son étendue et creusée intérieurement d'une cavité qui
s'oblitère avec l'âge comme dans le cheval ; les deux
incisives du centre ont reçu le nom de *pinces* ; celles qui
viennent ensuite sont nommées *premières mitoyennes* ;
les deux autres ont été appelées *secondes mitoyennes*,
et les deux qui terminent le demi-cercle incisif ont reçu,
comme dans le cheval, le nom de *coins*.

Les *dents incisives*, vont en diminuant graduellement
de grosseur , des pinces aux coins , et celles de la première dentition sont beaucoup plus petites et plus courbées d'un côté à l'autre que les dents de remplacement.

Les *grosses molaires*, à part leurs dimensions moins

considérables et la forme très anguleuse des circonvo·
lutions émailleuses de leur table, offrent les mêmes dispositions essentielles que celles des solipèdes.

Dans les animaux de l'espèce bovine, la durée de la
vie peut être divisée en six périodes.

A. La *première période*, qui se termine du vingtième
au vingt-cinquième jour après la naissance, est caractérisée par l'éruption des quatre paires d'incisives et de la
première molaire, ainsi qu'il suit :

1° Les pinces, les premières mitoyennes et la première molaire sortent quelques jours avant ou après la
naissance ;

2° Les secondes mitoyennes du sixième au dixième
jour ;

3° Les coins du quinzième au vingtième jour. Depuis
cette dernière époque jusqu'à cinq ou six mois, les
dents conservent à peu de chose près toute leur fraîcheur.

B. La *seconde période*, qui commence à cinq ou six
mois et finit à dix-huit, est caractérisée par le rasement
successif des quatre paires d'incisives dans l'ordre où
elles sont sorties, ainsi :

Les pinces sont rasées à dix mois ;

Les premières mitoyennes à un an ;

Les secondes mitoyennes à quinze mois ;

Les coins à dix-huit mois.

C. La *troisième période*, qui commence à deux ans et se
termine à cinq, est caractérisée par l'éruption successive
des incisives de seconde dentition dans l'ordre suivant :

1° Les pinces de dix-huit mois à deux ans ;

2° Les premières mitoyennes de deux ans à trois ;

3° Les secondes mitoyennes de trois ans à quatre ;

4ᵉ Les coins de quatre à cinq ans.

D. La *quatrième période*, qui commence à cinq ans

20

et finit à neuf, est caractérisée par le rasement successif des quatre paires d'incisives permanentes dans l'ordre où elles ont fait leur éruption, ainsi : .

1° A six ans les pinces sont rasées ;

2° A sept ans les premières mitoyennes ;

3° A huit ans les secondes mitoyennes ;

4° A neuf ans les coins.

D. La *cinquième et dernière période* qui commence à dix ans et finit avec la vie, est caractérisée : 1° par le changement de direction de la table des incisives, qui d'oblique en arrière et en bas qu'elle était devient horizontale ; 2° par la diminution d'étendue progressive qu'éprouve la partie libre de ces dents.

DENTS DU MOUTON.

Dans le mouton les dents, au nombre de trente-deux, savoir : huit incisives inférieures, et vingt-quatre molaires, douze à chaque mâchoire, offrent la plus grande analogie avec celles du bœuf. Dans l'espèce ovine, la première dentition se compose de vingt dents, qui sont les huit incisives, et les trois premières molaires de chaque mâchoire.

Nous ferons remarquer, toutefois, que les *dents incisives* du mouton ne sont ni vacillantes dans leurs alvéoles, ni coletées, et que les deux cavités de leur surface de frottement proportionnellement plus profondes que dans le bœuf, ont leur couche émailleuse assez ordinairement tachée en noir.

Les dents *incisives caduques* ne diffèrent des permanentes que par leur étroitesse ; quant aux *molaires* de première et de seconde dentition, elles offrent absolument les mêmes dispositions essentielles que dans le bœuf.

L'âge du mouton appréciable à l'inspection des dents peut être divisé en quatre périodes principales.

A. La *première de ces périodes* qui est déjà terminée le vingtième jour après la naissance de l'agneau, est caractérisée par l'éruption successive ou simultanée des quatre paires d'incisives et des douze molaires de première dentition.

B. Pendant la *seconde période* qui commence au vingtième jour et finit vers quatre mois les dents incisives n'éprouvent pour ainsi dire pas d'usure.

C. La *troisième période* qui commence à quatre mois et finit vers un an, est caractérisée par le rasement simultané des quatre paires d'incisives de lait.

D. La *quatrième période*, qui commence à un an et finit entre trois et quatre, est caractérisée par l'éruption successive des quatre paires d'incisives de seconde dentition, et assez souvent de plusieurs paires à la fois. Ainsi :

Les pinces sont sorties à quinze mois.

Les premières mitoyennes et quelquefois les secondes à deux ans;

Les secondes mitoyennes à trois ans;

Les coins à quatre ans.

Après cette dernière époque les dents incisives se rapprochent de plus en plus les unes des autres, leur table s'use et devient horizontale, elles se déchaussent, prennent une teinte jaune, deviennent vacillantes et finissent assez souvent par tomber.

DENTS DU PORC.

Dans le porc les dents sont au nombre de quarante quatre, vingt-deux à chaque mâchoire, savoir : six incisives, deux crochets et quatorze molaires; la première dentition se compose de vingt-huit dents, qui sont : douze incisives, quatre crochets et douze molaires.

Des six *incisives supérieures*, quatre, les *pinces* et les *mitoyennes*, serrées l'une contre l'autre comme dans les autres animaux, et courbées en arc, sont de même que les incisives du cheval des dents composées, c'est à dire qu'elles présentent un petit cornet extérieur. Dans les *mitoyennes* la table constitue une sorte *d'avale* creusée de plusieurs petites cavités. Les *coins* sont écartés des mitoyennes, et ont leur partie libre trilobée comme dans les carnassiers.

Les *incisives inférieures* sont très allongées, cylindroïdes et taillées en biseau à l'extrémité de leur corps ; la face postérieure de cette dernière partie est creusée de deux cannelures parallèles entre elles, qui répètent assez bien les deux petites excavations que présentent sur cette même face de leur couronne les dents incisives des didactyles. Les *pinces* et les *mitoyennes* sont serrées l'une contre l'autre, et convergent par l'extrémité de leur partie libre, tandis que les *coins* sont distants des mitoyennes de plusieurs millimètres.

Le rasement des dents incisives consiste tout à la fois dans *l'effacement* du biseau terminal de leur partie libre, et dans la *disparition* des deux cannelures pratiquées sur la face postérieure de cette même partie.

Les *crochets* si remarquables par leur grand développement sont cannelés sur la face interne de leur partie libre.

Les *incisives* et les *canines* de *lait* ont la même forme, mais sont beaucoup plus petites que celles de seconde dentition.

Dans le porc, comme dans le chien et le chat, les molaires sont des dents simples et non des dents composées comme dans les herbivores ; les *trois molaires antérieures* sont beaucoup plus petites que les *quatre molaires postérieures*, et celles-ci ont leur couronne irrégulièrement tuberculée.

Dans le porc, la *première période* de la vie qui commence à la naissance et finit vers trois mois, est caractérisée par l'éruption des incisives et des crochets de lait ainsi qu'il suit :

1º Les coins et les crochets quelques jours avant ou après la naissance ;

2º Les mitoyennes et les pinces de deux à trois mois.

La *seconde période*, qui commence à trois mois et finit entre neuf et dix, est caractérisée par le rasement simultané de toutes les dents caduques.

La *troisième période*, qui commence à dix mois et finit à trois ans, est caractérisée par l'éruption successive des incisives et des crochets de seconde dentition dans l'ordre suivant :

A dix mois les coins supérieurs ;

A onze mois les crochets ;

A deux ans les pinces supérieures et inférieures ;

A trois ans les coins dans les deux mâchoires en même temps.

Après cette dernière époque les dents de remplacement s'usent, mais dans un ordre qui n'a pas encore été rigoureusement déterminé.

DENTS DU CHIEN.

Dans le chien adulte les dents, au nombre de quarante-deux, vingt pour la mâchoire supérieure et vingt-deux pour l'inférieure, sont toutes coletées et ont l'extrémité libre de leur couronne terminée par des pointes plus ou moins aiguës et saillantes.

Les *incisives*, au nombre de six à chaque mâchoire, ont leur couronne trilobée lorsqu'elles sont vierges.

Le rasement de ces dents consiste dans le *nivellement* des trois lobes par le bout.

Dans l'une et l'autre mâchoires, les *incisives* vont en augmentant graduellement de volume des *pinces* aux *coins;* les *supérieures* sont plus grosses que les *inférieures*, et les *caduques* ne diffèrent des persistantes que par leur petitesse.

Les *crochets*, au nombre de quatre, deux supérieurs, deux inférieurs, sont terminés en pointe aiguë et portent sur le côté interne de leur partie libre un petit enfoncement qui répète assez bien celui que présentent au même point les dents incisives.

Les *crochets supérieurs* sont plus forts et plus écartés des incisives que les *inférieurs;* ceux de *lait* sont incomparablement plus petits que ceux d'adulte.

Les *molaires supérieures* sont au nombre de six de chaque côté, dont trois *petites*, ou *fausses molaires*, aiguës, tranchantes et à un seul lobe, une *carnassière* bi-tuberculée, et deux autres *petites molaires* à couronne plate.

Les *molaires inférieures* sont au nombre de sept de chaque côté, savoir : quatre *fausses molaires*, une *carnassière* à tubercule postérieur mousse, et deux autres *molaires* à couronne tuberculée.

Dans le chien, la durée de la vie peut être partagée en trois périodes principales.

A. La *première période*, qui finit trois semaines environ après la naissance, est caractérisée par l'éruption successive ou simultanée des incisives, des crochets et des douze molaires de lait.

B. La *seconde période*, qui commence vers trois mois et finit de cinq à sept, est caractérisée par l'éruption des incisives, des crochets et des douze molaires de remplacement.

De huit mois à un an les dents se conservent dans toute leur fraîcheur.

C. La *troisième et dernière période* est caractérisée par le rasement des incisives dans l'ordre suivant :

De quinze mois à deux ans les pinces inférieures ;

A trois ans les mitoyennes inférieures ;

A quatre ans les pinces supérieures ;

De quatre à cinq ans les mitoyennes supérieures et les coins inférieurs.

DENTS DU CHAT.

Dans le chat, le nombre des dents est de vingt-huit à trente, savoir : douze incisives, quatre crochets et douze ou quatorze molaires, suivant que la mâchoire supérieure en porte huit ou seulement six comme l'inférieure.

Incisives, trilobées comme dans le chien ; canines très fortes et lisses.

Les *molaires supérieures*, distinguées en deux *fausses molaires* coniques, une *carnassière* à trois lobes et une *petite molaire* tuberculeuse, qui manque assez souvent ; *trois molaires* inférieures, savoir : deux *fausses molaires* comprimées et simples, et une *carnassière* bilobée [1].

---

[1] Pour de plus amples détails sur l'âge des différentes espèces d'animaux domestiques, *voyez* le Mémoire *ex professo* que MM. Girard père et fils ont publié sur cette matière.

FIN.

TABLE DES MATIÈRES.

—

DES OS EN PARTICULIER.

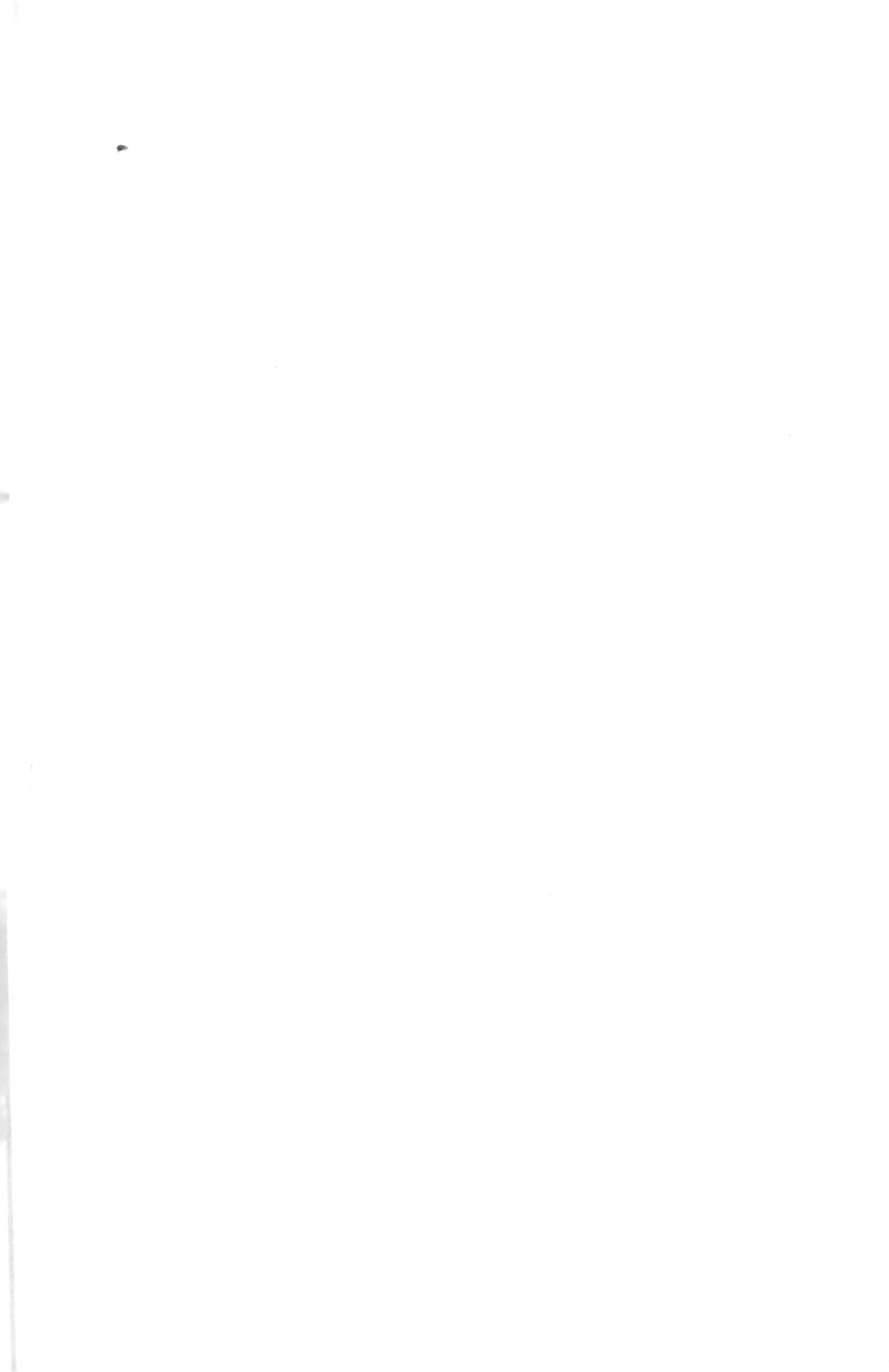